Human Anatomy Coloring Book

신·구용어 동시수록

사람해부학실습

요점 및 색칠실습

정경아 지음

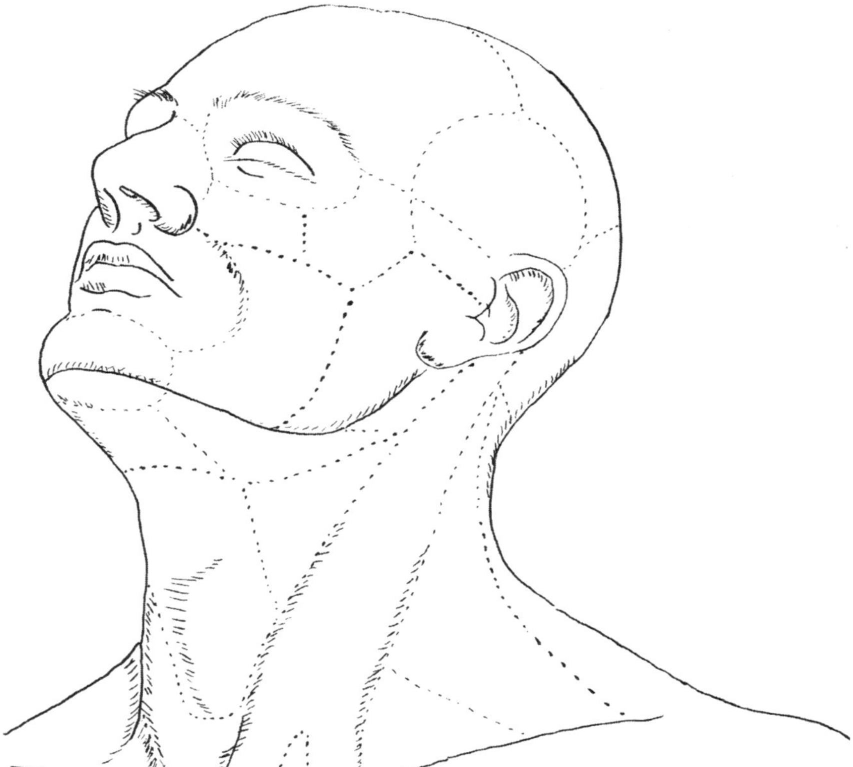

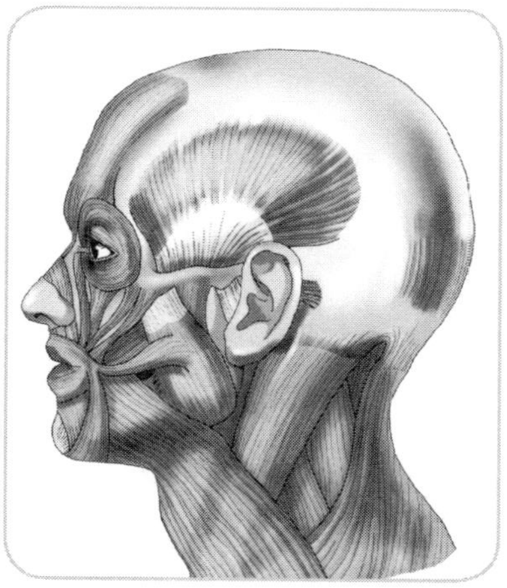

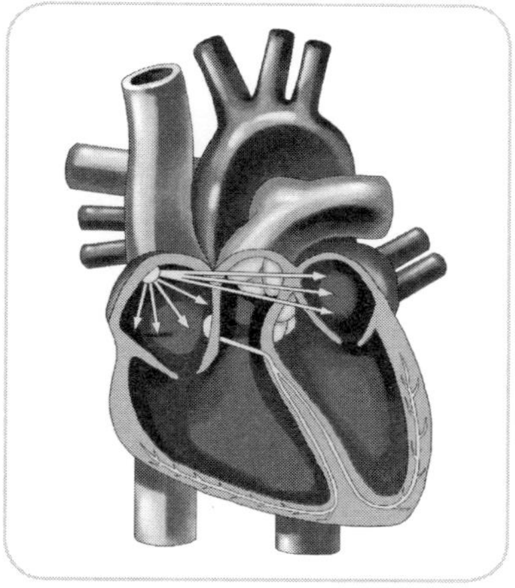

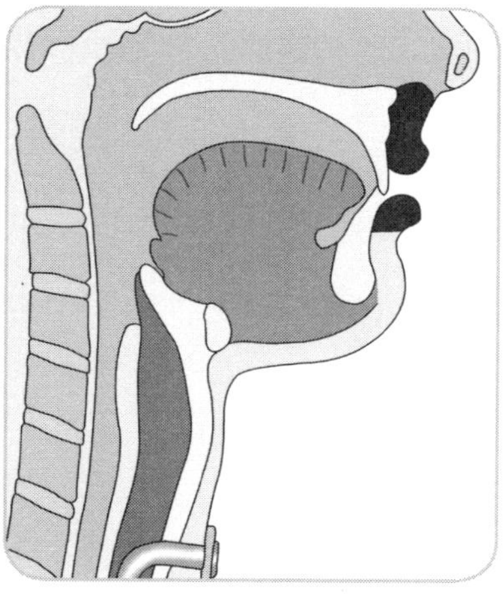

청구문화사

머리말

사람해부학은 복잡한 구조와 기능을 가지고 있는 인체를 이해하는데 기초가 되는 중요한 학문입니다. 그러나 지금까지 밝혀진 인체의 구조를 1학기나 1년이라는 짧은 기간 내에 공부하여 익히기에는, 내용의 분량과 소요 되는 시간을 감안할 때 많은 어려움이 뒤따르고 있습니다.
이에 따라 사람해부학 강의경험을 토대로 인체의 기본 형태를 보다 체계적으로 쉽게 이해하고 학습할 수 있도록 하기 위하여 본서를 펴내게 되었습니다.

본서의 특징은 다음과 같습니다.

1. 사람 해부학의 전체 범위 중에서 가장 기본이 되면서도 인간의 움직임과 관련된 부분으로 한정하여 책이 만들어 졌습니다.
2. 방대한 내용을 간략한 그림을 중심으로 서로 연관시켜 학습할 수 있도록 구성하였습니다.
3. 해부학용어, 기관의 구조와 위치, 연관성을 이해하기 위해 오른쪽 그림에서 명칭을 찾아 왼쪽의 공란에 기입하고 공란에 해부학용어를 우리말과 영어를 쓰면서 그림에 색칠을 해 가도록 구성하여 해부학적 구조의 이해를 돕도록 하였습니다.
4. 단원별 학습 진도를 고려하여 학교에서는 물론 집에서도 예습과 복습을 할 수 있도록 아래쪽에는 학습내용의 요점과 단어해설을 정리하여 수록함으로써 학습효율을 최대한 높일 수 있도록 정리하여 해부학을 공부하는 학생들에게 도움이 될 수 있도록 구성하였습니다.

마지막으로 갑자기 세상을 떠나신 아버지와의 이별이 처음에는 막연하게만 느껴졌으나 시간이 지날수록 전공과 학생들 대한 이야기를 나눌 수 있었던 최고의 멘토의 부재가 구체적으로 보여질 때 영원한 이별이 느껴졌습니다. 지금 이 순간에도 옆에서 잔잔한 미소로 답해주실 것 같은 사랑하는 아빠에게 감사하며 본서가 출간되기까지 온 정성을 다하여 주신 청구문화사 이 상태 사장님과 편집부 직원들의 노고에 깊이 감사를 드립니다.

2016년
저자 정 경아

목 차

Chapter 1 해부학의 개념

Chapter 2 뼈대계통

Chapter 3 관절계통

Chapter 4 근육계통

Chapter 5 신경계통

Chapter 6 감각기관

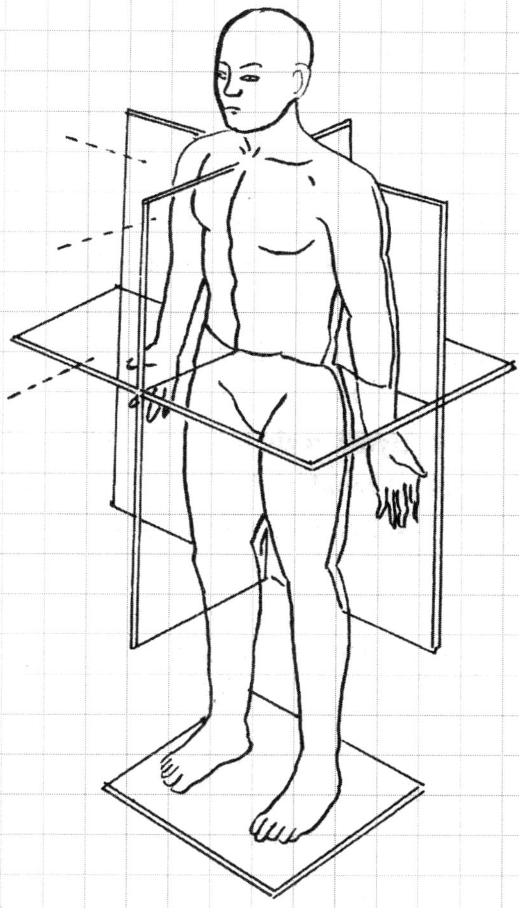

Chapter 1
해부학의 개념

01 위치와 방향에 관한 용어

___ 1. Median(midsagittal) plane(정중(시상)면)
___ 2. Sagittal plane(시상면)
___ 3. Transverse or horizontal plane(횡단 또는 수평면)
___ 4. Frontal or coronal plane(이마면 또는 관상면)
___ 5. Internal(내→속)
___ 6. Deep(심→깊은)
___ 7. External(외→바깥)
___ 8. Superficial(천→얕은)

절단면에 관한 용어

1) Median(midsagittal) plane : 신체, 장기의 정중선을 지나는 절단면 신체의 좌우대칭, 시상봉합 통과
2) Sagittal plane : 정중면과 평행되는 절단면
3) Transverse plane : 몸을 위·아래로 가르는 절단면, 정중면과 관상면에 직각
4) Frontal plane : 신체 혹은 장기를 앞과 뒤로 가르는 절단면 관상봉합 통과, 정중면에 직각인 수직면
5) Vertical plane : 지평면과 직각이 되는 방향의 여러 면

방향에 관한 용어

1) Anterior(전→앞) : 몸의 앞쪽, 신체나 장기의 앞면(눈은 뇌의전면)
2) Posterior(후→뒤) : 몸의 뒤쪽, 신체나 장기의 뒤면(식도는 기관의 뒤면)
3) Superior(상→위) : 윗쪽, 머리의 꼭대기에 가까운 부위, 바로선자세에서 머리쪽
4) Inferior(하→아래) : 아랫쪽, 발바닥에 가까운 부위, 바로선자세에서 발바닥쪽
5) Internal(내→속) : 몸의 속면 또는 장기의 안쪽
6) External(외→겉) : 몸의 표면 또는 장기의 겉면
7) Medial(내측→안쪽) : 몸의 정중면에 가까운 부위, 코는 눈의 안쪽
8) Lateral(외측→가쪽) : 몸의 정중선에서 멀어지는 쪽, 귀는 눈보다 가쪽
9) Cranial(두측→머리쪽) : 해부학 자세에서 머리쪽, 인체에서 '위'와 같음
10) Caudal(미측→꼬리쪽) : 꼬리쪽, 인체에서 '아래쪽'
11) Ventral(복측→배쪽) : 사람은 '앞쪽'이 배쪽
12) Dorsal(배측→등쪽) : 사람은 '뒤쪽'이 등쪽
13) Proximal(근위→몸쪽) : 몸통에서 가까운 쪽
14) Distal(원위→먼쪽) : 몸통에서 멀리 떨어진 쪽
15) Superficial(천→얕은) : 피부로부터 가까운 곳
16) Deep(심→깊은) : 피부로부터 먼 곳

해부학적 자세

해부학적 자세에서는 양다리를 약간 벌리고 서서 발끝이 앞으로 향하도록 하여 곧게 딛고, 양팔은 손바닥을 앞쪽으로 향하게 한 상태에서 아래로 늘어뜨린 상태.

01

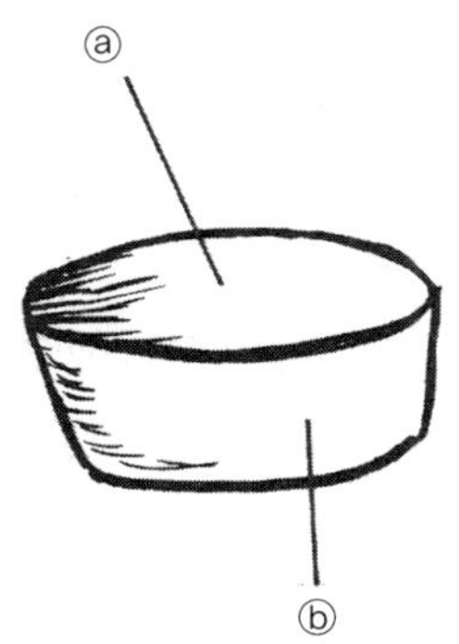

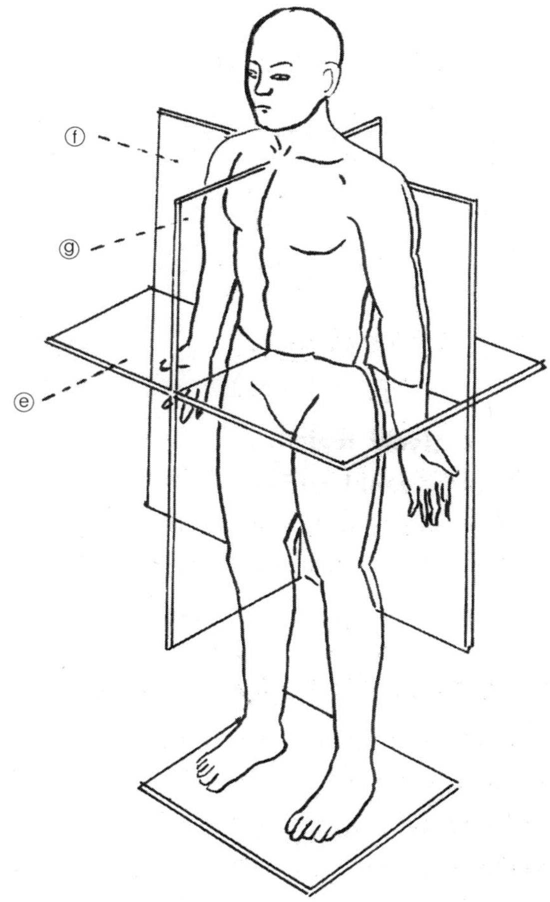

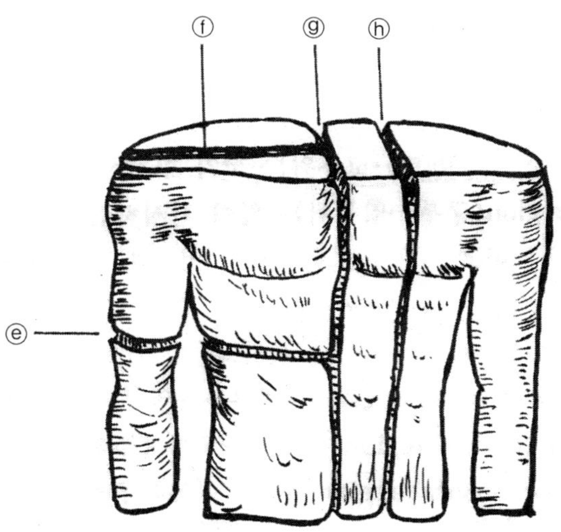

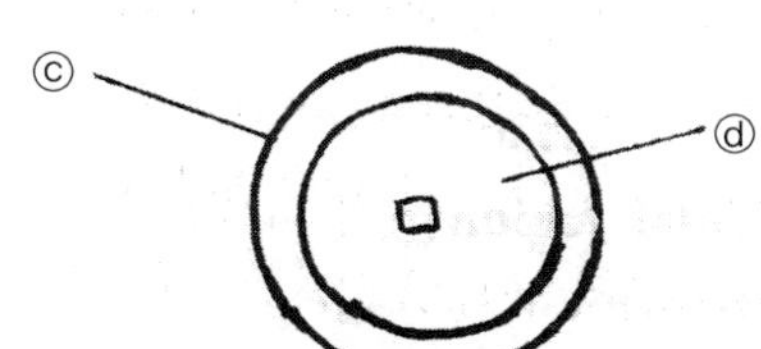

02 두·안면부(머리와 얼굴부위 Regions of head and face)

___ 1. Frontal region(전두부→이마부위)
___ 2. Temporal region(측두부→관자부위)
___ 3. Parietal region(두정부→마루부위)
___ 4. Occipital region(후두부→뒤통수부위)
___ 5. Infratemporal region(측두하부→관자아래부위)
___ 6. Oral region(구부→입부위)
___ 7. Nasal region(비부→코부위)
___ 8. Orbital region(안와부→눈확부위)
___ 9. Mental region(이부→턱끝부위)
___ 10. Infraorbital region(안와하부→눈확아래부위)
___ 11. Parotidomasseteric region(이하선교근부→귀밑샘깨물근부위)
___ 12. Buccal region(협부→볼부위)
___ 13. Zygomatic region(관골부→광대부위)
___ 14. Posterior cervical region(후경부→목덜미부위 = Nuchal region)
___ 15. Middle cervical region(중경부→중간목부위)
___ 16. Sternocleidomastoid region(흉쇄유돌근부위→목빗근부위)
___ 17. Hyoid region(설골부→목불뼈부위)
___ 18. Mastoid region(유돌부→꼭지부위)
___ 19. Submandibular triangle(악하삼각→턱밑삼각)
___ 20. Laternal cervical triangle(외측경삼각→가쪽목삼각)
___ 21. Carotid triangle(경동맥삼각→목동맥삼각)

두부(머리부위 Regions of head)

1) Frontal region(전두부→이마부위) : 앞머리. 이마뼈가 있는 부위
2) Parietal region(두정부→마루부위) : 좌우 두정골(마루뼈)과 두개관(머리덮개뼈, skull cap)부위
3) Temporal region(측두부→관자부위) : 측두골(관자뼈)과 측두근(관자근)으로 덮인 부위
4) Occipital region(후두부→뒤통수부위) : 후두골(뒤통수뼈), 외후두융기(바깥뒤통수뼈융기), 그리고 하방은 항부(목덜미)라 한다.

안면부(얼굴부위 Regions of face)

1) Orbital region(안와부→눈확부위) : 안와(눈확 orbit)부위로 안구(눈알 eyeball)가 들어있다.
2) Nasal region(비부→코부위) : 코가 차지하는 부위, 비근(코뿌리)에서 비첨(코끝)까지
3) Oral region(구부→입부위) : 입이 차지하는 부위
4) Mental region(이부→턱끝부위) : 입아래 부위(턱융기)
5) Buccal region(협부→볼부위) : 뺨 즉 구강(입안)의 가쪽벽을 이루는 부위

경부(목부위 Regions of neck)

1) Anterior cervical region(전경부→목앞부위)
2) Lateral cervical region(측경부→목가쪽부위) : 흉쇄유돌근(목빗근)의 주변부
3) Posterior cervical region(후경부→목뒤부위) : 유양돌기(꼭지돌기)와 견봉(봉우리)을 연결하는 선의 후방부

02

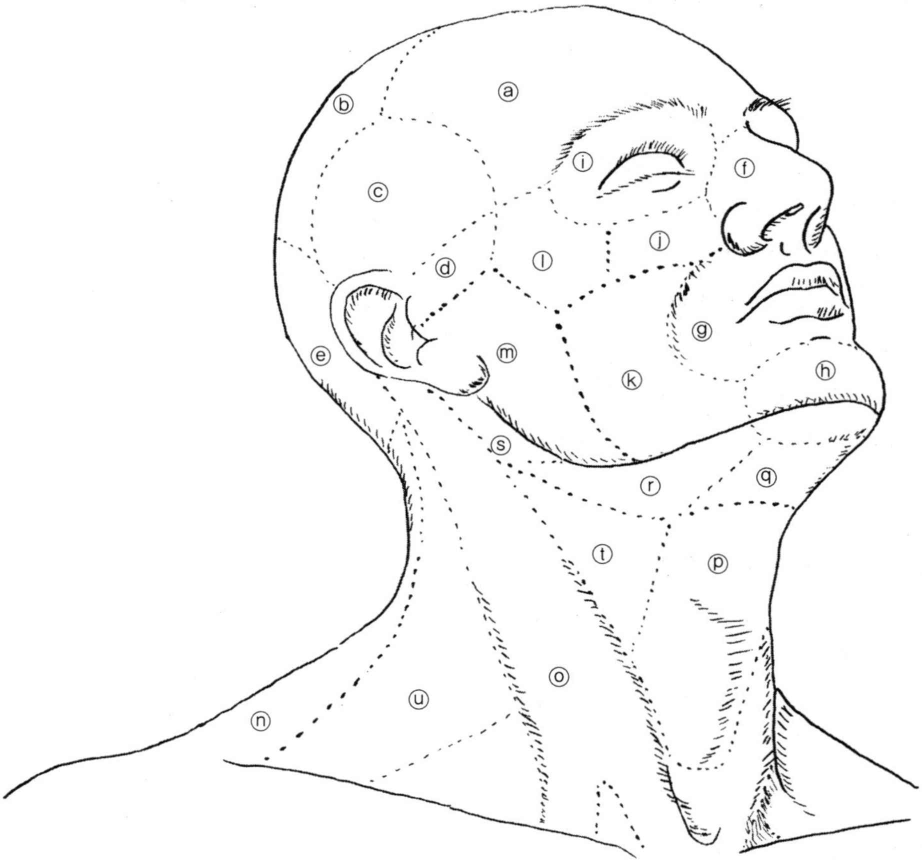

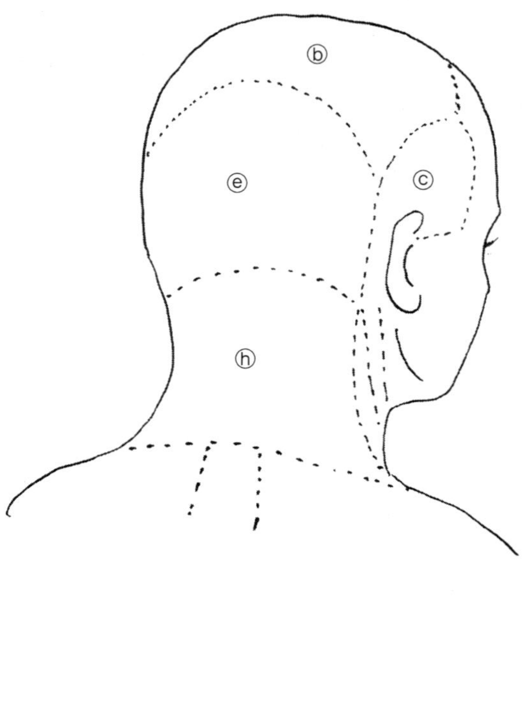

03 흉부(가슴부위 Pectoral region)와 배부(등부위 Region of the back)

___ 1. Deltoid region(삼각근부→세모근부위)

___ 2. Deltopectoral triangle(삼각흉근삼각→삼각가슴근삼각)

___ 3. Infraclavicular region(쇄골하부→빗장아래부위)

___ 4. Mammary region(유방부→젖부위)

___ 5. Axillary region(액와부→겨드랑부위)

___ 6. Inframammarial region(유방하부→젖아래부위)

___ 7. Sternal region(흉골부→복장부분)

___ 8. Lateral thoracic region(측흉부→가슴가쪽부위)

___ 9. Hypochondriac region(하늑부→갈비아래부위)

___ 10. Epigastric region(상위부→명치부위)

___ 11. Suprascapular region(견갑상부→어깨위부위)

___ 12. Scapular region(견갑부→어깨부위)

___ 13. Intrascapular region(견갑간부→어깨사이부위)

___ 14. Vertebral region(척주부→척주부위)

___ 15. Infrascapular region(견갑하부→어깨아래부위)

___ 16. Lumbar region(요부→옆구리부위)

흉부(가슴위 부위 Pectoral region)

1) Infraclavicular region(쇄골하부→빗장뼈아래부위) : 쇄골(빗장뼈) 바로 아래쪽 오목한 부위
2) Mammary region(유방부→젖부위) : 유방이 있는 부위
3) Axillary region(액와부→겨드랑부위) : 앞쪽은 대흉근(큰가슴근), 뒤는 광배근(넓은등근)으로 경계지워진 오목한 부위 다수의 림프절이 있다.
4) Lateral thoracic region(외측흉부→가슴가 부위) : 겨드랑부위 전거근(앞톱니근)이 있다.

배부(등의 부위 Region of back)

1) Vertebral region(척주부→척주부위) : 척주를 따라 뒤목부위에서 요부(옆구리부위)까지, 좌우 둔부(볼기부위) 사이에 천골부(엉치부위)가 있다.
2) Scapular region(견갑부→어깨부위) : 견갑골(어깨뼈)에 해당하는 부위
3) Infrascapular region(견갑하부→어깨아래부위) : 견갑골(어깨뼈)
4) Lumbar region(요부→옆구리부위) : 최하위의 늑골(갈비뼈)과 장골릉(엉덩뼈능선)까지 둔부의 윗부분

03

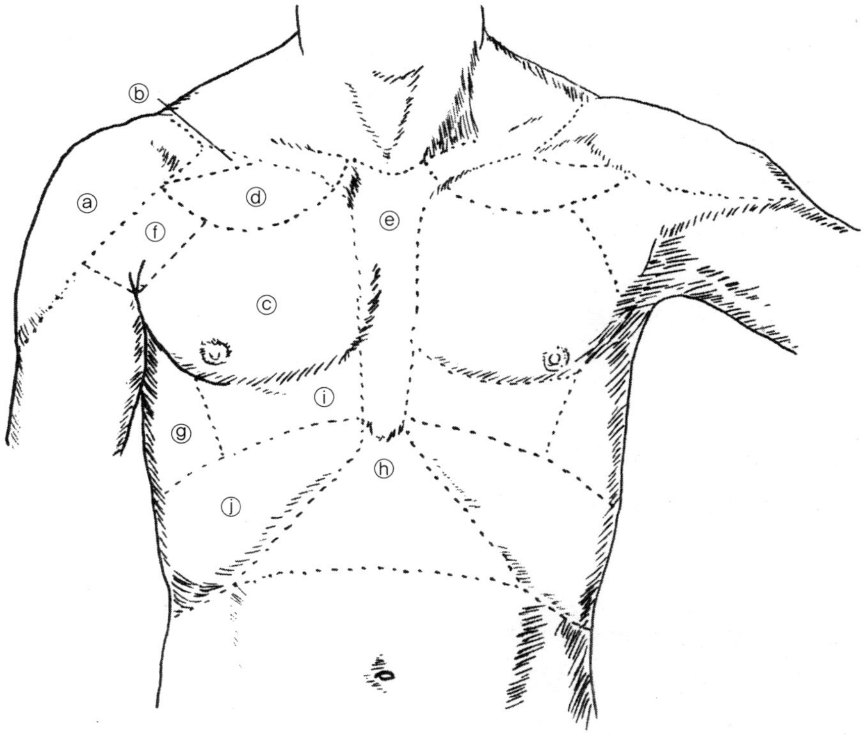

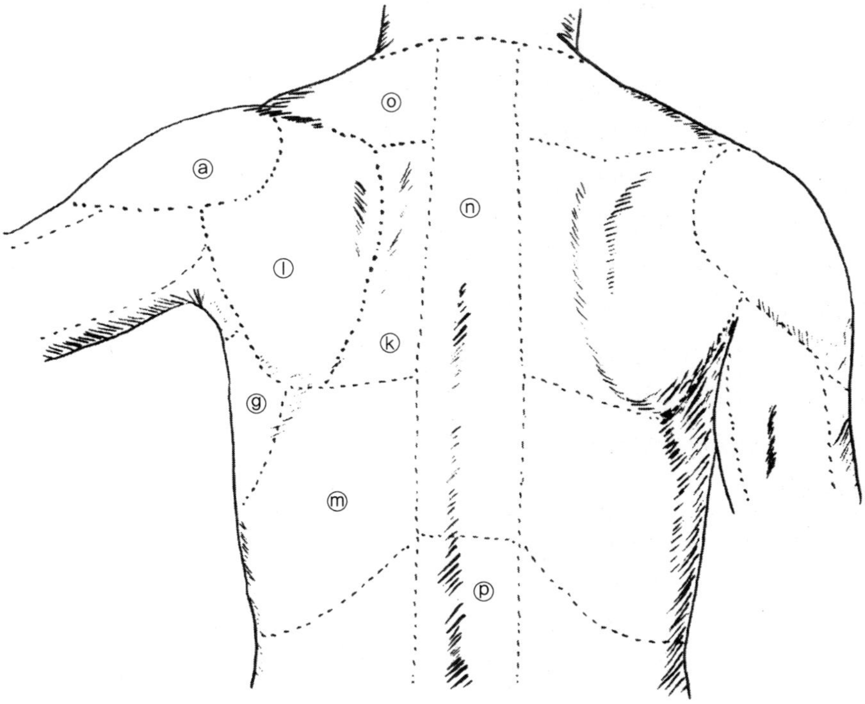

04 상지부(팔부위 Region of upper limb)

___ 1. Infraclavicular region(쇄골하부→빗장아래부위)
___ 2. Deltopectoral triangle(삼각흉근삼각→삼각가슴근삼각)
___ 3. Axillary region(액와부→겨드랑부위)
___ 4. Axillary(액와→겨드랑)
___ 5. Deltoid region(삼각근부→삼각근부위)
___ 6. Scapular region(견갑부→어깨부위)
___ 7. Anterior brachial region(전상완부→위팔앞부위)
___ 8. Posterior brachial region(후상완부→위팔앞부위)
___ 9. Sulcus bicapitalis medialis(내측이두근구→안쪽두갈래근고랑)
___ 10. Anterior cubital region(전주부→팔굽앞부위)
___ 11. Posterior cubital region(후주부→팔굽뒤부위)
___ 12. Anterior antebrachial region(전전완부→아래팔앞부위)
___ 13. Posterior antebrachial region(후전완부→아래팔뒤부위)
___ 14. Palm(수장→손바닥)
___ 15. Dorsum(수배→손등)
___ 16. Foveola redialis(요측소와→노쪽작은오목)
___ 17. Anterior carpalis region(전수근부→손목앞부위)
___ 18. Posterior carpalis region(후수근부→손목뒤부위)

상지부(팔부위 Region of upper limb)

1) Deltoid region(삼각근부→세모근부위) : 삼각근이 있는 부위. 어깨의 둥근 융기
2) Brachial region(상완부→위팔부위) : 상완골(위팔뼈)을 중심으로 어깨관절에서 팔꿉관절까지의 부위
3) Cubital region(주부→팔꿉부위) : 주관절이 있는 부위. 앞면에 오목한 주와(팔오금 cubital fossa), 뒤쪽융기는 주두(팔꿈치머리olecranon)
4) Anterbrachial region(전완부→아래팔부위) : 척골(자뼈)과 요골(노뼈)을 중심을 주부에서 손목까지의 부분
5) Hand(수부=손부위)
   (1) Wrist(수근부=손목부위) : 손목부위에는 80개의 수근골(손목뼈)이 있다.
   (2) Metacarpus(중수부→손허리) : 손허리부위에는 5개의 중수골(손허리뼈)
   (3) Finger(지골→손가락) : 손가락은 14개로 구성. 손가락은 가쪽부터
      Thumb(First finger) : 엄지손가락
      Index(Second finger) : 집게손가락
      Middle(Third finger) : 가운데손가락
      Ring(Fourth finger) : 반지손가락
      Little(Fifth finger) : 새끼손가락
   (4) Palm : 손목부위와 손허리부위를 합한 앞면
   (5) Dorsum : Palm의 뒷면

04

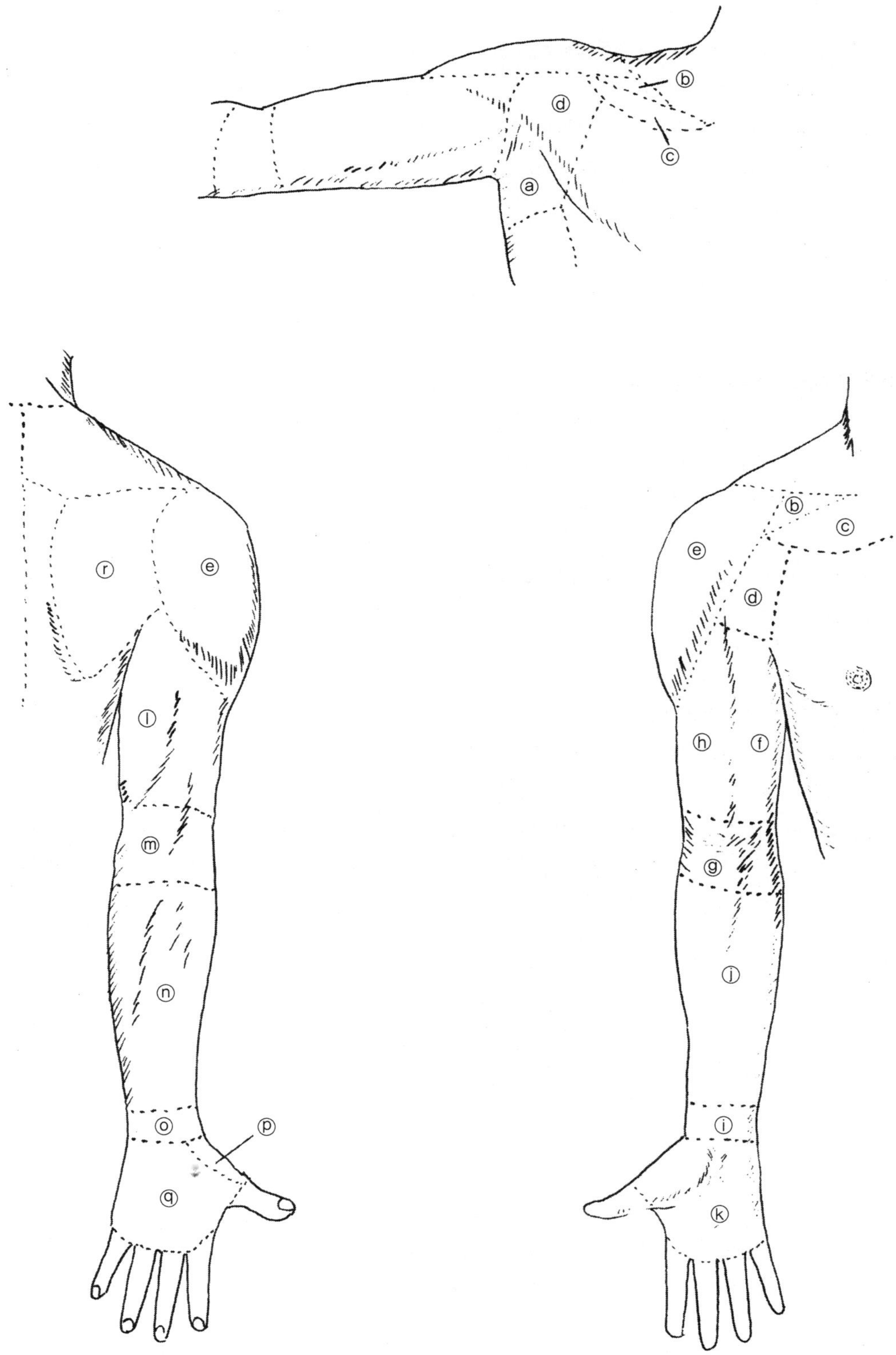

05 복부(배부위 Abdominal region)와 요부(허리부위 Lumbar region)

___ 1. Hypochondriac region(하늑부→갈비아래부위)
___ 2. Epigastric region(상위부→명치부위)
___ 3. Umbilical region(제부→배꼽부위)
___ 4. Pubic region(치골부→두덩부위)
___ 5. Lateral abdominal region(측복부→배가쪽부위)
___ 6. Inguinal region(서혜부→샅굴부위)
___ 7. Subinguinal region(서혜하부→샅굴아래부위)
___ 8. Vertebral region(척추부→척주부위)
___ 9. Lumbar region(요부→옆구리부위)
___ 10. Lateal region(측복부→배가쪽부위)
___ 11. Gluteal region(둔부→볼기부위)
___ 12. Sacral region(천골부→엉치부위)

복부(배부위 Abdominal region)

1) Epigastric region(명치부위) : 흉골(복장뼈)의 검상돌기(칼돌기)와 좌우 늑골궁(갈비뼈활) 사이
2) Hypochondriac region(하늑부→갈비아래부위) : 좌우의 유방 아랫쪽에서 늑골궁(갈비뼈활) 사이의 부위
3) Umbilical region(제부→배꼽부위) : 배꼽의 주변부
4) Lateral abdominal region(측복부→배가쪽부위) : 제부(배꼽부위)의 양측
5) Pubic region(치골부→두덩부위) : 배꼽의 아랫쪽에서 두덩결합까지의 부위
6) Inguinal region(서혜부→샅굴부위) : 두덩부위의 좌·우에 있으며 아랫쪽은 서혜인대(샅굴인대)로서 넙다리부위와 경계부위

요부(허리부위 Lumbar region)

1) Vertebral region(척주부위) : 척주를 따라 뒤목부위에서 엉치부위까지 이르는 부위
2) Lumbar region(요부→옆구리부위) : 맨아래 늑골(갈비뼈)과 장골능(엉덩뼈능선)까지 이르는 부위
3) Gluteal region(둔부→볼기부위) : 천골부(엉치부위)의 양측에 있는 부위로서 둔근군(볼기근육무리)부위
4) Sacral region(천골부→엉치부위) : 척주부위 아랫쪽으로, 좌우에 둔부(볼기부위)로 싸여있는 부위

05

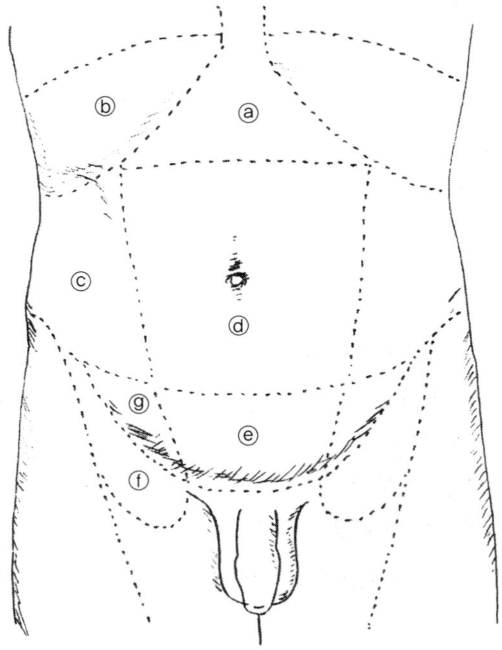

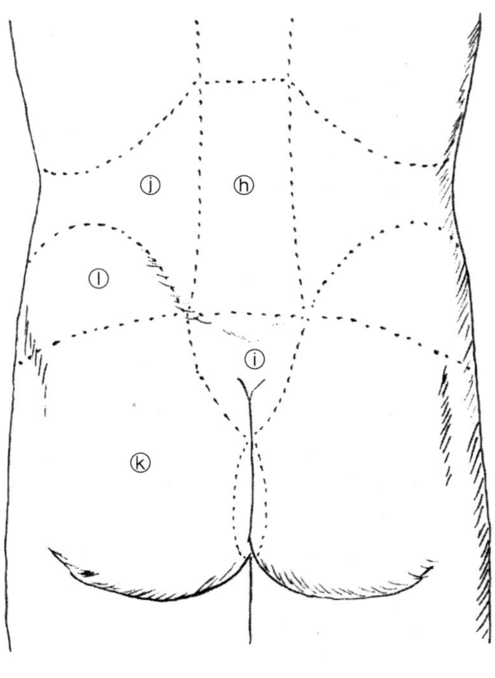

06 회음부(샅부위 Perineal region)

___ 1. Pubic region(치골부→두덩부위)
___ 2. Urogenital region(비뇨생식부→비뇨생식부위)
___ 3. Anal region(항문부→항문부위)
___ 4. Anterior femoral region(전대퇴부→넓적다리앞부위)
___ 5. Posterior femoral region(후대퇴부→넓적다리뒤부위)
___ 6. Gluteal region(둔부→볼기부위)

회음부(샅부위 Perineal region)

1) Pubic reigion(치골부→두덩부위) : 배꼽부위의 아래에서 치골결합(두덩결합)까지
2) Urogenital region(비뇨생식부=외음부 pudendal region)→(바깥음부부위) : 회음의 앞쪽 부분으로 남성에서는 음경과 음낭, 여성에서는 질과 요도가 있다.
3) Anal region(항문부) : 항문이 있는 곳. 항문거근(항문올림근). 외항문괄약근(바깥항문조임근)이 위치.
4) Perineal region(회음부) : 비뇨생식부위와 항문부위 사이(좁은 의미)

※ **회음 perineum**이란 넓은 의미로는 골반의 출구(저)부 전체를 가리킴.
① 요생식삼각(비뇨생식삼각=외음부)
② 항문삼각=항문부위

06

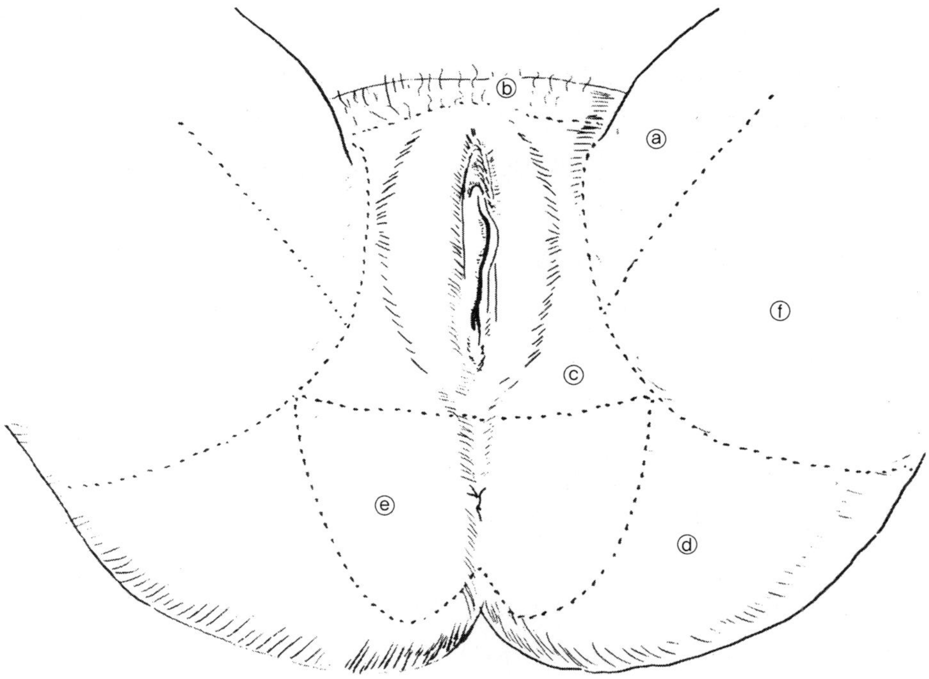

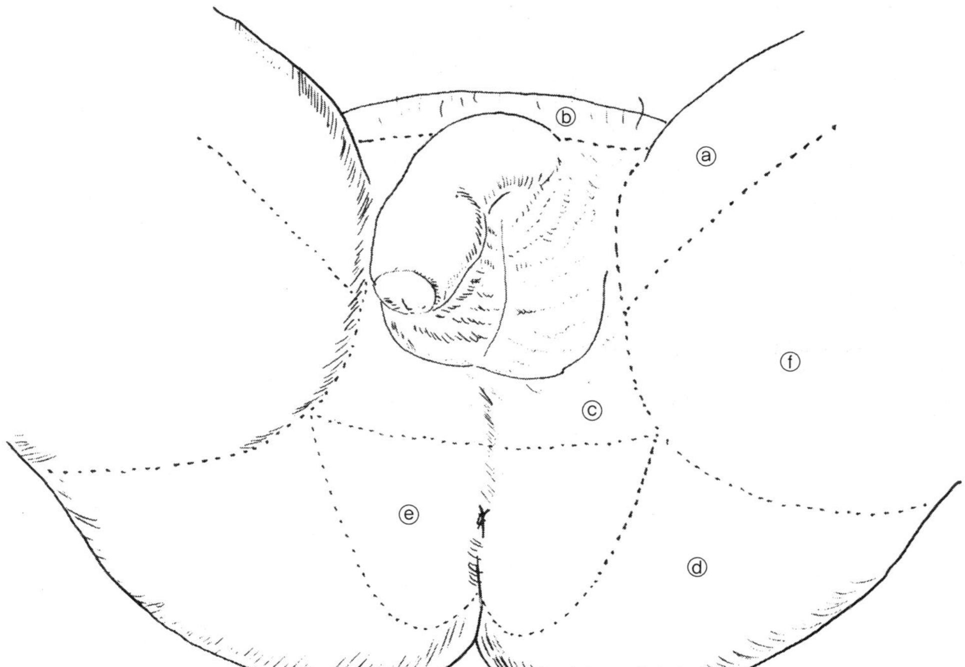

07 하지부(다리부위 Regions of lower limb)

___ 1. Subinguinal region(서혜하부→샅굴아래부위)
___ 2. Femoral trigon(대퇴삼각→넓적다리삼각)
___ 3. Gulteal region(둔부→볼기부위)
___ 4. Anterior femoral region(전대퇴부→넓적다리앞부위)
___ 5. Posterior femoral region(후대퇴부→넓적다리뒤부위)
___ 6. Anterior knee region(전슬부→무릎앞부위)
___ 7. Posterior knee region(후슬부→무릎뒤부위)
___ 8. Anterior crural region(전하퇴부→종아리(하퇴)앞부위)
___ 9. Posterior crural region(후하퇴부→종아리(하퇴) 뒤부위)
___ 10. Lateral malleolus region(외과부→가쪽복사부위)
___ 11. Calcaneal region(heel)(종부→발꿈치)
___ 12. Dorsum pedis(족배→발등)
___ 13. Planta pedis(족저→발바닥)

하지부(다리부위 Region of lower limb)

1) Femoral region(대퇴부→넓적다리부위) : 대퇴골(넙다리뼈)를 중심으로 고관절(엉덩관절)에서 슬관절(무릎관절)까지의 부위
2) Region of the knee(슬부→무릎부위) : 슬관절(무릎관절)이 있는 부위로서 앞면에서 슬개골(무릎뼈)이 돌출되어 있고 뒷면에 오목한 부위는 슬와(오금 popliteal fossa)이다.
3) Crural region(하퇴부→종아리부위) : 경골(정강뼈)과 비골(종아리뼈)이 있는 부위
하퇴부(종아리부위) 아래쪽과 발목사이 양쪽에 각각 내과(안 복사)와 외과(가쪽복사)가 있다.
하퇴부후면(종아리뒤부위)을 장딴지라고 한다.
4) Foot(족부→발) : 발은 족근(발목). 중족(발허리) 족지(발가락)으로 구분
① Ankle(족근=발목) : 발목부위에는 7개의 족근골(발목뼈)가 있다.
② Metatarsus(중족부=발허리부) : 발허리부위에는 5개의 중족골(발허리뼈)가 있다.
③ Toes(족지=발가락) : 발가락은 14개로 구성 안쪽부터
Great toe : 엄지발가락
2nd toe : 둘째발가락
3nd toe : 셋째발가락
4th toe : 넷째발가락
Little toe : 새끼발가락
5) Dorsum of the foot(족배→발등) : 발의 윗부분
6) Sole of foot(족척→발바닥) : 발의 아래부분

07

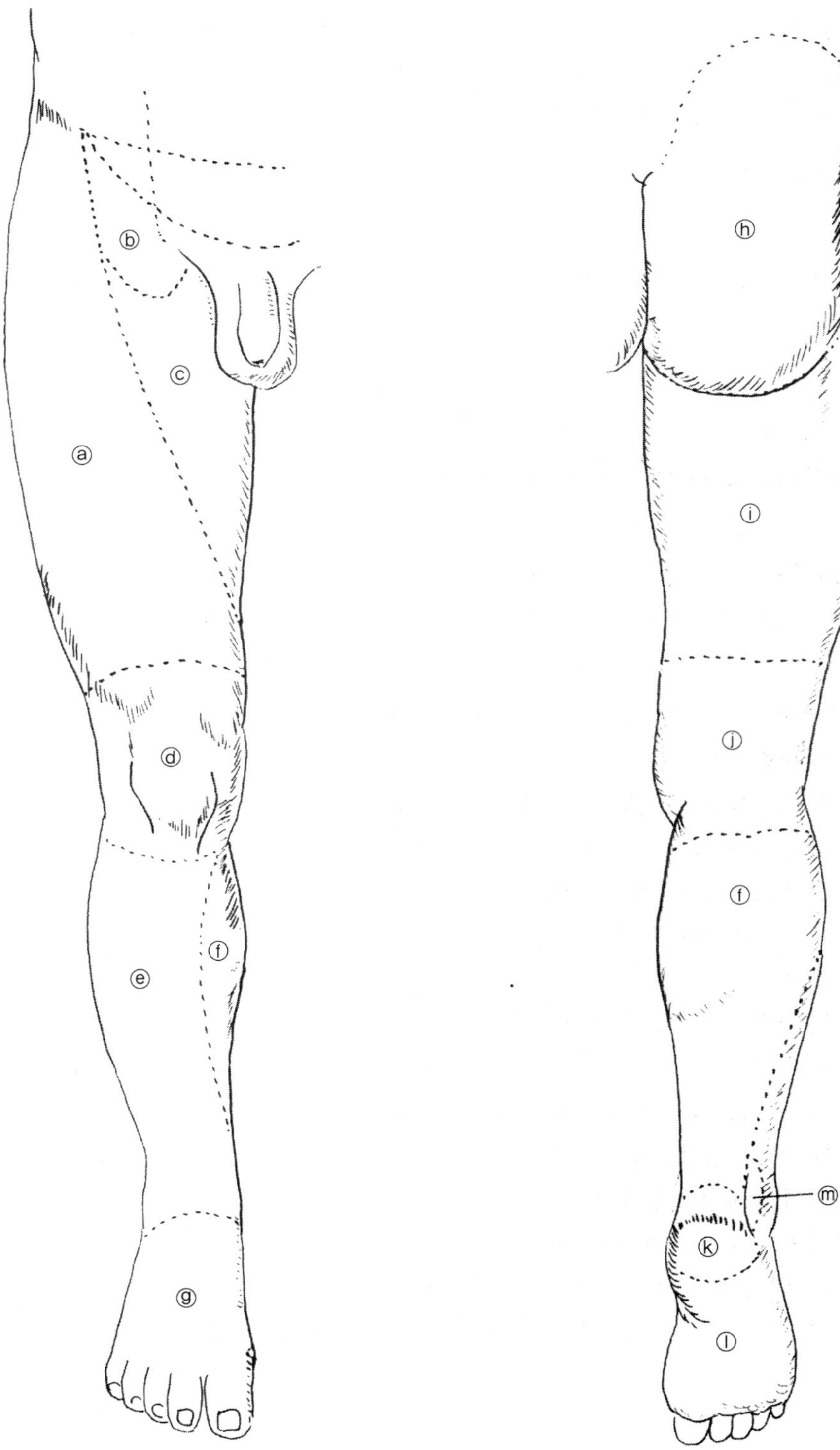

08 상피조직(Epithelial tissue)

___ 1. Simple squamous epithelium(단층편평상피)
___ 2. Simple cuboidal epithelium(단층입방상피)
___ 3. Simple columnar epithelium(단층원주상피)
___ 4. Pseudostratified ciliated columnar epithelium (위중층섬모원주상피 → 거짓중층섬모원주상피)
___ 5. Stratified squamous epithelium(중층편평상피)
___ 6. Transitional epithelium(이행상피)

조직(tissues)이란 비슷한 형태와 기능을 가진 세포들의 집단 및 이들 세포로부터 나온 세포간질들을 말한다. 인체에는 4대 기본조직이 있다.

1) Epithelial tissue(상피조직)

몸의 내면과 외면을 덮고 있으며 세포들 간에 밀집되어 있고, 세포간질이 거의 없는 조직

2) Connective or supporting tissue(결합 또는 지지조직)

각 부분을 연결하고 유지하며 혈관, 림프관 및 신경을 필요한 장소에 분포시키기도 한다.

3) Muscular tissue(근육조직)

운동을 일으키며 가늘고 긴 근세포로 이루어지며 흥분성, 수축성, 신장성 및 신축성의 특징이 있다.

4) Nervous tissue(신경조직)

환경변화에 적응토록 조정하며 해부학적으로 중추신경계와 말초신경계로 나눌 수 있다.

(1) 상피조직의 형태와 배열에 따른 분류

① 단층편평상피 : 폐포(허파꽈리), 혈관내피, 흉막(가슴막), 심낭막, 흉강(가슴안)
② 단층입방상피 : 난소 표면, 집합관, 갑상샘
③ 단층원주상피 : 주로 소화기관, 위, 담낭(쓸개)
④ 단층원주섬모상피 : 난관, 소기관지
⑤ 중층편평상피 : 구강, 식도, 항문, 후두, 질상피
⑥ 이행상피 : 신우(콩팥깔대기), 요관, 방광, 요도

(2) 상피조직의 기능에 따른 분류

① 피개상피(보호상피) : 체표 및 기관표면을 덮어서 보호작용
② 분비상피(샘상피) : 샘(gland)에 있으며 분비작용
③ 흡수상피 : 소화관의 상피이며 영양소의 흡수작용
④ 감각상피 : 감각기의 상피이며 외계로부터의 자극을 감지
⑤ 배상피 : 생식샘(정소, 난소)의 상피이며 생식세포 산출

08

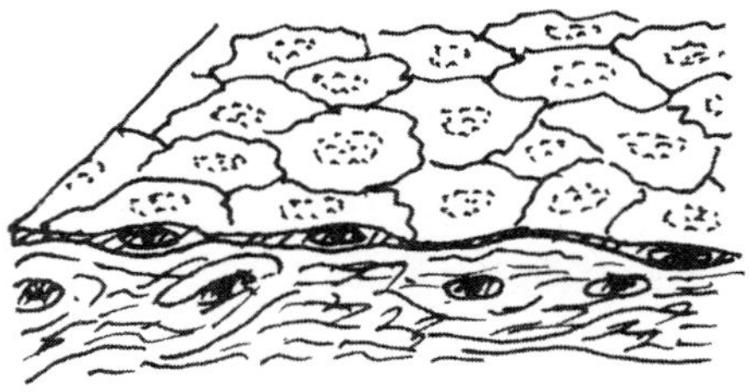

A

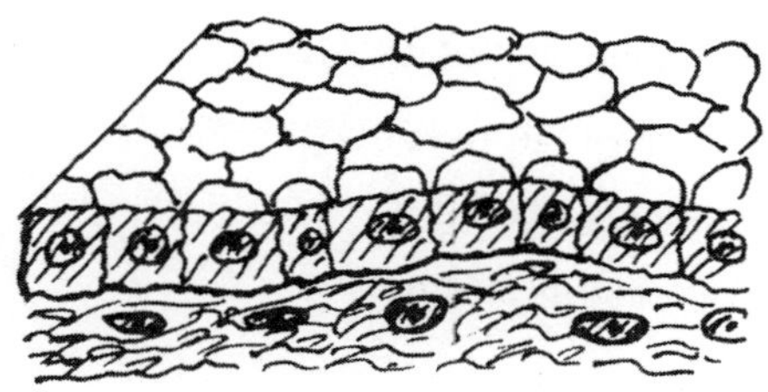

B

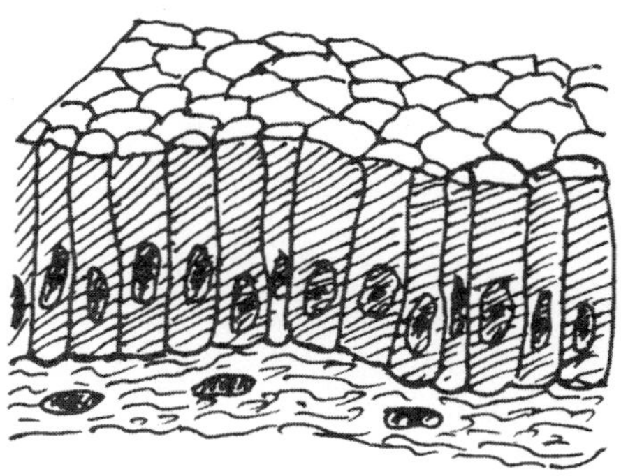

C

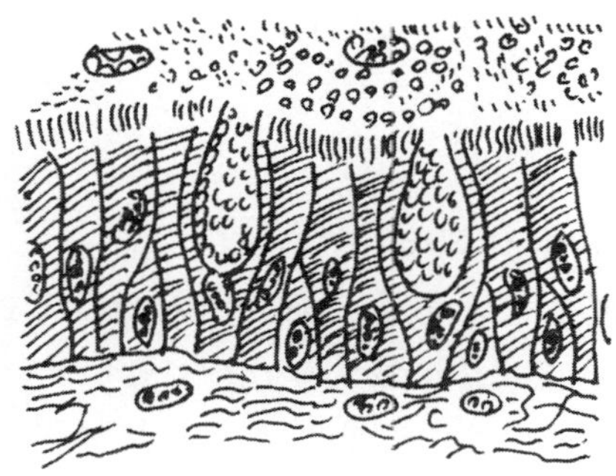

D

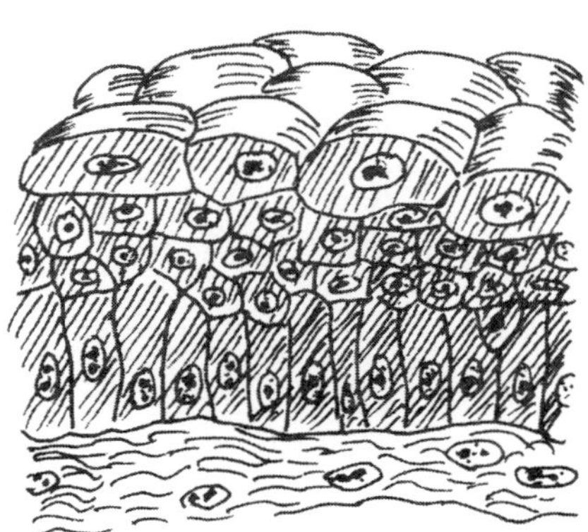

E

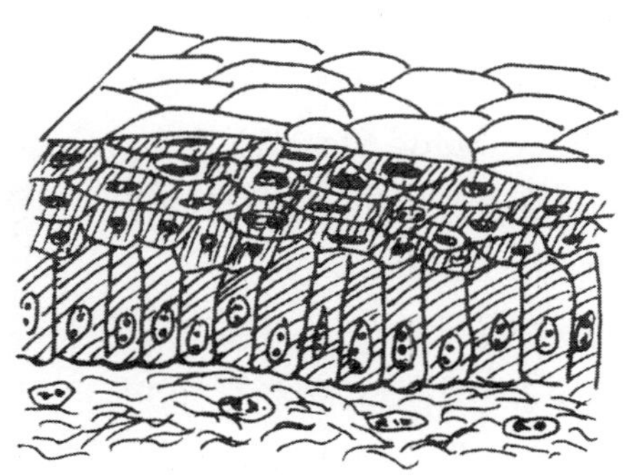

F

09 결합조직(Connective tissue)

___ 1. Reticular tissue(세망조직)
___ 2. Loose connective tissue(소성결합조직)
___ 3. Dense connective tissue(치밀결합조직)
___ 4. Fat tissue(지방조직)
___ 5. Elastic cartilage(탄력연골)
___ 6. Hyaline cartilage(초자연골→유리연골)
___ 7. Fibrous cartilage(섬유연골)
___ 8. Fibrocyte(섬유세포)
___ 9. Collagenous fiber(교원섬유→아교섬유)
___ 10. Elastic fiber(탄력섬유)
___ 11. Reticular fiber(세망섬유)
___ 12. Mast cell(비만세포)
___ 13. Plasma cell(형질세포)
___ 14. Tendon cell(건세포→힘줄세포)
___ 15. Reticular cell(세망세포)
___ 16. Fat cell(지방세포)
___ 17. Granulocyte(과립백혈구)
___ 18. Monocyte(단핵구)
___ 19. Lymphocyte(림프구)
___ 20. Histiocyte(조직기구)
___ 21. Cartilage matrix(연골기질)
___ 22. Chondrocyte(연골세포)
___ 23. Territorial matrix(기질영역)
___ 24. Fat cell(nucleus)(지방세포(핵))

Connective tissue(결합조직)

결합조직은 각종 세포, 조직, 기관 사이를 결합 또는 채우는 조직을 말한다.

상피조직과는 달리 신체, 장기 표면이나 관강내 표면에 노출됨이 없이 전신에 널리 분포, 또한 재생능력이 강하며 기관의 보호 및 고정 그리고 기관에 영양공급, 조직손상에 대한 재생에 관여한다.

1) 고유결합조직 connective tissue proper

(1) 소성결합조직 : 아교섬유의 배열이 엉성하고 피부, 점막, 장막 사이를 연결하고 구조물 사이를 메꾼다.

(2) 치밀결합조직 : 아교섬유가 매우 치밀하게 배열

규칙배열 : 힘줄, 인대, 골막

불규칙배열 : 진피, 기관의 피막

2) 특수결합조직 special connective tissue

태아결합조직, 탄력조직, 세망조직, 지방조직, 색소조직

3) 액상조직 fluid tissue : 혈액과 림프로 구성

세포성분 : Blood(RBC, WBC, TC), Lymph(lymphocyte)

액상성분 : Blood(blood plasma), Lymph(lymph plasma)

4) 지지조직 supporting tissue : 인체의 기본형태를 만들고 지지와 보호 역할

(1) **Bone** - 뼈세포+뼈기질로 구성

(2) **Cartilage** - 연골세포+연골기질로 구성

① 자연골 : 관절연골, 코중격, 갈비연골, 기관, 기관지연골

② 탄력연골 : 이개(귓바퀴)연골, 후두덮개연골(일부)

③ 섬유연골 : 추간원판(척추사이원반), 치골간원판(두덩사이원반), 관절원반, 관절반달

09

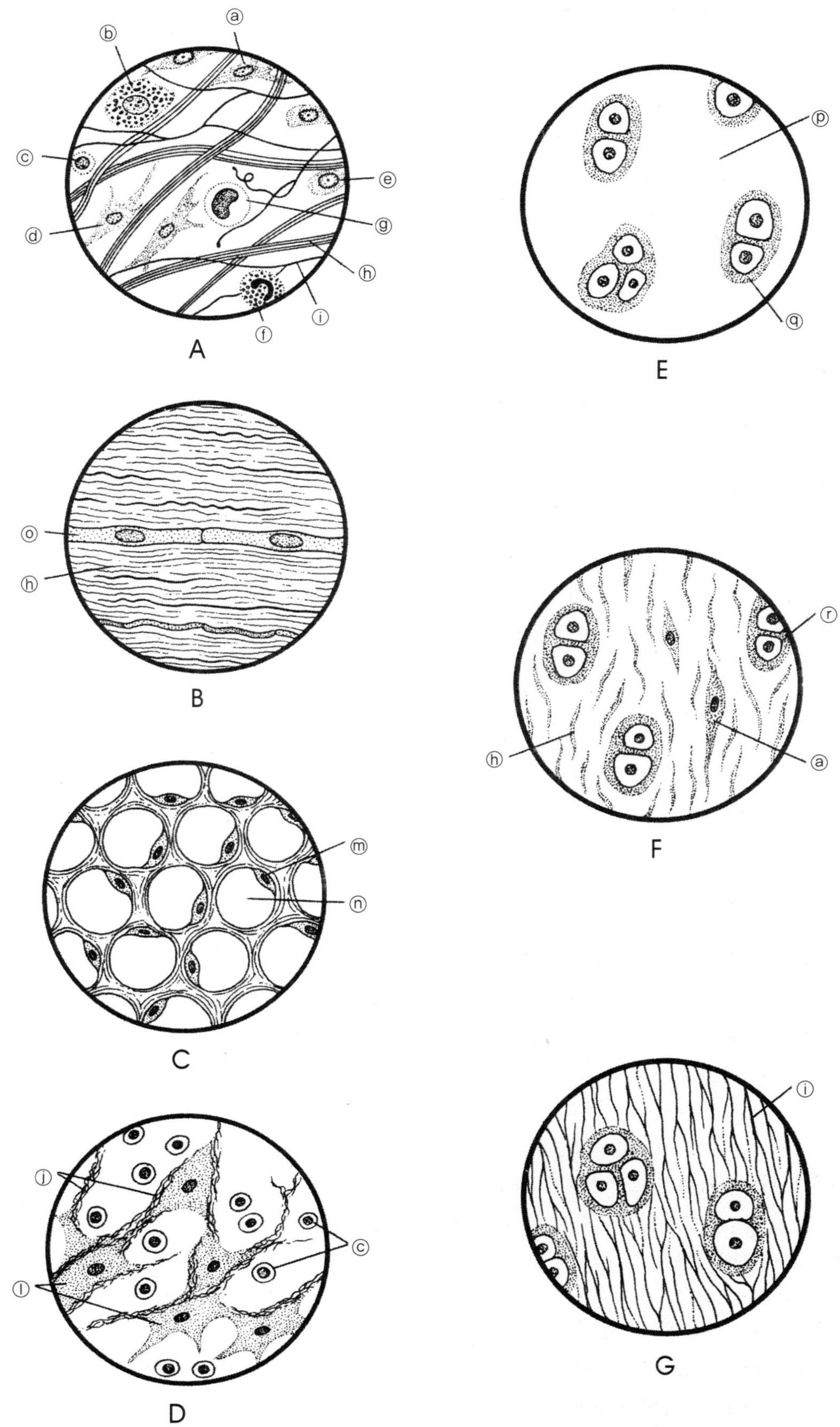

10 근육조직(Muscular tissue)

___ 1. Skeletal muscle(골격근→뼈대근육)
___ 2. Smooth muscle(평활근→민무늬근육)
___ 3. Cardiac muscle(심근→심장근→심장근육)
___ 4. Smooth muscle cell(평활근세포→민무늬근육세포)
___ 5. Cardiac muscle cell(심장근육세포)
___ 6. Nucleus(핵)
___ 7. Intercalated disc(개재판→사이원반)
___ 8. Skeletal muscle cell(골격근세포)
___ 9. Striate(횡문 = 가로무늬)

Muscular tissue

- Muscle
  - Striated muscle
    - Skeletal muscle — 수의근(맘대로근)
    - Cardiac muscle — 불수의근(제대로근)
  - Smooth muscle — 불수의근(제대로근)

1) Skeletal muscle

① 뇌척수신경 지배　② 뼈에 부착　③ 수의근(맘대로근)
④ 핵은 다핵　⑤ 가로무늬근　⑥ 관절운동과 호흡 및 표정

2) Cardiac muscle

① 자율신경 지배　② 심장에 있고　③ 불수의근
④ 단핵　⑤ 가로무늬근　⑥ 심장운동

3) Smooth muscle

① 자율신경 지배　② 내장　③ 불수의근(제대로근)
④ 단핵　⑤ 무늬가 없다　⑥ 내장 및 혈관운동

* Sarcolemma(근초) : 근세포는 근세포막인 근초로 싸여 있다.

※ 결합조직을 구성하는 세포들의 구조와 기능

1) 섬유모세포(fibroblast) : 소성결합조직내 최다 내재. 길고 납작, 돌기분지, 염증시나 배양시 이동
2) 대식세포(조직구)(macrophage) : 두번째 많음. 혈관주위에 많다. 생체방어 역할
3) 미분화세포(undifferentiated cell) : 섬유세포와 비슷. 자극이 있을 때 다른 세포로 분화. 발생잠재력이 있어 조형조직의 원시세망세포와 비슷
4) 지방세포(fat cell) : 지방세포는 다수 집결하여 지방조직 형성. 지방조직은 피부밑, 신장(콩팥), 장간막(창자간막), 서혜부(샅부위), 액와부(겨드랑부위)에 다수 집결
5) 비만세포(mast cell) : 혈관주위에 다수 분포. Heparin, histamine, serotonin을 생산 분비
6) 호산성세포(eosinophil cell) : 혈액의 호산성 백혈구가 조직내 이동된 것. Allergy, 급성염증시 증가
7) 림프구(lymphocyte) : 결합조직내에서 가장 작은 세포. 염증부위에 현저히 다량 출현
   T림프구 : 세포매개면역에 관여　B림프구 : 항체를 만들어 체약면역에 관여
8) 형질세포(plasma cell) : 소성결합조직중 희소, 소화관, 만성염증시 증가, 난원형, 구형
9) 색소세포(pigment cell) : 진피, 몽고반점, 뇌연막, 안구 등에 분포. Melanin과립내재 피부와 안구의 홍채나 망막 등에 많고 광선의 흡수와 차광작용

10

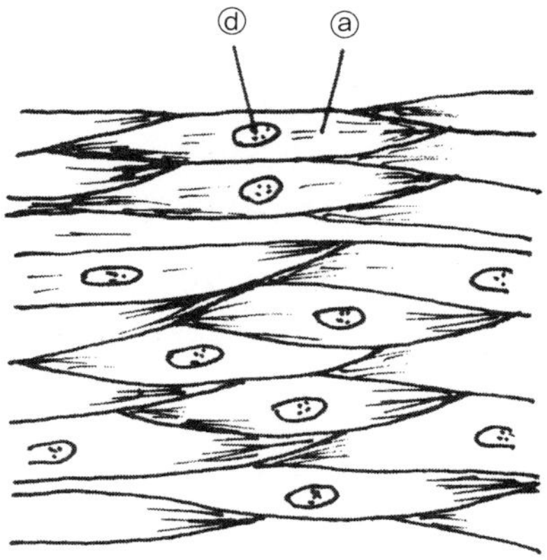

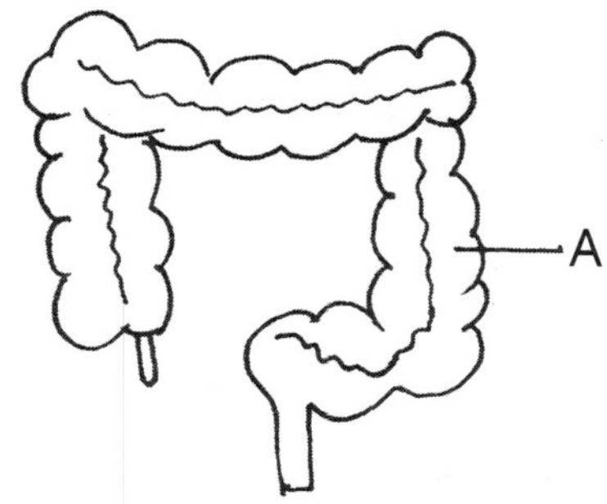

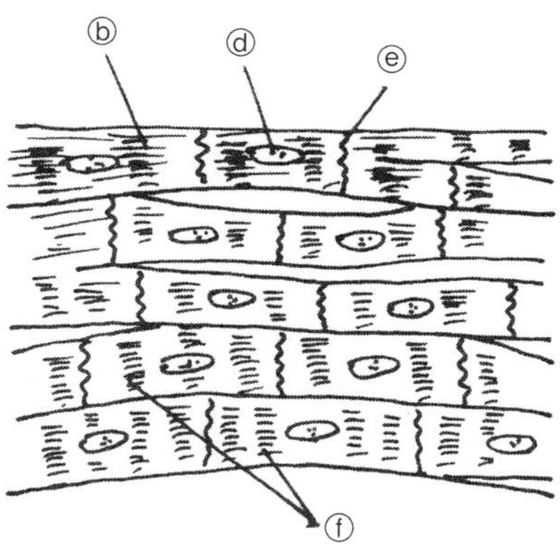

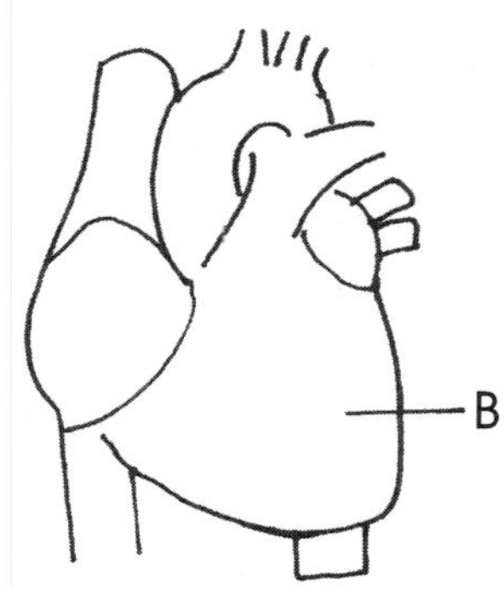

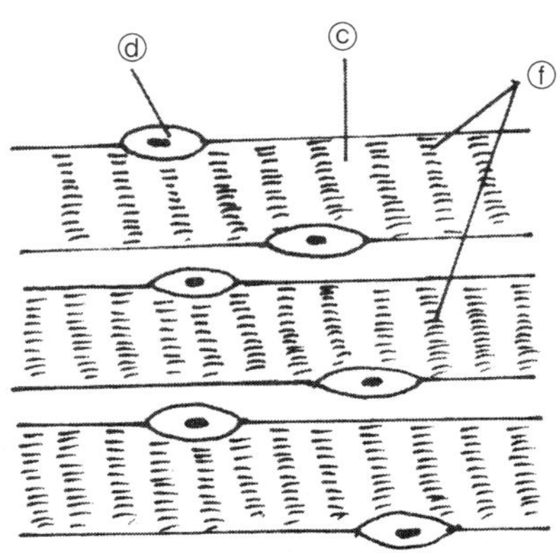

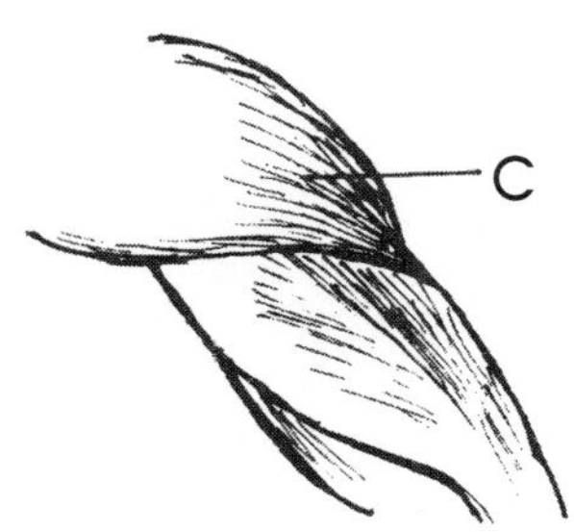

11 신경조직(Nervous tissue)

___ 1. Nucleus(핵)
___ 2. Nucleolus(핵소체)
___ 3. Dendrite(수상돌기 → 가지돌기)
___ 4. Axon(축삭)
___ 5. Neurolemma(신경집) 혹은 Schwann's sheath (슈반초)
___ 6. Myelin sheath(수초 → 말이집)
___ 7. Ranvier's node(란비어 절)
___ 8. Nissl bodies(니슬소체)
___ 9. Schwann cell(슈반세포 → 신경집세포)

신경계(신경계통)는 고유신경성분인 신경원(신경세포, neuron)과 지주역할을 하는 신경교(신경아교, neuroglia)로 형성
신경조직(nervous tissue)은 신경세포(neuron)와 이것을 지지하는 신경아교(neuroglia)가 기본이다.
신경세포는 신경세포체(cell body)와 돌기(process)로 구성되는데 이것을 신경세포(neuron = 신경단위)라 한다.

1) Neuron

(1) 신경세포체(cell body) : 돌기와 구별할 때만 사용하는 명칭
원형, 타원형 및 별모양, 핵은 중앙에 위치

(2) 신경돌기(nerve process) : 신경섬유 형성
① Dendrite(가지돌기) : 구심성 자극 전달, 자극을 신경세포체에 전달
② Axon(축삭돌기) : 원심성 자극 전달, 세포체의 흥분을 말초에 전달

(3) Schwann's sheath(신경초 → 신경집) : Myelin sheath를 싸고 있으며 재생에 관여

(4) Myelin sheat(수초 → 말이집) : Myelin sheath가 있는 것을 유수신경섬유(말이집신경섬유, myelinated nerve fiber)라고 하며 골격근(뼈대근육) 운동, 지각섬유에 분포하며, myelin sheath가 없는 것을 무수신경섬유(민말이집신경섬유, unmyelinated nerve fiber)라고 하며 평활근(민무늬근), 샘(gland)에 분포.
유수신경섬유(말이집신경섬유) : Myelin sheaht가 있고 axon이 크며 myelin sheath가 두껍고 전도속도가 빠르다. 120m/sec
Myelin sheath는 axon을 싸고 있는 지방체로 된 피막. 신경흥분전달 신속. 절연체.
Schwann's sheath는 말초신경에 분포하나 중추신경에는 없다. 한편 축삭에 영양공급, myelin sheath형성에 관여.

11

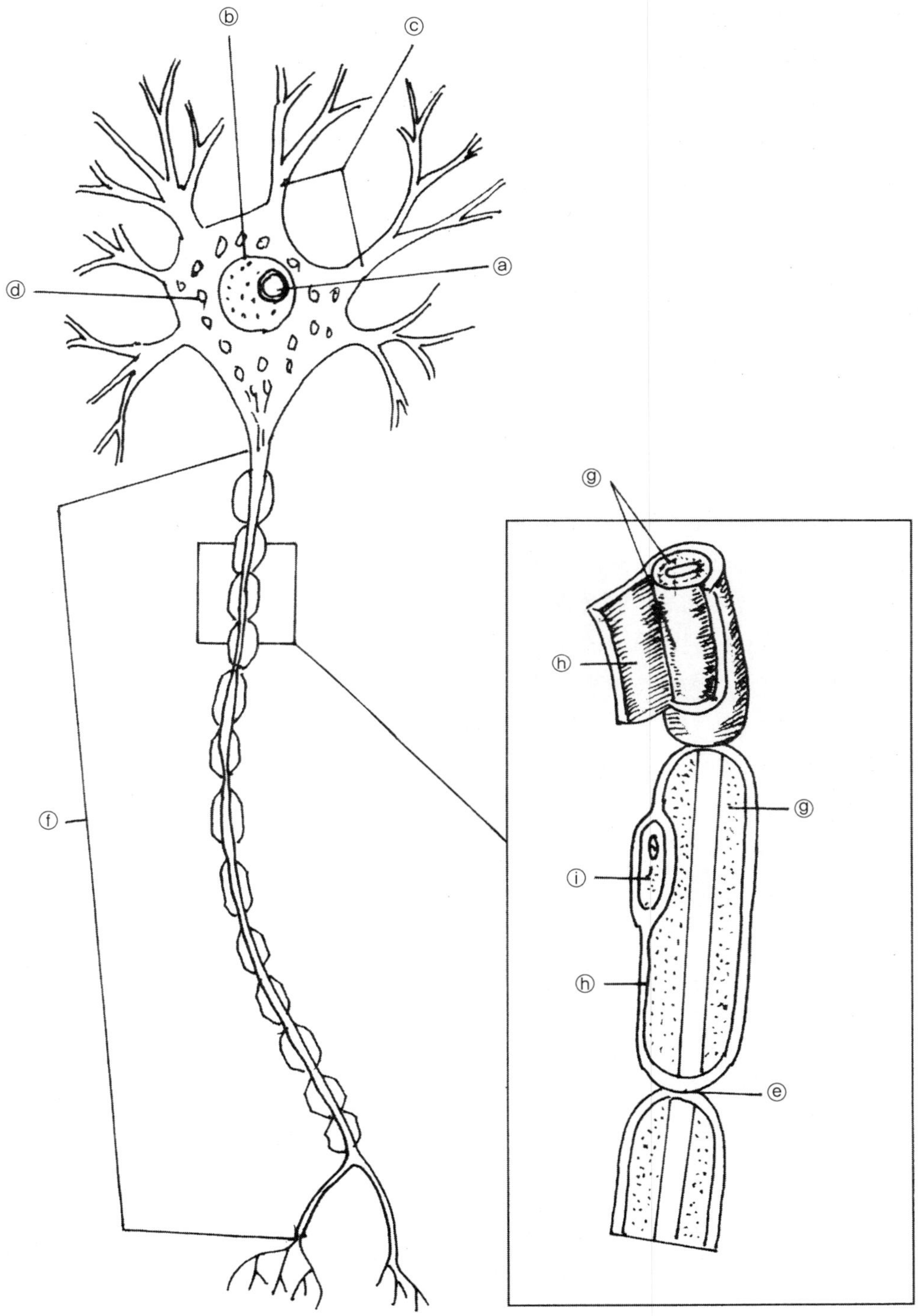

12 신경세포와 뉴론의 종류

___ 1. Apolar neuron(무극신경원→무극신경세포)
___ 2. Unipolar(단극성→홑극성→홑극신경세포)
___ 3. Bipolar(쌍극성→두극성→두극신경세포)
___ 4. Pseudounipolar(위단극성→거짓홑극신경세포)
___ 5. Multipolar nerve cell(다극성→뭇극신경세포)
___ 6. Dendrites(수상돌기→가지돌기)
___ 7. Neurite(Axon)(신경돌기=축삭)
___ 8. Cell body(body of nerve cell→신경세포체)
___ 9. Schwann's cell nucleus(슈반세포핵→신경집세포핵)
___ 10. Schwann's sheath(슈반초→신경집)
___ 11. Myelin sheath(수초→말이집)
___ 12. Collateral branch(측부지→곁가지)
___ 13. Axon ending(종말지→종말분지)
___ 14. Nucleolus(핵소체)
___ 15. Nucleus(핵)

신경원(Neuron→신경세포)의 종류는 돌기수에 의해 무극성(apolar), 단극성(unipolar), 쌍극성(bipolar), 다극성신경세포(multipolar nerve cell)로 구분.

1) Unipolar neuron(단극성신경세포) : 세포체에서 1개의 축삭과 같은 돌기가 나와 T자형으로 갈라지고, 감각을 담당하며 cranial nerve의 sensory ganglion내에 있다.
2) Bipolar neuron(쌍극성신경세포) : 세포체를 중심으로 한쪽은 축삭 그리고 다른 한쪽은 가지돌기가 나와 있고 특수감각과 관계가 있어 후각점막(olfactory mucosa), 망막(retina) 그리고 속귀의 전정과 달팽이신경절(vestibular and cochlear ganglion)에서 볼 수 있다.
3) Multipolar neuron(다극성 신경세포) : 한 개의 Axon에 둘 이상의 dendrite를 가지며 중추신경내에서 볼 수 있으며 자율신경절(autonomic ganglion)에서도 볼 수 있다.

* 성인은 위단극성, 쌍극성 및 다극성신경세포가 분포하나 그 중 다극성신경세포가 많다.

12

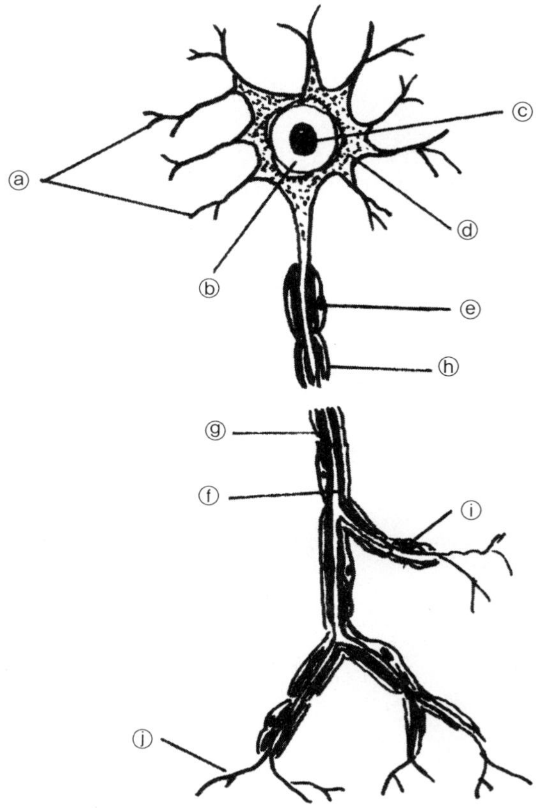

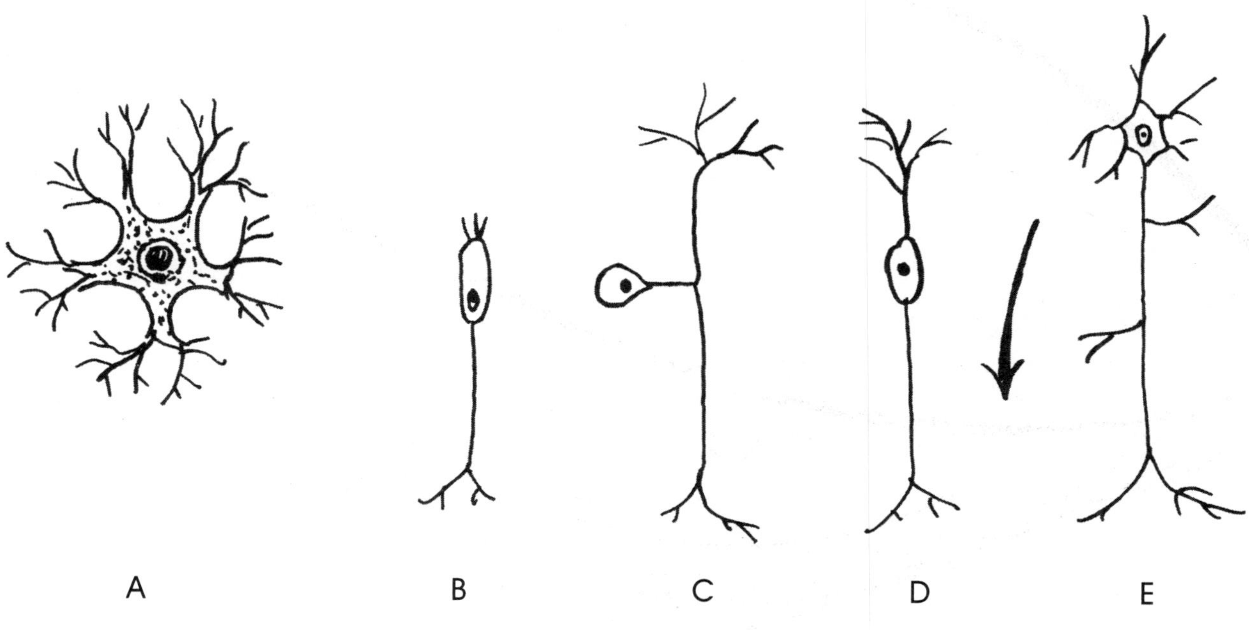

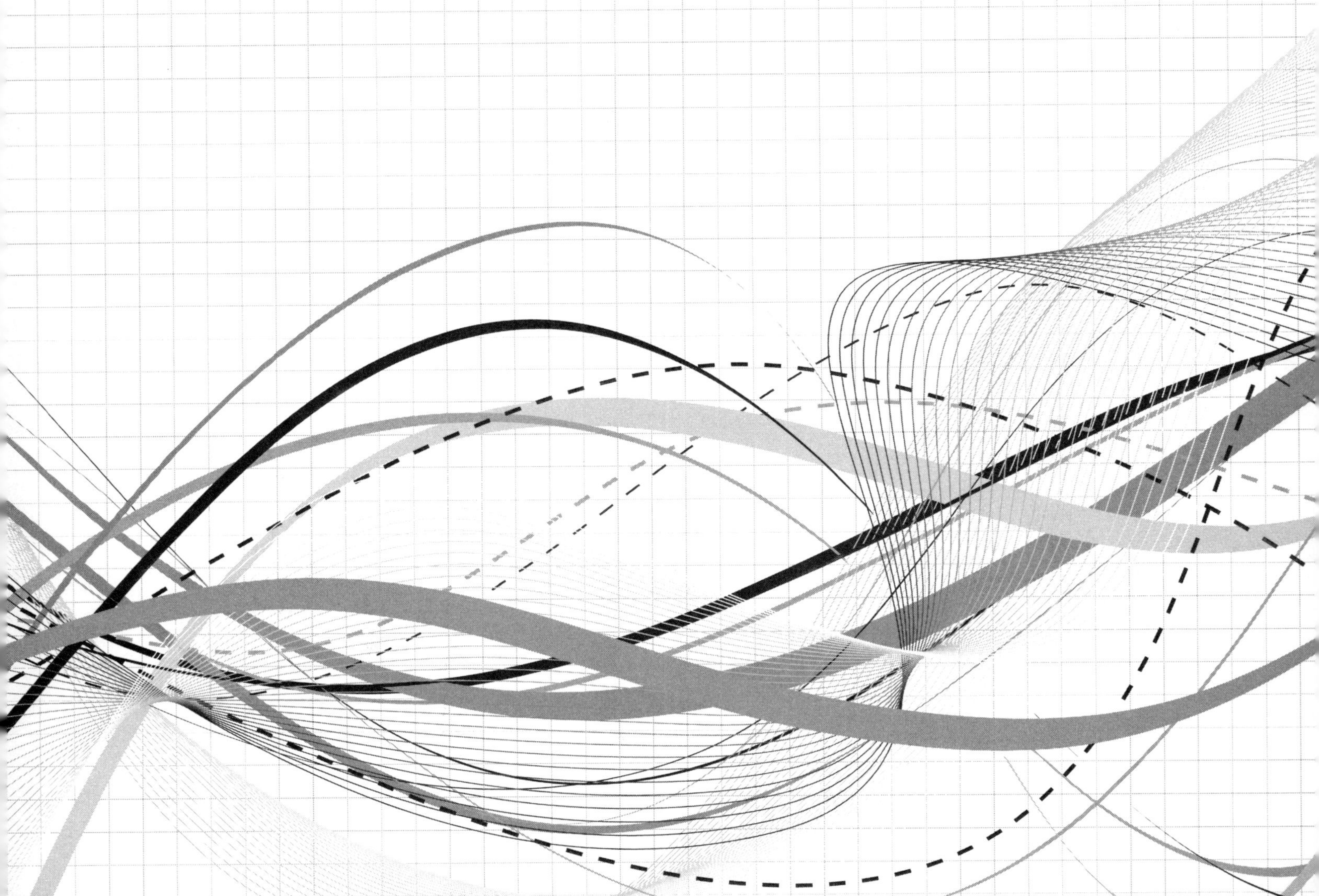

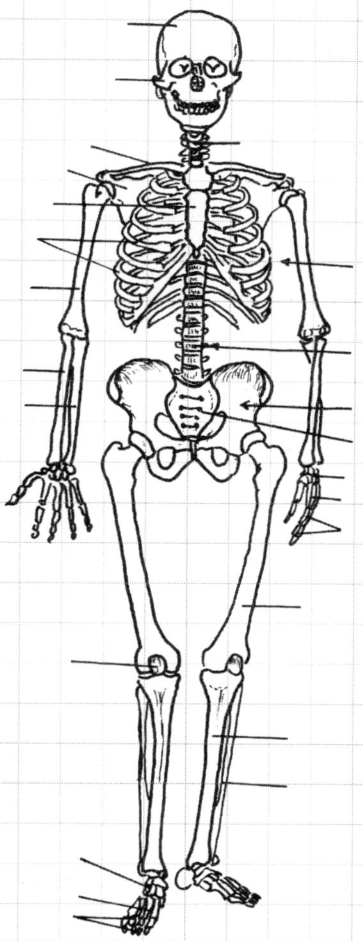

Chapter 2

뼈대계통

Skeletal system

01 뼈의 기본구조(Basic structure of bone)

___ 1. Articular capsule(관절낭→관절주머니)
___ 2. Epiphysis(골단→뼈끝)
___ 3. Diaphysis(골간→뼈몸통)
___ 4. Articular cartilage(관절연골)
___ 5. Periosteum(골막→뼈막)
___ 6. Compact substance(치밀질)
___ 7. Sponge substance(해면질)
___ 8. Marrow cavity(골수강→골수공간)
___ 9. Haversian canal(중심관)
___ 10. Volkmann's canal(관통관)
___ 11. Epiphyseal line(골단선→뼈끝선)
___ 12. Artery(동맥)
___ 13. Vein(정맥)

뼈의 특성

① 뼈는 생명력을 갖는다.
② 뼈는 인체의 성장기에 자란다.
③ 생체내에서 정상뼈의 뼈조각이 떨어져 나왔을 때 불필요한 것은 흡수, 소실, 위축이 일어난다.
④ 가장 적은 뼈질로 가장 큰 힘을 받을 수 있고 외부작용시 변한다.

뼈의 생리적 작용

① 인체의 지주역할
② 관절에 의한 운동
③ 보호작용
④ 조혈작용
⑤ 무기물질의 저장소

뼈의 구성

① Periosteum(뼈막) : 뼈를 덮으며 지각신경과 혈관이 풍부. 뼈보호

② 뼈조직
- 겉층 : Compact substance
  - Haversian canal(세로)
  - Volkmann's canal(가로)
- 석층 : Sponge substance

③ marrow cavity(골수강→골수공간) : 골수공간은 골수(bone marrow)로 채워져 있다. 골수는 세망조직으로 이루어지고 조혈작용을 한다.

Bone marrow
- Red bone marrow : 조혈작용 왕성. 적색(연소자의 골수, 특히 복장뼈, 척추뼈, 갈비뼈, 긴뼈)
- Yellow bone marrow(지방성, 아교성 골수) : 연령이 증가함에 따라 조혈기능이 부진, 지방조직 증가, 노인의 경우 빈혈의 원인

④ Articular cartilage : 뼈막이 없는 부위에 덮이며 뼈와 뼈의 연결부

골세포들의 구조와 기능

① 골조성세포(뼈조성세포, osteoprogenitor cell) : 방추형. 간질조직에서 유래, 분열능력과 뼈세포로 분화능력 소유. 골외막(뼈바깥막)의 속층. 골내막(뼈속막), 중심관내면, 골단연골(뼈끝연골) 지주(기둥)에 분포
② 골모세포(뼈모세포, osteoblast) : 다수돌기 가진 입방형, 단층배열, 세포질은 RNA함유. 뼈발생 및 성장과정에서 단백질 합성, 석회염류 침전
③ 골세포(뼈세포, osteocyte) : 완전발육된 뼈의 주세포. 뼈형성중 뼈모세포가 뼈기질내에 있는 것을 의미. 골소강(뼈방) 안에 있고, 돌기는 뼈세관에 연결
④ 파골세포(뼈파괴세포, osteoclast) : 다핵성 거대세포, 연골의 석회화, 기질의 파괴 및 흡수에 관여. 혈중 칼슘농도에 민감

01

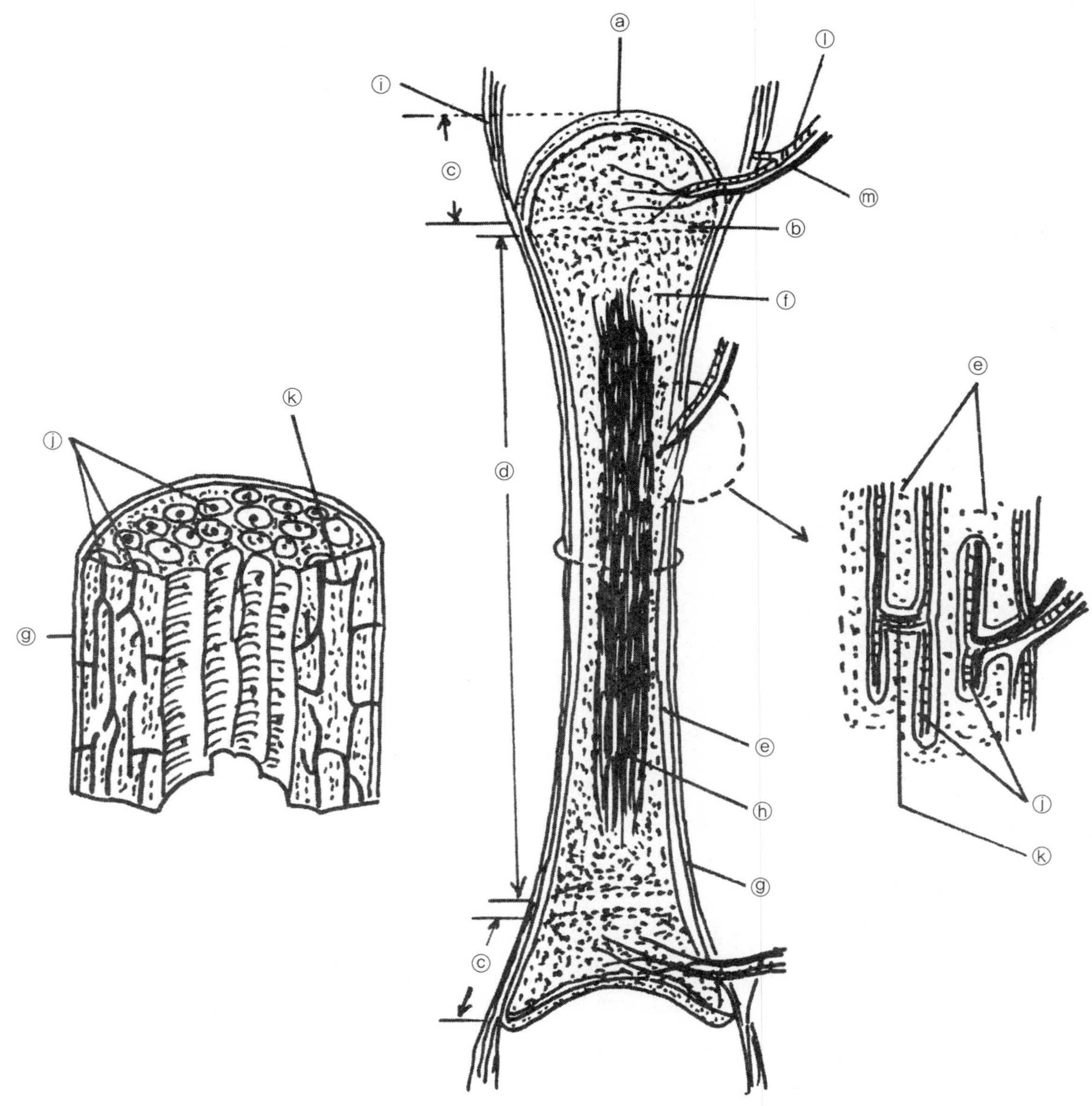

02 체강(몸통공간 Body cavities)

___ 1. Ventral cavity(복측강→배쪽안)
___ 2. Thoracic cavity(흉강→가슴안)
___ 3. Dorsal cavity(배측강→등쪽안)
___ 4. Abdominal cavity(복강→배안)
___ 5. Spinal cavity(척수강→척수안)
___ 6. Pelvic cavity(골반강→골반안)
___ 7. Cranial cavity(두개강→머리뼈안)
___ 8. Diaphragm(횡격막→가로막)
___ 9. Vertebrae(척추골→척추뼈)
___ 10. Brain(뇌)
___ 11. Spinal cord(척수)
___ 12. Abdominopelvic cavity(복골반강→배골반안)
___ 13. Pleural cavity(흉막강→가슴막안)
___ 14. Pericardial cavity(심막강→심장막안)
___ 15. Lung(폐→허파)
___ 16. Heart(심장)

체강과 중요 보호장기

1) Dorsal cavity(배측강→등쪽공간)
   Cranial cavity→Brain
   Vertebral cavity→Spinal cord
2) Ventral cavity(복측강→배쪽공간)
   - Thoracic
     - Pleural cavity→Lung
     - Pericardial cavity→Heart
   - Abdominal cavity→간, 담낭(쓸개), 위, 췌장(이자), 대·소장(큰창자, 작은창자)
   - Pelvic cavity→방광, 직장(곧창자), S결장(구불잘록창자)

   여자는 난소, 자궁, 난관(자궁관)
   남자는 전립선(샘), 정낭, 정관

후두골(뒤통수뼈)의 대후두공(큰구멍, foramen magnum)에 의해 위끝은 두개강(머리뼈안), 아래끝은 척수강으로 구분되며, 가로막(diaphragm)에 의해 위부분을 흉부(가슴부위), 아래부분을 복부(배부위)라 한다.

사람뼈의 형태에 따른 분류

1) Long bone(장골→긴뼈) : 양끝에 있는 뼈끝과 골간(뼈몸통)으로 구분되는 뼈. 넙다리뼈, 상완골(위팔뼈)
2) Short bone(단골→짧은뼈) : 뼈끝과 뼈몸통이 구별 안됨. 수근골(손목뼈), 족근골(발목뼈)
3) Flat bone(편평골→납작뼈) : 편편하고 양면이 치밀하며 얇다. 두개골(머리뼈), 견갑골(어깨뼈)
4) Irregular bone(불규칙골) : 뼈모양이 불규칙. 척추뼈, 접형골(나비뼈)

뼈의 발생과 성장

1) 연골내골화 : 태생기에 뼈의 원형을 이루는 연골 발생→점차 뼈조직으로 대치
   칼슘침착.   예) 긴뼈, 짧은뼈
2) 막내골화 : 막을 형성하는 치밀결합조직에 Ca^{++} 침착.   예) 전두골(이마뼈), 두정골(마루뼈)
   긴뼈에서 골화점(뼈되기점)은 중앙부의 뼈몸통과 양측 뼈끝에 생김

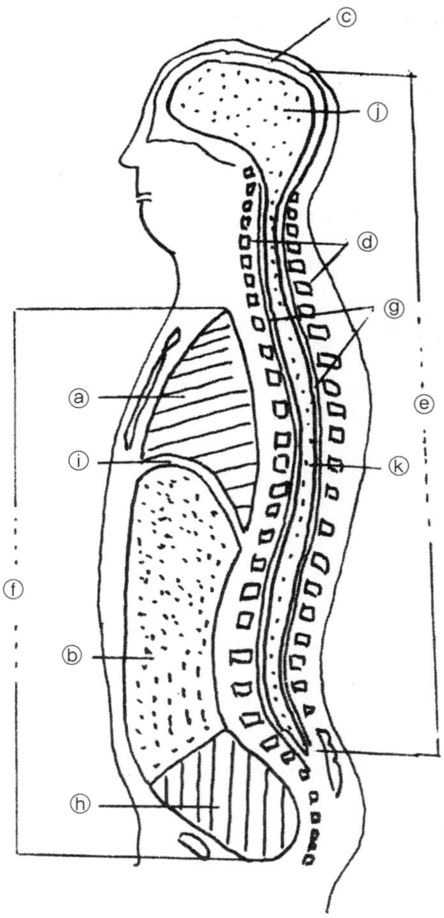

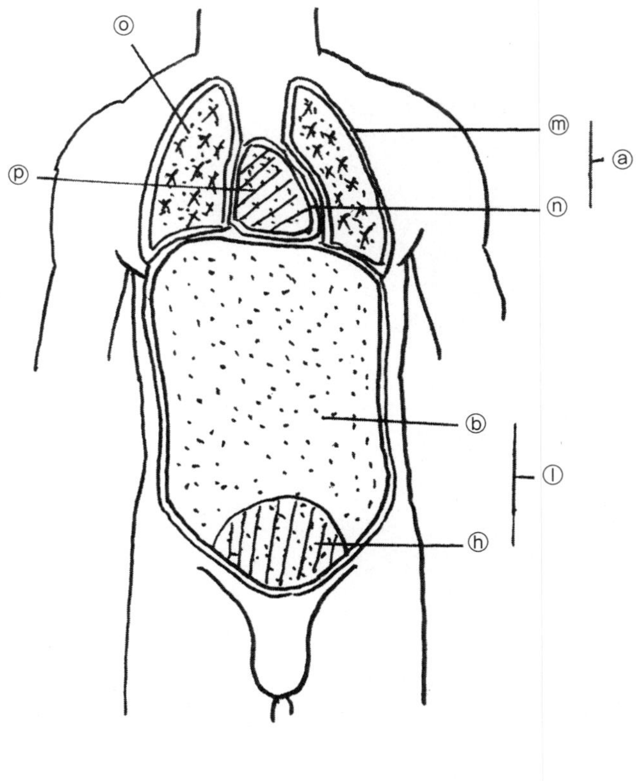

03 사람뼈대의 부위명(Region human body)

___ 1. Scapula(견갑골 → 어깨뼈)
___ 2. Tibia(경골 → 정강뼈)
___ 3. Hip bone(관골 → 볼기뼈)
___ 4. Femur(대퇴골 → 넙다리뼈)
___ 5. Humerus(상완골 → 위팔뼈)
___ 6. Fibula(비골 → 종아리뼈)
___ 7. Clavicle(쇄골 → 빗장뼈)
___ 8. Patella(슬개골 → 무릎뼈)
___ 9. Carpal bone(수근골 → 손목뼈)
___ 10. Phalanges of hand(수지골 → 손가락뼈)
___ 11. Radius(요골 → 노뼈)
___ 12. Tarsal bone(족근골 → 발목뼈)
___ 13. Phalanges of foot(족지골 → 발가락뼈)
___ 14. Metacarpal bones(중수골 → 손허리뼈)
___ 15. Metatarsal bones(중족골 → 발허리뼈)
___ 16. Ulna(척골 → 자뼈)
___ 17. Sacrum(천골 → 엉치뼈)
___ 18. Sternum(흉골 → 복장뼈)
___ 19. Rib(늑골 → 갈비뼈)
___ 20. Cervical vertebrae(경추 → 목뼈)
___ 21. Cranial bones(뇌두개 → 뇌머리뼈)
___ 22. Facial bones(안면골 → 얼굴뼈)
___ 23. Thorax(흉곽 → 가슴우리)
___ 24. Vertebral column(척주)

Skeletal system(골격계 → 뼈대계통)

Axial skeleton(체간골격 → 몸통뼈대)	80개
1) Skull(두개골 → 머리뼈)	**29개**
Cranial bones	6종 8개
Facial bones	8종 14개
Hyoid bone	1종 1개
Auditoryossicle	3종 6개
2) Vertebral column(척주)	**26개**(32~35개)
Cervical vertebrae	7개
Thoracic vertebrae	12개
Lumbar vertebrae	5개
Sacrum	1개(5개)
Coccyx	1개(3~6개)
3) Sternum( )	**1개**
4) Ribs( )	**24개**

Appendicular skeleton(체지골격 → 팔다리뼈대)	126개
1) Bones of upper limbs(상지골 → 팔뼈) 64개	
Clavicle	2개
Scapula	2개
Humerus	2개
Radius	2개
Ulna	2개
Carpal bones	16개
Metacarpal bones	10개
Digital phalanges	28개
2) Bones of lower limbs(하지골 → 다리뼈)	**62개**
L, R hip bone	2개
Femur	2개
Patella	2개
Tibia	2개
Fibula	2개
Tarsal bones	14개
Metatarsal bones	10개
Phalanges of toe	28개

03

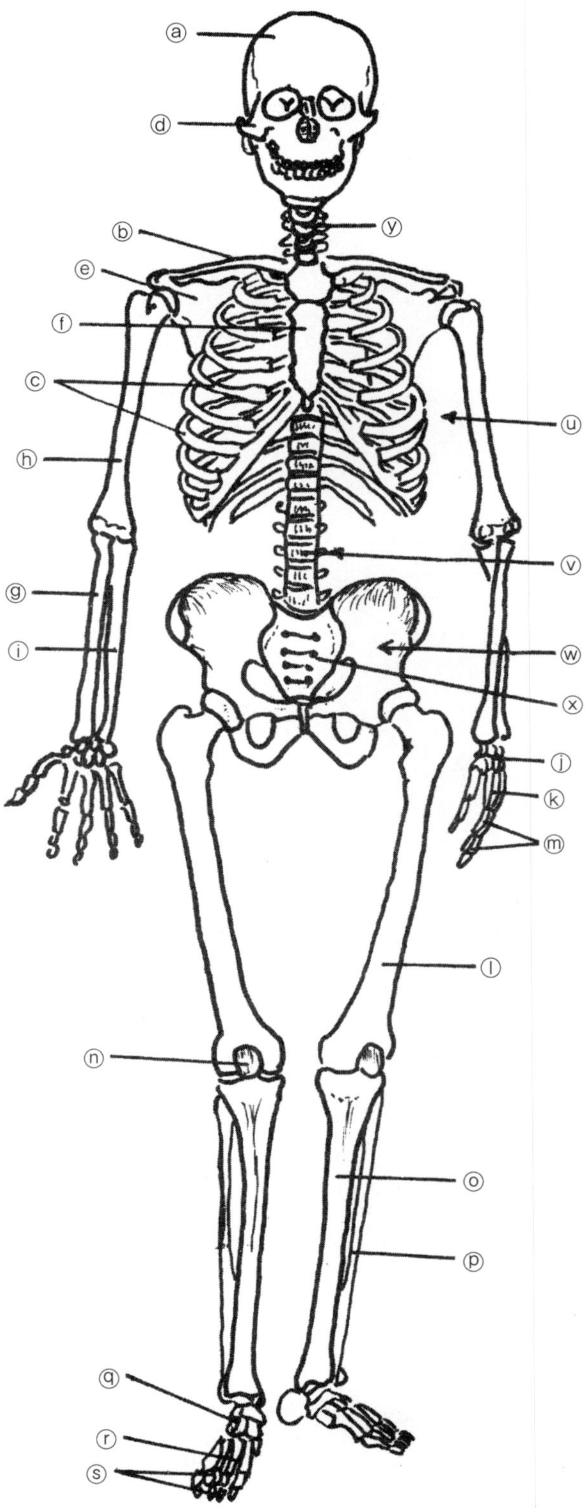

04 두개골(머리뼈 Skull)의 앞면(Anterior view)

___ 1. Zygomatic bone(관골→광대뼈)
___ 2. Frontal bone(전두골→이마뼈)
___ 3. Temporal fossa(측두와→관자오목)
___ 4. Nasal cavity(비강→코안)
___ 5. Mental foramen(이공→턱끝구멍)
___ 6. Nasal bone(비골→코뼈)
___ 7. Infraorbital foramen(안와하공→눈확아래구멍)
___ 8. Orbit(안와→눈확)
___ 9. Maxilla(상악골→위턱뼈)
___ 10. Glabella(미간→눈썹활사이)
___ 11. Body of mandible(하악체→턱뼈몸통)
___ 12. Supraorbital foramen(안와상공→눈확위구멍)

Skull(두개골→머리뼈)

머리뼈는 척추의 위쪽 끝에 있어 머리의 운동과 뇌를 보호하고 눈, 귀, 코 등의 특수감각기관이 자극에 쉽게 반응토록 한다.

1) **Cranial bones**(뇌두개골→뇌머리뼈)
   하나로 된 뼈 : Occipital bone, frontal bone, sphenoid bone, ethmoid bone
   두개로 된 뼈 : Parietal bone, temporal bone

2) **Facial bones**(안면골→얼굴뼈)
   하나로 된 뼈 : Mandible, vomer
   두개로 된 뼈 : Maxilla, zygomatic bones, lacrimal bones, nasal bones, palatine bone, inferior nasal conchae

Anterior view(aspect)

1) 위로 frontal bone, 아래로 mandible의 body, 옆으로 zygomatic bones으로 이루어진다.
2) Glabella(미간) : 미궁(눈썹활)사이, 내부에 전두동(이마굴), 비강(코안)과 교통
3) Mastoid process(유양돌기→꼭지돌기) : 바깥귀구멍(외이공) 뒤쪽돌출부. 속은 벌집모양의 함기강인 유돌봉소(꼭지벌집). 고실강과 교통(염증시 염증파급로)
4) Pterygoid process(익상돌기→날개돌기) : 접형골체(나비뼈몸통) 아래, 상악골(위턱뼈)과 구개골(입천장뼈)이 접하며 코안과 입안 깊은 곳에 있다. 기시부에 날개관이 있어 신경과 혈관통과
5) Ext. occipital protuberance(외후두융기→바깥뒤통수융기) : 뒤통수뼈 바깥면 중앙부. 두피를 통해 촉지가능한 뼈융기. 바깥뒤통수능선이 있으며 항인대(목덜미인대) 부착. 융기가쪽에 융기선 3개(맨위목덜미선, 위목덜미선, 아래목덜미선)
6) Nasal bone(비골→코뼈) : 전두골(이마뼈) 아래쪽에 있는 한 쌍의 작은 뼈
7) **안면에 3쌍의 구멍**
   (1) 안와상공(눈확위구멍) : 눈확위동맥 및 눈확위신경의 가쪽가지 출구. 삼차신경지의 제1지의 압통점.
   (2) 안와하공(눈확아래구멍) : 눈확아래동맥 및 눈확아래신경의 출구. 삼차신경지의 제2지의 압통점.
   (3) 이공(턱끝구멍) : 제2소구치(작은어금니)의 아래쪽. 하치조신경(아래이틀신경) 및 혈관 통과. 삼차신경 제3지의 압통점.

04

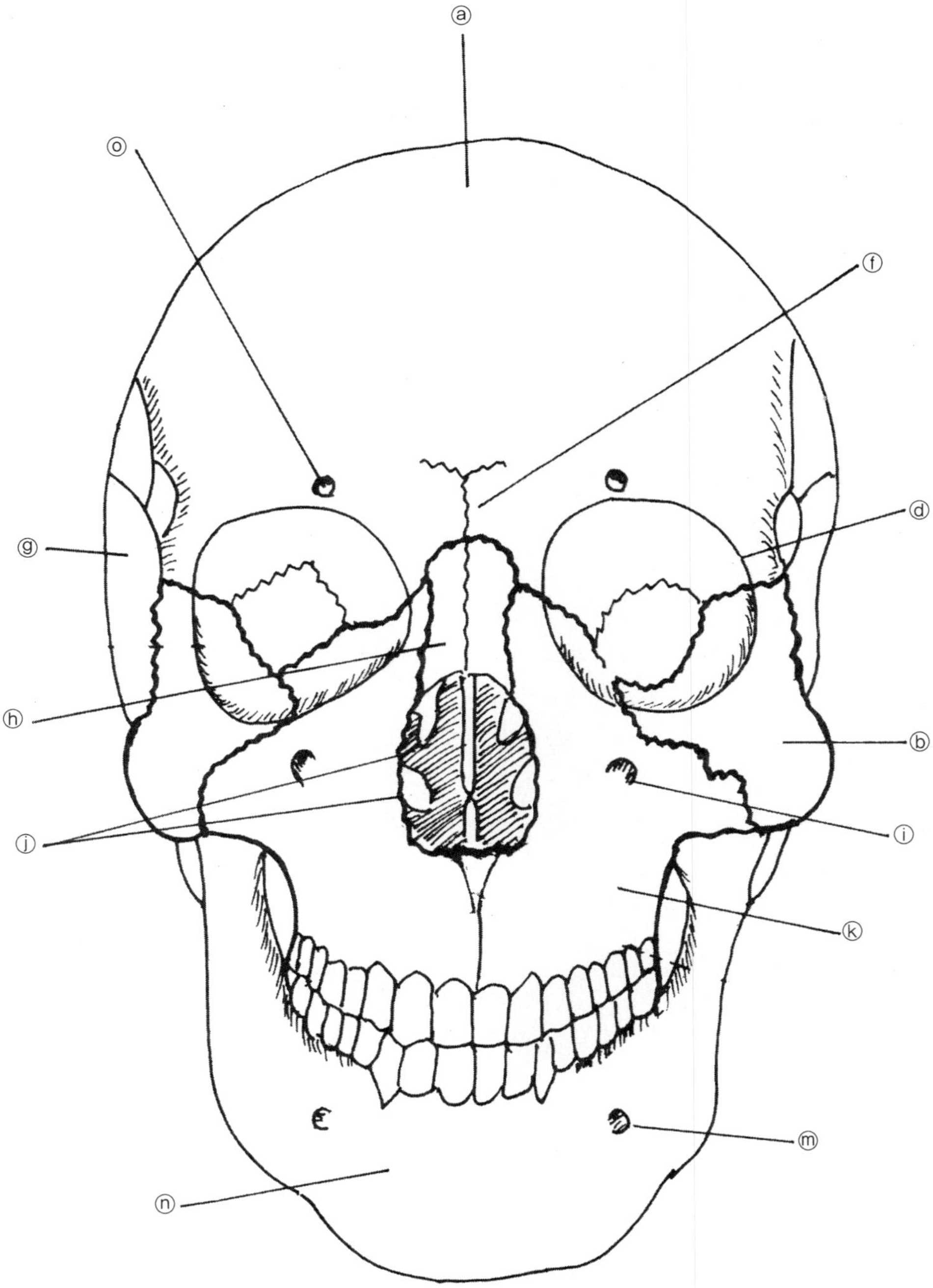

05 두개골(머리뼈 Skull)의 바깥면(Lateral view)

___ 1. Frontal bone(전두골→이마뼈)
___ 2. Occiptial bone(후두골→뒤통수뼈)
___ 3. Sphenoid bone(접형골→나비뼈)
___ 4. Mental foramen(이공→턱끝구멍)
___ 5. Coronary suture(관상봉합)
___ 6. Lambdoid suture(인자봉합→시옷자봉합)
___ 7. Zygomatic bone(관골→광대뼈)
___ 8. Maxilla(상악골→위턱뼈)
___ 9. Mandible(하악골→아래턱뼈)
___ 10. Nasal bone(비골→코뼈)
___ 11. Orbit(안와→눈확)
___ 12. Styloid process(경상돌기→붓돌기)
___ 13. External auditory meatus(외이도→바깥귀길)
___ 14. Temporal bone(측두골→관자뼈)
___ 15. Parietal bone(두정골→마루뼈)
___ 16. Zygomatic arch(관골궁→광대활)

Lateral view(aspect)

1) 머리가쪽면은 코뼈위끝과 관자뼈의 유양돌기(꼭지돌기, mastoid process)를 연결하여 뇌두개골(뇌머리뼈, cranial bones)로 나누어진다.
2) 뇌머리부위 : Temporal fossa, external auditory meatus, mastoid process
3) 얼굴머리부위 : Zygomatic arch, infratemporal fossa 및 상·하악골(위·아래턱뼈)의 가쪽면이 있다.
4) Zygomatic arch(관골궁→광대활) : 광대뼈와 관자뼈의 관절돌기와 광대뼈의 측두돌기(관자돌기) 사이에 형성. 생체에서도 만져진다.
5) Temporomandibular joint(악관절→턱관절) : 턱뼈의 관절돌기와 관자뼈의 하악와(턱관절오목) 사이에 이루는 과상관절(융기관절, condyloid joint).
6) Temporal bone(측두골→관자뼈) : 불규칙한 1쌍의 뼈. 3part로 나눔
   (1) 인부(squamous→비늘부위) : 위쪽 편편한 부위. 마루뼈와 관절.
   (2) 추부(petrous→바위부위) : 비늘부위 아래쪽
   (3) 고실부(tympanic) : 바깥귀길 밑을 둘러싼 가락지 모양
7) Squamous suture(인상봉합→비늘봉합) : 관자뼈와 마루뼈 사이 좌우 2개

05

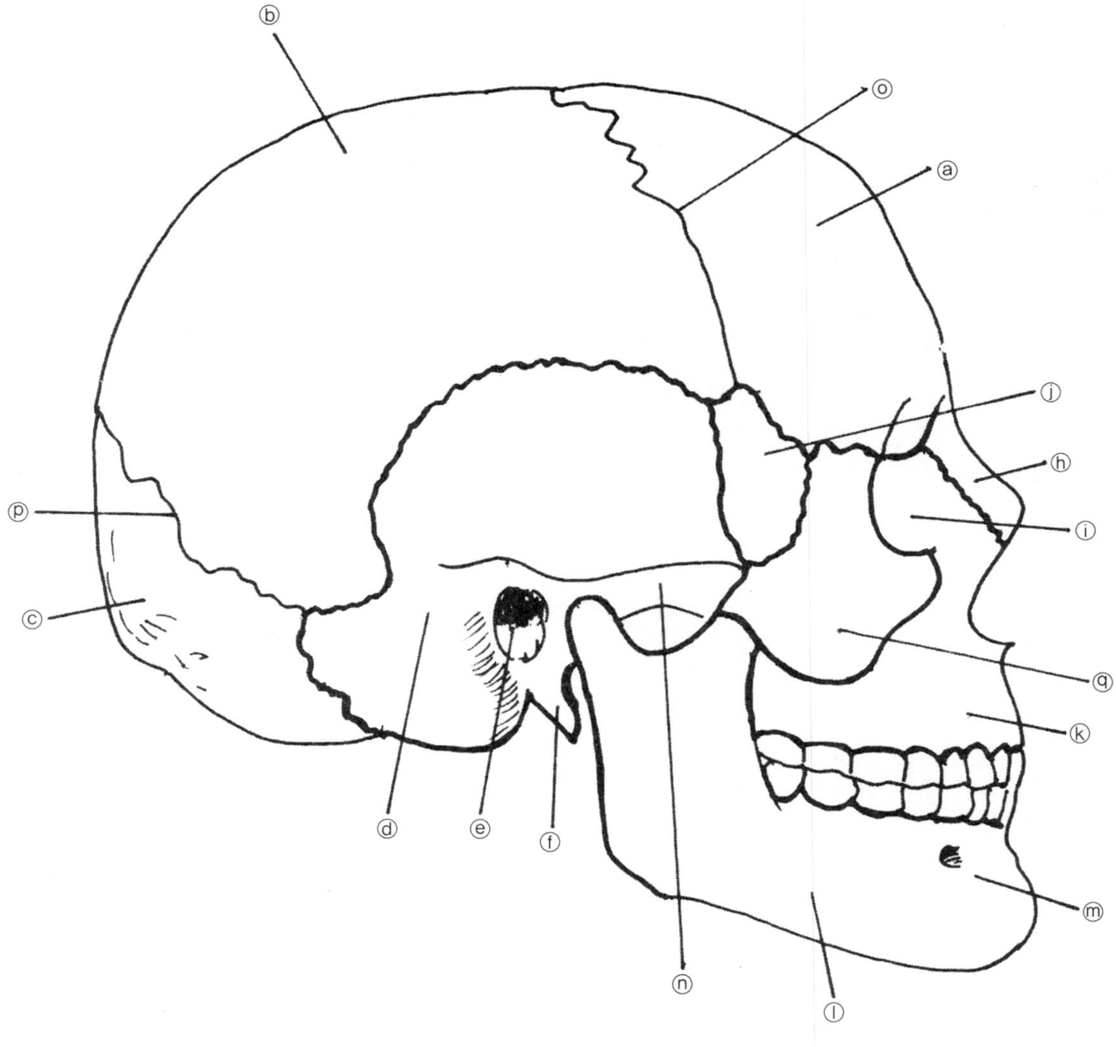

06 두개골(머리뼈 Skull)의 윗면(Superior view)

___ 1. Frontal bone(전두골 → 이마뼈)
___ 2. Coronal suture(관상봉합)
___ 3. Sagittal suture(시상봉합)
___ 4. Lambdoidal suture(인자봉합 → 시옷자봉합)
___ 5. Parietal foramen(두정공 → 마루뼈구멍)
___ 6. Zygomatic arch(관골궁 → 광대활)
___ 7. Bregma(정수리)
___ 8. Lambda(시옷점)
___ 9. Zygomatic process(관골돌기 → 광대돌기)
___ 10. Temporal process(측두돌기 → 관자돌기)
___ 11. Occipital bone(후두골 → 뒤통수뼈)
___ 12. Parietal bone(두정골 → 마루뼈)

1) 머리뼈의 윗면은 바가지 모양의 머리덮개뼈(skull cap)으로 3종의 봉합선
 (1) 관상봉합(coronal suture) : 이마뼈와 좌우 마루뼈 사이
 (2) 시상봉합(sagittal suture) : 좌우 마루뼈 사이
 (3) 람다봉합(lambdoidal suture → 시옷자봉합) : 좌우 마루뼈와 뒤통수뼈 사이
2) 두정공(parietal → 마루뼈구멍) : 한 쌍이며 머리뼈안 내·외의 정맥의 통로. 시상봉합의 후방 1/3 부위
3) 관골궁(zygomatic arch → 광대활) : 관자뼈의 광대돌기와 관골의 관자돌기가 궁 형성
4) 정수리(bregma) : 관상봉합과 시상봉합의 교차점으로 대천문(앞숫구멍)의 골화된 후 명칭
5) Lambda : 시상봉합과 시옷자봉합의 교차점으로 소천문(뒤숫구멍)이 골화된 후 명칭

06

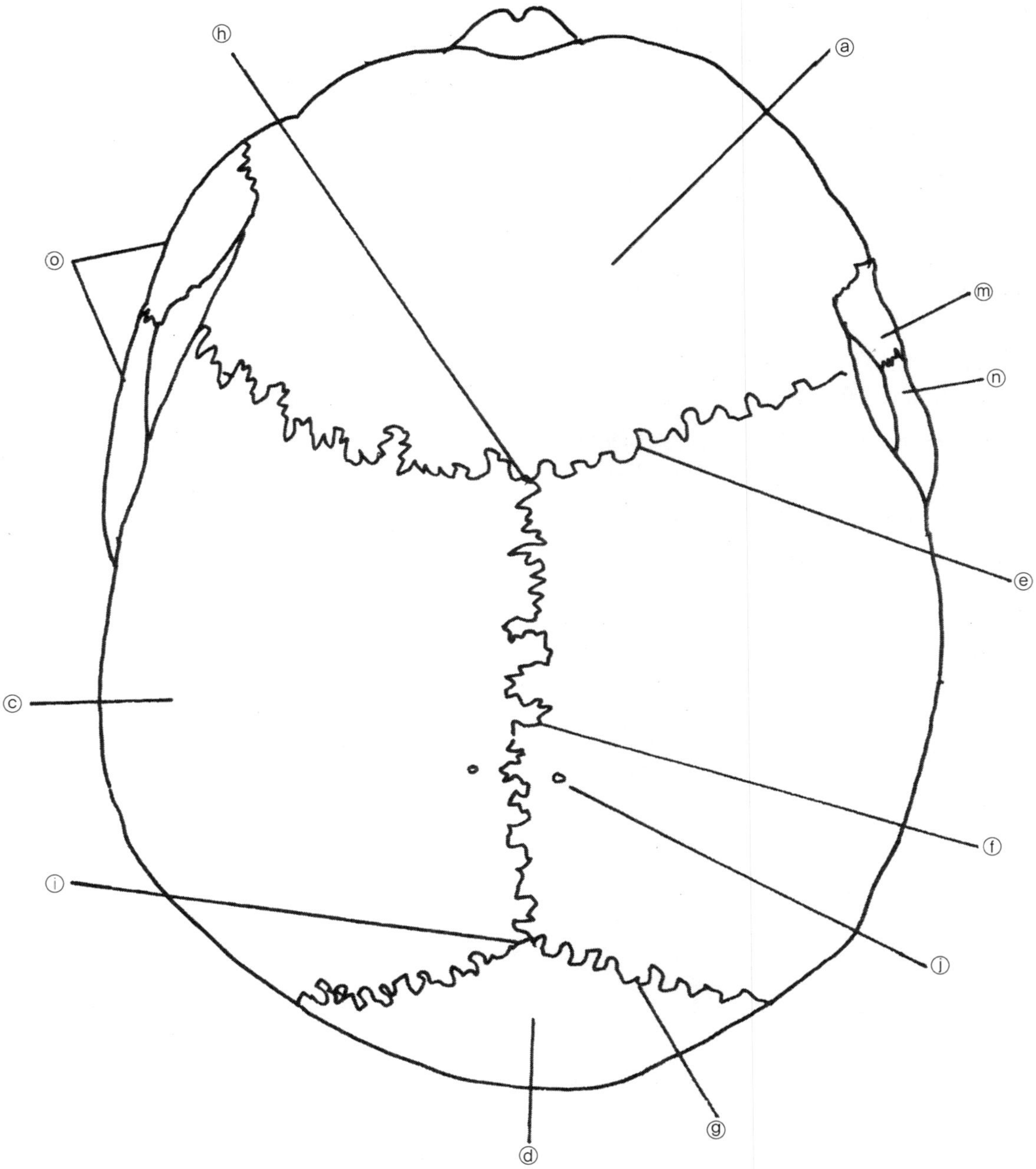

07 두개골(머리뼈 Skull)의 뒷면(Posterior view)

___ 1. Sagittal suture(시상봉합)
___ 2. Lambdoidal suture(시옷자봉합)
___ 3. Parietal foramen(두정공→마루뼈구멍)
___ 4. Ext. occipital protuberance(외후두융기→바깥뒤통수뼈융기)
___ 5. Inf. nuchal line(하항선→아래목덜미선)
___ 6. Sup. nuchal line(상항선→위목덜미선)
___ 7. Parietal bone(두정골→마루뼈)
___ 8. Mastoid process(유양돌기→꼭지돌기)
___ 9. Occipital plane (후두골평면→뒤통수뼈널판)
___ 10. Nuchal plane(항평면→목덜미널판)
___ 11. Supreme nuchal line(최상항선→맨위목덜미선)

1) External occipital protuberance(외후두융기→바깥뒤통수뼈융기) : 뒤통수에서 목덜미를 거쳐 두개저(머리뼈 바닥)에 이르는 뼈이며 뒤통수뼈의 바깥 중앙부에서 피부를 통하여 만져지는 골성의 돌출부
2) Parietal foramen(두정공→마루뼈구멍) : 시상봉합의 후방 1/3지점. 머리뼈안 내외 정맥통로
3) Interparietal bone(두정간골→마루사이뼈) : 후두린(뒤통수뼈비늘)의 거의 상반부가 봉합에 의해 분리된 것.
4) Mastoid foramen(유돌공→꼭지구멍) : 꼭지돌기 뒤 에 있는 구멍. 머리뼈안의 도출정맥의 유출구
5) Sup. nuchal line(상항선→위목덜미선) : 바깥뒤통수뼈융기의 높이에 있는 가로로 이어지는 융기선
6) Inf. nuchal line(하항선→아래목덜미선) : 상항선(위목덜미선)과 대후두공(큰구멍) 사이를 가로로 달리는 융기선
7) Supreme nuchal line(최상항선→맨위목덜미선) : 바깥뒤통수뼈융기의 위모서리에서 시작되는 승모근(등세모근)의 부착부
8) Occipital plane(후두골평면→뒤통수뼈널판) : 위목덜미선을 경계로 위쪽평면
9) Nuchal plane(항평면→목덜미널판) : 위목덜미선을 경계로 아래쪽평면

07

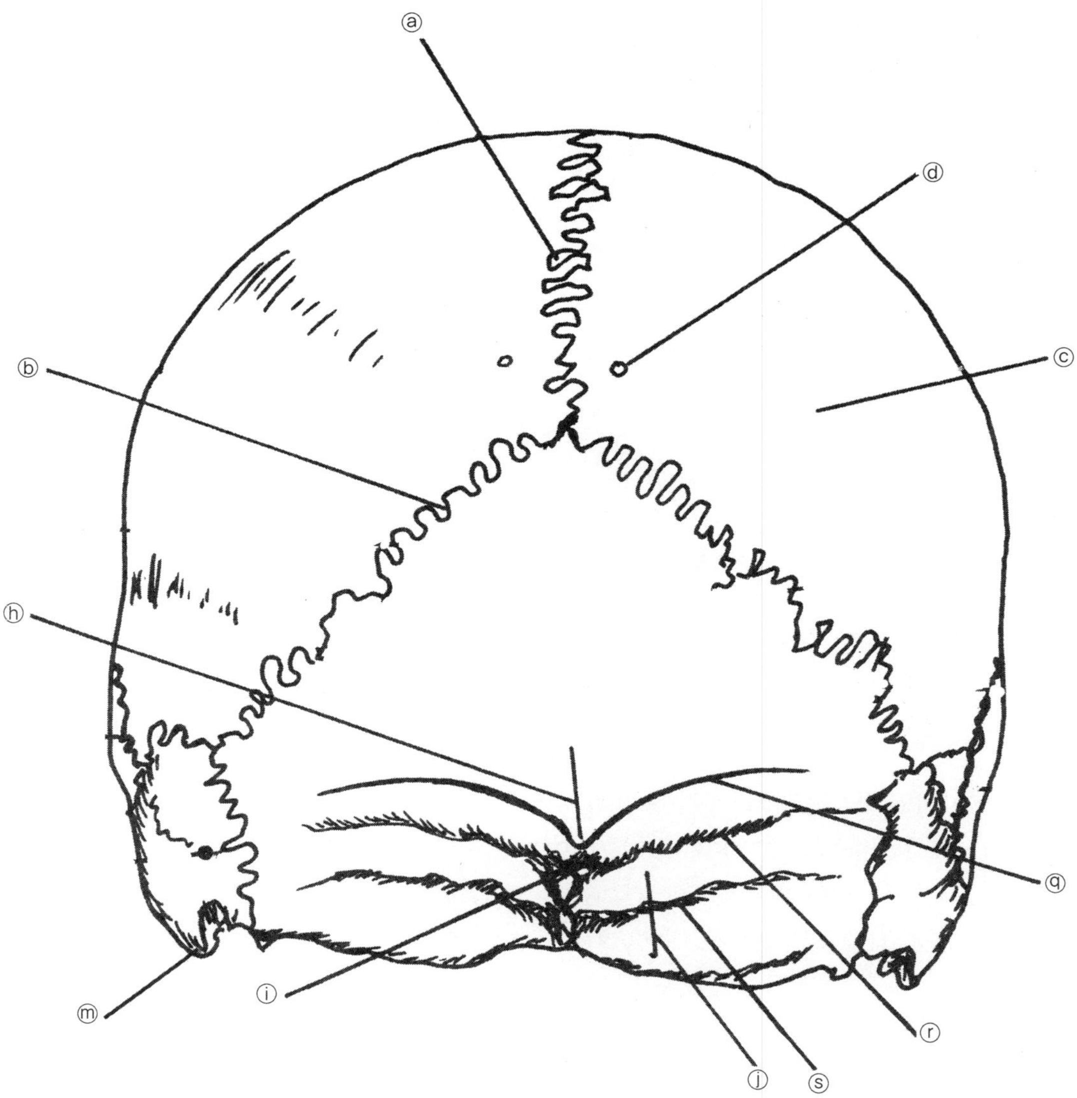

08 두개(머리뼈)바닥(Base of skull)의 속면(Interior view)

___ 1. Cribriform plate(사판 → 벌집체판)
___ 2. Oval foramen(난원공 → 타원구멍)
___ 3. Lesser wing(소익 → 작은날개)
___ 4. Greater wing(대익 → 큰날개)
___ 5. Crista galli(계관 → 볏돌기)
___ 6. Foramen spinosum(극공 → 뇌막동맥구멍)
___ 7. Foramen magnum(대후두공 → 큰구멍)
___ 8. Hypophysial fossa(하수체와 → 뇌하수체오목)
___ 9. Posterior cranial fossa(후두개와 → 뒷머리뼈우묵)
___ 10. Middle cranial fossa(중개두와 → 중간머리뼈우묵)
___ 11. Anterior cranial fossa(전두개와 → 앞머리뼈우묵)
___ 12. Optic canal(시신경관 → 시각신경관)
___ 13. Sup. orbital fissure(상안와열 → 위눈확틈새)
___ 14. Foramen rotundum(정원공 → 원형구멍)
___ 15. Int. acoustic meatus(내이도 → 속귀길)
___ 16. Foramen jugular(경정맥공 → 목정맥구멍)
___ 17. Foramen lacerum(파열공 → 파열구멍)
___ 18. Internal occipital protuberance(내후두융기 → 속뒤통수뼈융기)
___ 19. Dorsum sellae(안배 → 안장등)

두개와(머리뼈우묵)	구멍 / 통로	위 치	통과구조물
1) 전두개와 (ant. fossa, 앞머리뼈우묵)	벌집체판(Cribriform plate, 후각신경구멍) 시각신경관(Optic canal, 시각신경구멍) 상안와열(sup. orbital fissue, 위눈확틈새)	사골(벌집뼈)의 사판(벌집체판) 소익(작은날개) 소익과 대익(큰날개 사이)	Ⅰ Ⅱ Ⅲ, 안신경(눈신경), Ⅵ
2) 중두개와 (mid. fossa, 중간머리뼈 우묵)	정원공(foramen rotundum, 원형구멍) 난원공(foramen ovale, 타원구멍) 극공(foramen spinosum, 뇌막동맥구멍)	대익(큰날개) 대익(큰날개) 대익(큰날개)	상악신경(위턱신경) 하악신경(턱뼈신경) 중뇌막동맥
3) 후두개와 (post. fossa, 뒤머리뼈 우묵)	내이도(internal auditory meatus, 속귀길) 경정맥공(jugular foramen, 목정맥구멍) 대후두공(foramen magnum, 큰구멍) 설하신경관(hypoglossal canal, 혀밑신경관)	대익, 암양부(바위꼭지부분) 측두골(관자뼈)과 후두골(뒤통수뼈)사이 후두골(뒤통수뼈)	Ⅶ, Ⅷ Ⅸ, Ⅹ, ⅩⅠ 속목정맥 척수, ⅩⅠ, ⅩⅠⅠ

08

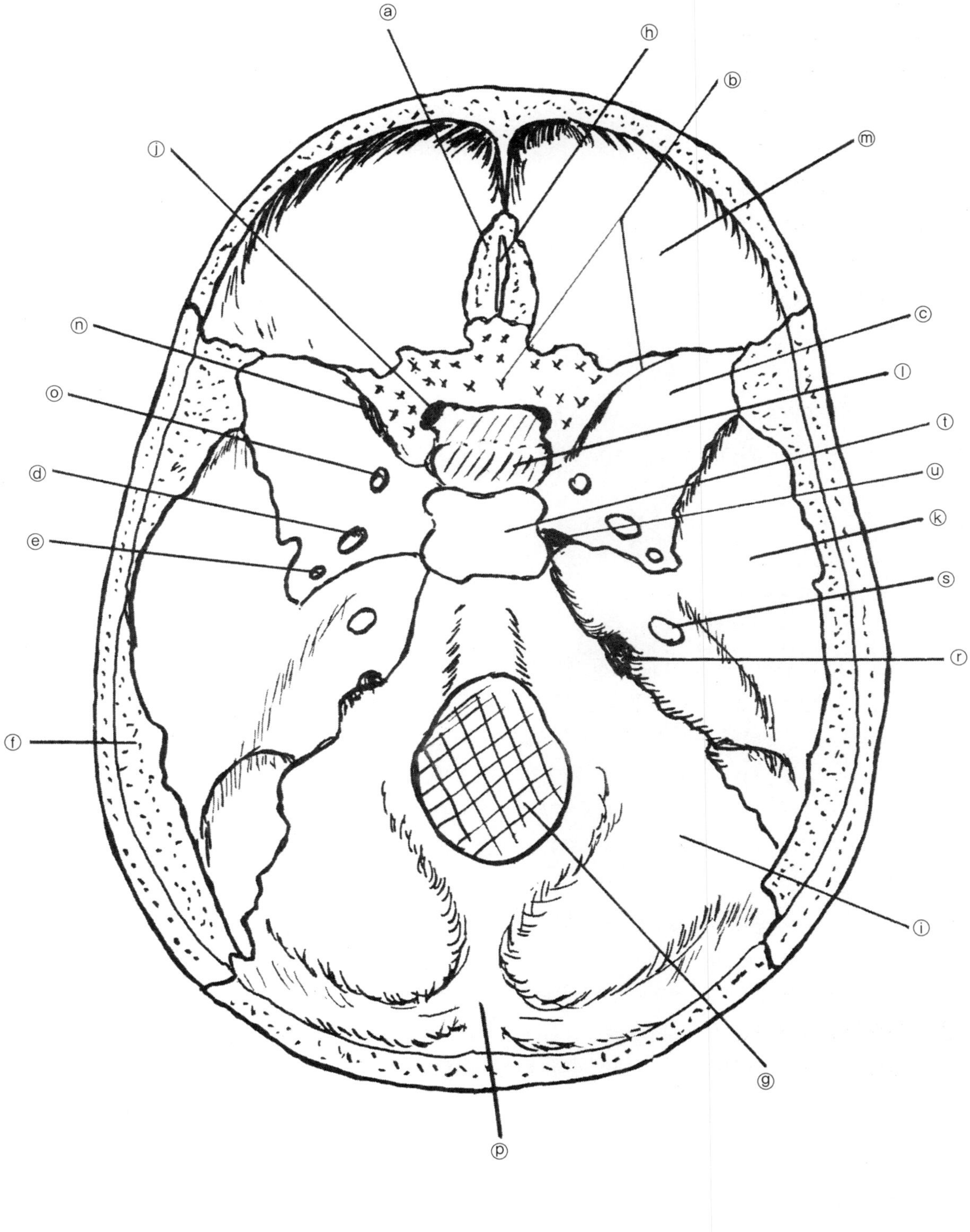

09 두개골(머리뼈 Skull)의 아랫면(Inferior view)

___ 1. Zygomatic bone(관골→광대뼈)
___ 2. Occipital bone(후두골→뒤통수뼈)
___ 3. Sphenoidal bone(접형골→나비뼈)
___ 4. Temporal bone(측두골→관자뼈)
___ 5. Parietal bone(두정골→마루뼈)
___ 6. Foramen magnum(대후두공→큰구멍)
___ 7. External occipital protuberance (외후두융기→바깥뒤통수뼈융기)
___ 8. Occipital condyle(후두과→뒤통수뼈관절융기)
___ 9. Vomer(서골→보습뼈)
___ 10. Incisive fossa(절치와→앞니오목)
___ 11. Palatine process(구개돌기→입천장돌기)
___ 12. Median palatine suture(정중구개봉합→정중입천장봉합)
___ 13. Palatine bone(구개골→입천장뼈)
___ 14. Choana(후비공→뒤콧구멍)
___ 15. Jugular foramen(경정맥공→목정맥구멍)
___ 16. Carotid canal(경동맥관→목동맥관)

Inferior view(aspect)

1) 머리뼈 아랫면은 상악골(위턱뼈), 구개골(입천장뼈), 서골(보습뼈), 접형골(나비뼈), 관자뼈(측두골), 후두골(뒤통수뼈)로 이루어진다.
2) Palatine bone(구개골→입천장뼈) : L자 모양 한 쌍의 작은뼈로 수직판과 수평판으로 구성
3) Choana(후비공→뒤콧구멍) : 비강의 뒤구역인 1쌍의 큰 구멍으로, 비강와 비인두강 사이에 있는 좌우의 개구부
4) Foramen magnum(대후두공→큰구멍) : 머리뼈 아랫면 중앙에 3㎝ 정도의 큰 구멍으로 머리뼈안과 척주관을 연결하며 척수, 더부신경, 척추동정맥, 뒤척수동맥, 뇌척수막 통과
5) Occipital condyle(후두과→뒤통수뼈관절융기) : 대후두공(큰구멍)의 양쪽 가쪽에는 제1목뼈와 관절한다.
6) Styloid process(경상돌기→붓돌기) : 뒤통수관절융기 가쪽의 가늘고 긴 뼈로 근육과 인대의 부착 부위가 된다.
7) Foramen ovale(난원공→타원구멍) : 하악신경(아래턱신경) 통과
8) Foramen spinosum(극공→뇌막동맥구멍) : 중간뇌막동, 정맥 통과
9) Incisive fossa(절치와→앞니오목) : 앞니관의 개구인 앞니구멍이 개구
10) Palatine process(구개돌기→입천장돌기) : 위턱 좌우로부터 중앙을 향해 편평한 울타리모양의 경구개(단단입천장)의 배부분
11) Median palatine suture(정중구개봉합→정중입천장봉합) : 구강(입안)에서 보이는 양쪽 구개골(입천장뼈) 반쪽 사이의 봉합
12) Jugular foramen(경정맥공→목정맥구멍) : 뒤통수뼈와 바위(petrous) 사이에 있는 큰 구멍
내경정맥(속목동맥) 및 제 Ⅸ, Ⅹ, ⅩⅠ 뇌신경이 통과한다.
13) Carotid canal(경동맥관→목동맥관) : 내경동맥(속목동맥)의 통로

09

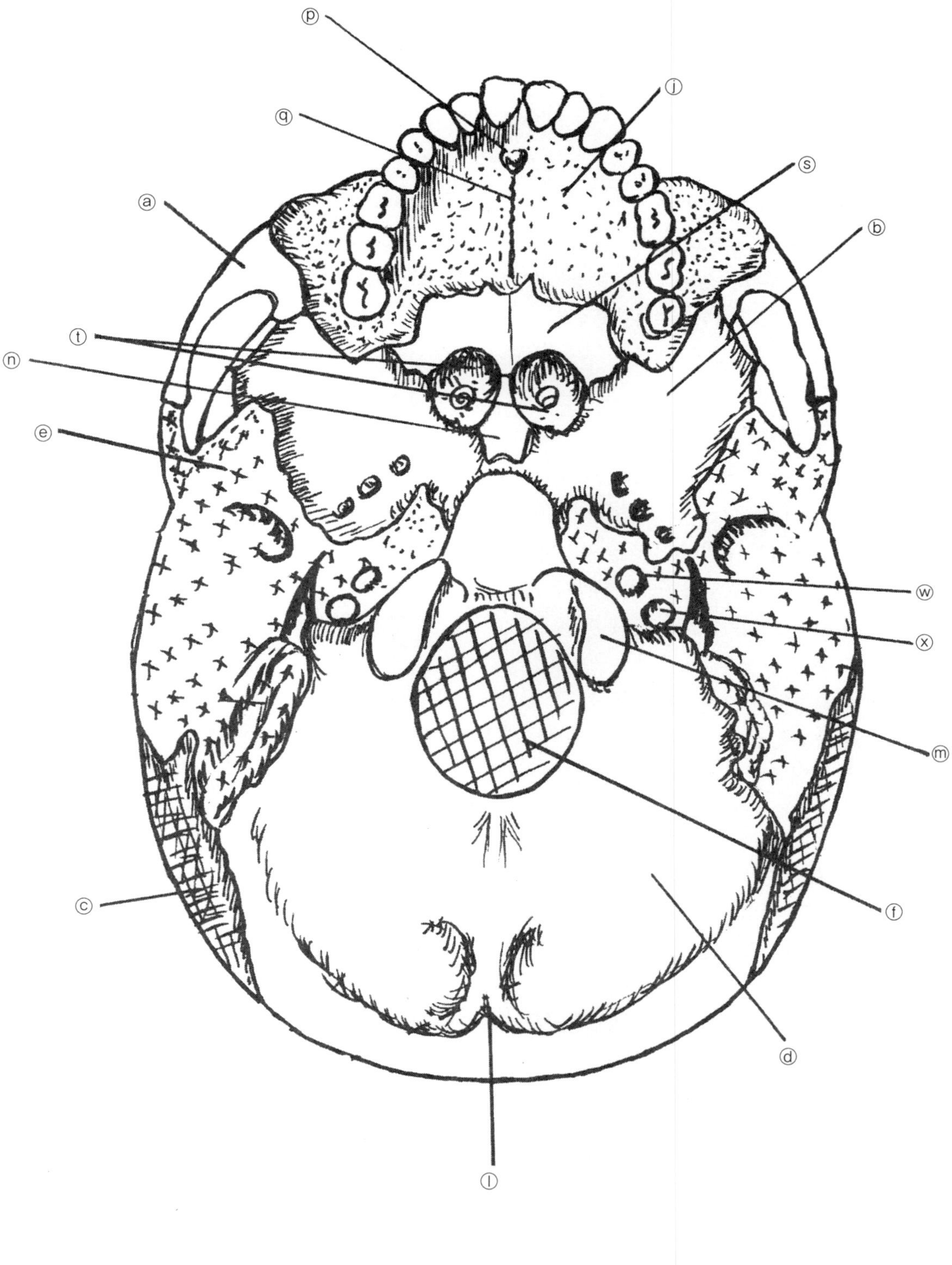

10 전두골(이마뼈)의 바깥면(External view)과 후두골(뒤통수뼈)의 속면(Int. view)

___ 1. Frontal eminence(전두결절→이마뼈융기)
___ 2. Frontal squama(전두린→이마뼈비늘)
___ 3. Supercilliary arch(미궁→눈썹활)
___ 4. Frontal notch(전두절흔→이마뼈패임)
___ 5. Supraorbital foramen(안와상공→눈확위구멍)
___ 6. Glabella(미간→눈썹사이)
___ 7. Temporal surface(측두면→관자면)
___ 8. Supraorbital margin(안와상연→눈확위모서리)
___ 9. Nasal part(비강부분→코부분)
___ 10. Orbital plate(안와면→눈확면)
___ 11. Sulcus of superior sagittal sinus (상시상동구→위시상정맥동굴고랑)
___ 12. Sulcus of transverse sinus(횡동구→가로정맥굴고랑)
___ 13. Cruciate eminence(십자융기)
___ 14. Internal occipital crest(내후두능→속뒤통수뼈융기)
___ 15. Condylar canal(과관→관절융기관)
___ 16. Occipital condyle(후두과→뒤통수뼈관절융기)

Frontal bone

1) 전두골(이마뼈)은 (1) 인부(비늘부위), (2) 눈확부위, (3) 코부위.
2) Supraorbital foramen(안와상공→눈확위구멍) : 눈확의 윗모서리에 있으며 눈확위신경과 눈확위동맥혈관이 통과
※ 안면골과 이마뼈에는 3개의 구멍에 세로로 일직선상에 있는데,
(1) Supraorbital foramen(안와상공→눈확위구멍)
(2) Infraorbital foramen(안와하공→눈확아래구멍)
(3) Mental foramen(이공→턱끝구멍)
3) Frontal eminence(전두결절→이마뼈융기) : 양쪽 이마뼈의 골화점으로 돌출되어 있다.
4) Frontal notch(전두절흔→이마뼈패임) : 눈확위구멍의 안쪽에 있는 패임(또는 구멍)이며 활차상동맥(도르래위동맥) 및 눈확위신경의 안쪽가지의 출구
5) Supraorbital margin(안와상연→눈확위모서리) : 눈확의 위모서리

Occipital bone

1) 머리뼈의 뒷면과 아랫부분에 위치하며 마름모꼴의 뼈
2) Cruciate eminence(십자융기) : 십자형의 언덕진 곳
3) Sulcus of transverse sinus(횡동구→가로정맥굴고랑) : 가로정맥굴을 수용하며, 가로정맥굴고랑을 중심으로 윗부분에 대뇌의 후두엽(뒤통수엽)이 있고 아래부분에 소뇌가 위치한다.
4) Sulcus of superior sagittal sinus(상시상정맥동구→위시상정맥굴고랑) : 상시상정맥동(위시상정맥굴) 수용
5) Condylar canal(과관→관절융기관) : 후두과(뒤통수뼈관절융기)의 뒤쪽에 있는 관. 도출정맥 통과
6) Occipital Condyle(후두과→뒤통수뼈관절융기) : 환추(고리뼈)와 관절을 이룬다.

10

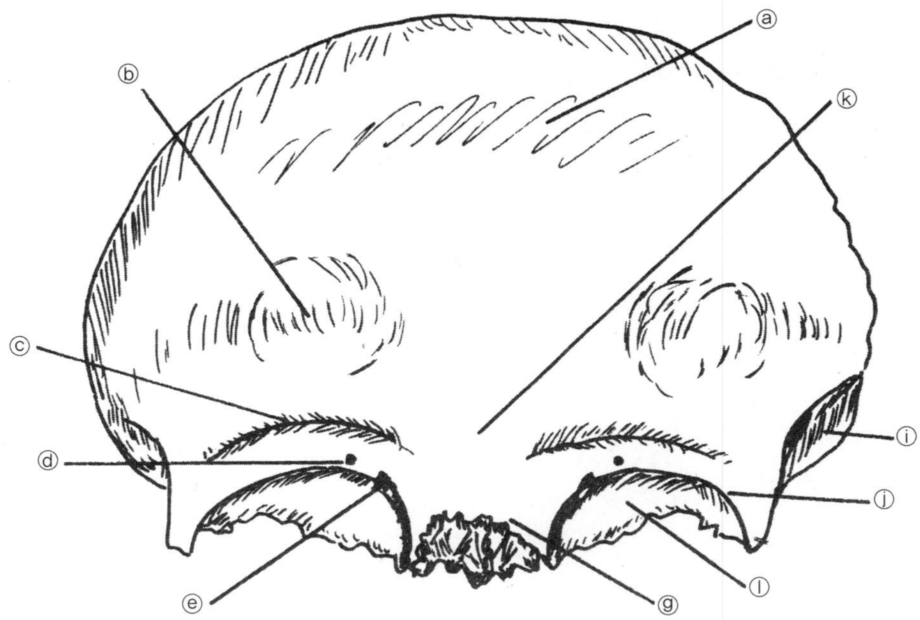

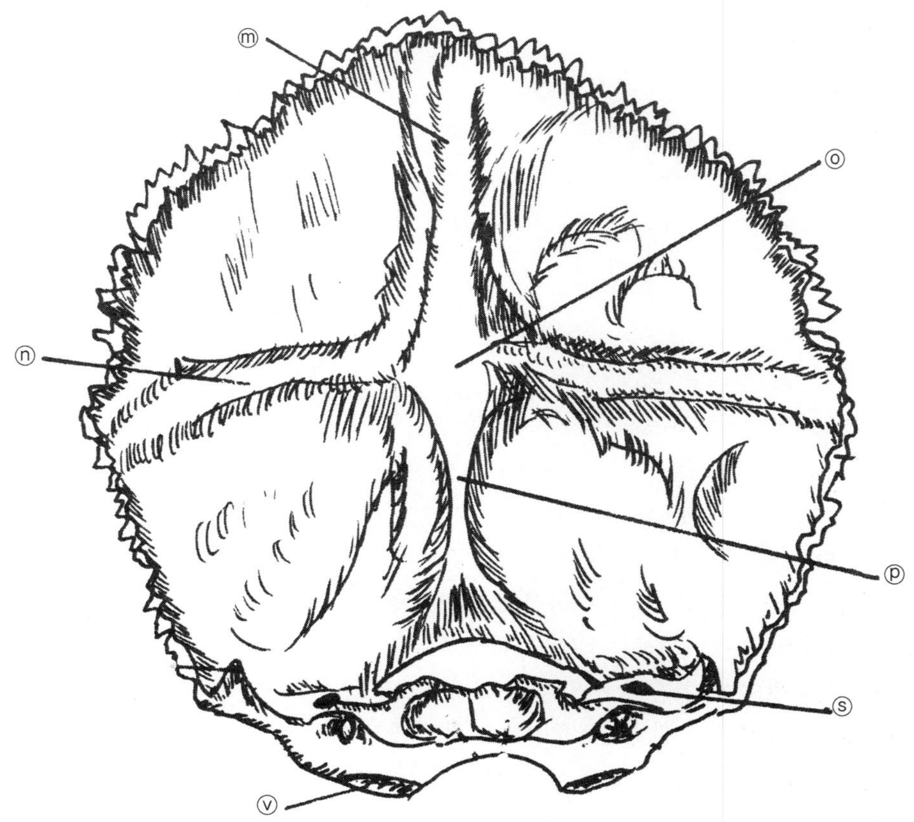

11 측두골(관자뼈 Temporal bone)과 접형골(나비뼈 Sphenoide bone)

1) Temporal lateral view(측두골외측면→관자뼈가쪽면)
2) Sphenoid superior view(접형골상면→나비뼈윗면)
3) Sphenoid anterior view(접형골전면→나비뼈앞면)
4) Tympanic portion(고실부→고실부분)
5) Zygomatic process(관골돌기→광대돌기)
6) Mastoid portion(유돌부→꼭지부분)
7) Mandibular fossa(하악와→턱관절오목)
8) foramen ovale(난원공→타원구멍)
9) Optic foramen(시신경공→시신경구멍)
10) Greater wing(대익→큰날개)
11) Lesser wing(소익→작은날개)
12) Foramen rotundum(정원공→원형구멍)
13) Hypophysis(하수체→뇌하수체)
14) Pterygoid process(익상돌기→날개돌기)
15) Dorsum sellae(안배→안장등)
16) Sphenoidal sinus(접형골동→나비굴)
17) Lateral plate(외측판→가쪽판)
18) Sup. orbital fissure(상안와열→위눈확틈새)
19) Pterygoid canal(익돌관→날개관)

Temporal bone

1) 머리뼈안의 가쪽벽과 밑바닥을 이루는 뼈
2) 상단(위끝) : Parietal bone　　하단(아래끝) : Mandible bone
   전단(앞끝) : Zygomatic bone　　후단(뒤끝) : Occipital bone과 관절
3) 그 속에 평형, 청각기의 중요 부분 수용
4) 3부로 나뉘어 : 비늘부, 바위부, 고실부

※ 측두와(관자오목 Temporal fossa) : 관자선과 관골궁(광대활) 사이에 위치
   측두하와(관자아래오목 Infratemporal fossa) : 관자오목의 계속이며 아래쪽에 위치. 외면은 넓고 깊은 홈. 아래턱뼈의 관절돌기, 가쪽날개돌기, 관자근아래부위 수용
   익구개와(날개입천장오목 Pterygopalatine fossa) : 나비뼈날개돌기와 위턱뼈 사이의 틈새

Sphenoide bone

1) 두개 아래부위 중앙에 날개를 편 나비 모양의 뼈
2) 몸통, 작은날개, 큰날개, 날개돌기의 4부로 나뉘며
3) Body(몸통) : 등 모양의 터키안(sella turcia) "하수체와(hypophyseal fossa 뇌하수체오목)"
   정원공(Foramen rotundum 원형구멍) : 상악신경(위턱신경) 통과
   난원공(Foramen ovale 타원구멍) : 하악신경(아래턱신경) 통과
   극공(Foramen spinosum 뇌막동맥구멍) : 중경막동맥(중간뇌막동맥) 통과
4) Sphenoidal sinus(접형골동→나비굴) : 나비뼈몸통 안의 빈공간. 좌우 한쌍
5) Pterygoid process(익상돌기→날개돌기) : 나비뼈몸통으로부터 아래쪽에 한쌍
   날개돌기에는 안쪽판과 가쪽판이 있다. 안쪽판은 후비공(뒤콧구멍)의 가쪽벽을 구성
6) Superior orbital fissure(상안와열→위눈확틈새) : 나비뼈의 큰날개와 작은날개 사이의 틈새.
   머리뼈안을 눈확과 연락. 이곳을 눈신경, 눈돌림신경, 도르래신경, 갓돌림신경, 위눈정맥 통과

11

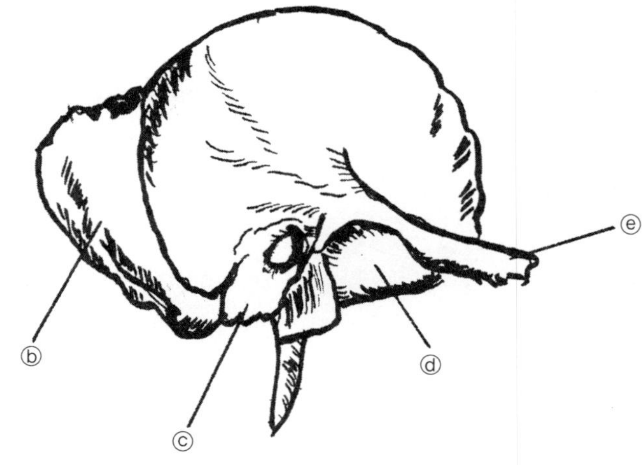

A

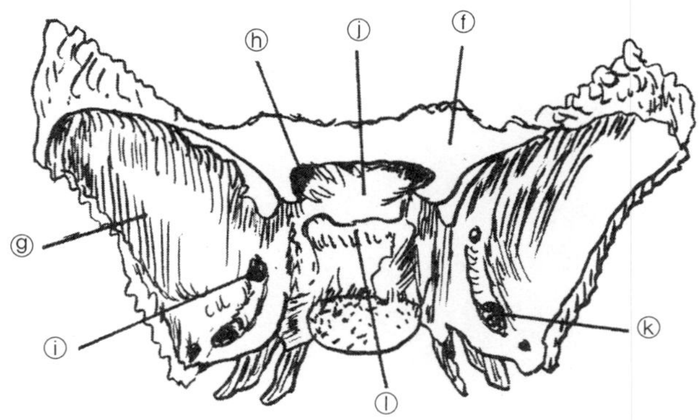

B

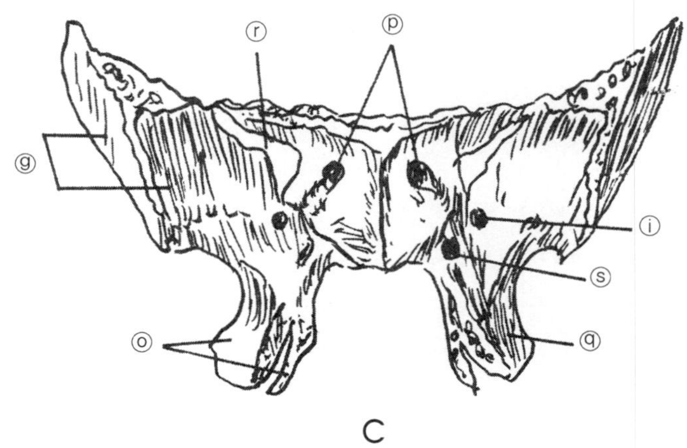

C

12 사골(벌집뼈), 관골(광대뼈), 구개골(입천장뼈), 서골(보습뼈)

___ 1. Ethmoid bone(사골→벌집뼈)
___ 2. Zygomatic bone lateral view(관골외측면→광대뼈가쪽면)
___ 3. Zygomatic bone medial view(관골내면→광대뼈속면)
___ 4. Palatine bone dorsal view(구개골배면→입천장뼈등면)
___ 5. Vomer lateral view(서골외측면→보습뼈바깥면)
___ 6. Perpendicular plate(수직판)
___ 7. Crista galli(계관→볏돌기)
___ 8. Cribriform plate(사판→벌집체판)
___ 9. Ethmoidal air cell(사골봉소→벌집뼈벌집)
___ 10. Superior concha(상비갑개→위코선반)
___ 11. Middler concha(중비갑개→중간코선반)
___ 12. Orbital surface(안와면→눈확면)
___ 13. Temporal surface(측두면→관자면)
___ 14. Frontal process(전두돌기→앞이마돌기)
___ 15. Temporal process(측두돌기→관자돌기)
___ 16. Zygomaticofacial foramen(관골안면공→광대얼굴구멍)
___ 17. Zygomaticoorbital foramen(관골안와공→광대눈확구멍)
___ 18. Zygomaticotemporal foramen(관골측두공→광대관자구멍)
___ 19. Horizontal plate(수평면)
___ 20. Perpendicular plate(수직판)
___ 21. Orbital process(안와돌기→눈확돌기)
___ 22. Wings of vomer(서골익→보습뼈날개)

Ethmoid bone

불규칙형태의 입방형 뼈, 코안 위쪽과 코중격 일부 구성. 사골봉소(벌집뼈벌집)이 있어 상비도(위콧길)와 중비도(중간콧길)에 개구하는 함기골. 내부가 sponge처럼 속이 비어있고 3부로 되어 있다.

(1) Cribriform plate(사판→벌집체판) : 후신경(후각신경) 통로
(2) Crista galli(계관→볏돌기) : 뇌경막(뇌경질막) 부착
(3) Perpendicular plate(수직판) : 비중격(코중격) 이룸

Zygomatic bone

뺨 위쪽 돌출부위, 일명 광대뼈, 불규칙 사각형
(1) 3개의 돌기 : Temporal process, frontal process, maxillaryl process
(2) 3개의 구멍 : Zygomatic facial foramen, Zygomatic orbital foramen, Zygomatic temporal foramen
(3) Zygomatic arch(관골궁→광대활) : 관자뼈의 광대돌기와 광대뼈의 관자돌기가 궁(활) 형성

Palatine bone

L자 모양의 작은 뼈로 좌·우에 한 쌍
(1) 수직판(perpendicular plate) : 코안 가쪽벽 뒷부분 구성
(2) 수평판(horizontal plate) : 좌우쪽이 서로 맞닿고 경구개(단단입천장) 뒤쪽 1/4정도 구성
(3) 3개의 돌기 : 안와돌기(눈확돌기), 접형돌기(나비뼈돌기), 추체돌기(바위모뿔돌기)

Vomer(서골→보습뼈)

사골(벌집뼈)의 중앙 하부. 코중격의 수직판 아래끝(보습모양)
앞면 : 수직판과 위턱뼈의 입천장돌기와 관절

12

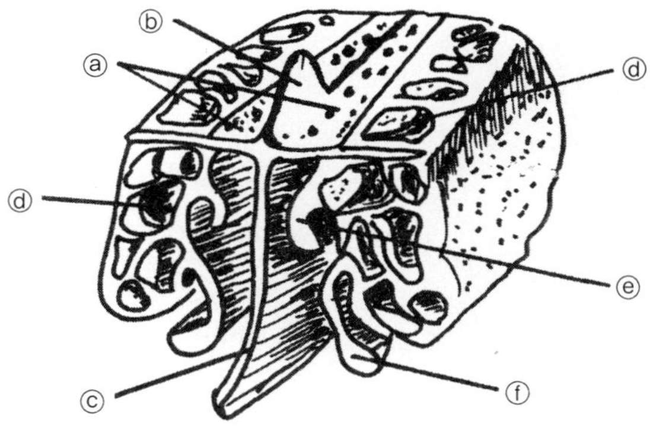

A

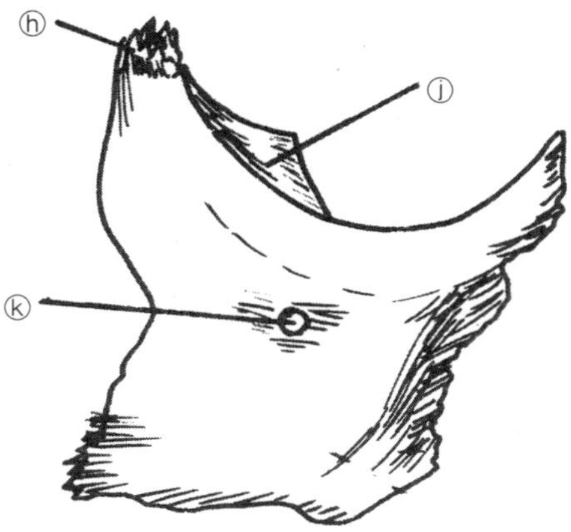

B

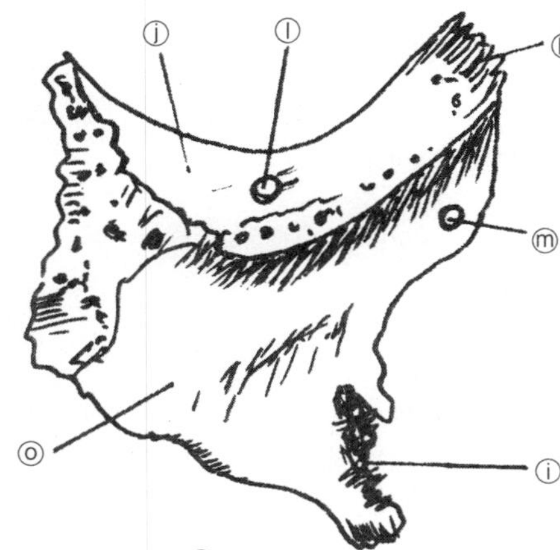

C

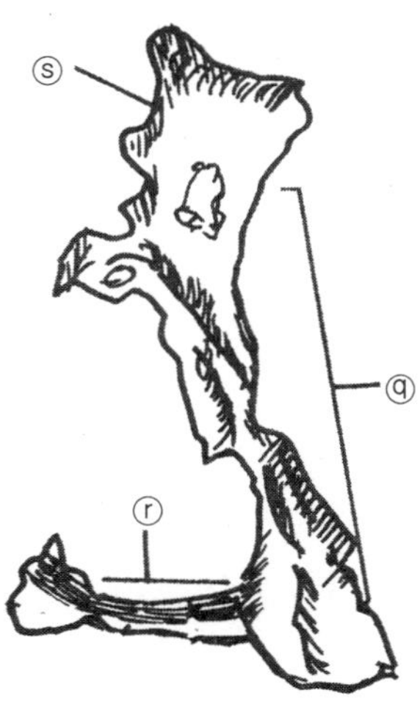

D

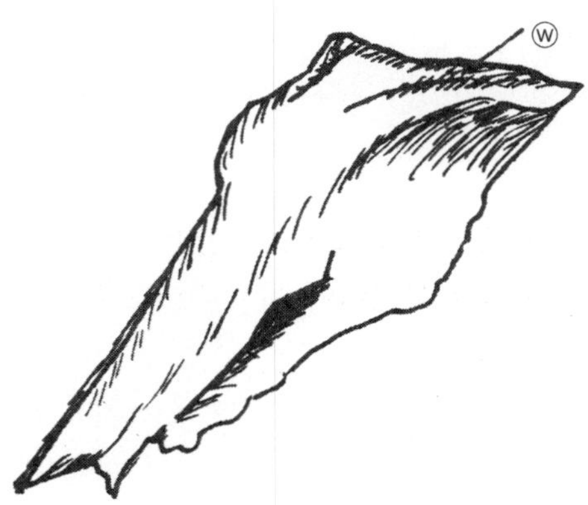

E

13 상악골(위턱뼈 Maxilla)과 하악골(아래턱뼈 Mandible)

___ 1. Maxilla lateral surface(상악골외측면→위턱뼈 가쪽면)
___ 2. Maxilla inferior surface(상악골하면→위턱뼈아랫면)
___ 3. Mandible(하악골→아래턱뼈)
___ 4. Frontal process(전두돌기→이마돌기)
___ 5. Nasal notch(비절흔→코패임)
___ 6. Zygomatic process(관골돌기→광대돌기)
___ 7. Orbital surface(안와면→눈확면)
___ 8. Infraorbital foramen(안와하공→눈확아래구멍)
___ 9. Incisive foramen(절치공→앞니구멍)
___ 10. Greater palatine foramen(대구개공→큰입천장구멍)
___ 11. Palatine bone(구개골→입천장뼈)
___ 12. Canine(견치→송곳니)
___ 13. Incisors(절치→앞니)
___ 14. Molars(대구치→큰어금니)
___ 15. Premolars(소구치→작은어금니)
___ 16. Mandibula notch(하악절흔→턱뼈패임)
___ 17. Coronoid process(근돌기→근육돌기)
___ 18. Mental foramen(이공→턱끝구멍)
___ 19. Condylar process(관절돌기)
___ 20. Ramus(하악지→턱뼈가지)
___ 21. Mandibula canal(하악관→턱뼈관)
___ 22. Mandibula angle(하악각→턱뼈각)
___ 23. Mandibula foramen(하악공→턱뼈구멍)
___ 24. Median palatine suture(정중구개봉합→정중입천장봉합)
___ 25. Transverse palatine suture(횡구개봉합→가로입천장봉합)
___ 26. Incisive suture(절치봉합→앞니골봉합)

Maxilla

1) 웃니를 받치고 얼굴의 중앙에 있는 뼈.
2) Body(몸통=상악부) : 눈확의 아래벽과 코안의 가쪽벽 형성
내강에 상악동(위턱굴) Maxillary sinus(중간콧길 개구, 축농증다발지역)
3) 4개 돌기
(1) Frontal process(전두돌기→이마돌기) : 앞면 안쪽에 있으며 위쪽으로 뻗어 이마뼈의 코부위와 관절
(2) Palatine process(구개돌기→입천장돌기) : 수평의 관상구조.
좌우가 합하여 단단입천장 이룸. 입안과 코안의 경계 이룸
(3) Zygomatic process(관골돌기→광대돌기) : 위가쪽으로 뻗어 광대뼈와 관절
(4) Alveolar process(치조돌기→이틀돌기) : 밑으로 뻗어 활모양의 치조궁(이틀활 alveolar arch)형성. 윗니수용
4) 안와하공(눈확아래구멍)은 안와하열(눈확아래틈새)→안와하구(눈확아래고랑)→완와하관(눈확아래관) 순으로 연장

Mandible

1) 우리 몸에서 가장 강한 뼈로 말굽모양이며, 독립된 뼈
2) Body : 수평부이며 위모서리에 치조궁(이틀활). 중앙 아래쪽에 이융기(턱끝융기)가 치열보다 앞쪽으로 나온것이 사람의 특징 중 하나
3) Ramus(하악지→하악가지) : 수직으로 뻗은 뼈로 끝에
(1) Condylar process(관절돌기) : 턱관절의 관절머리
(2) Coronoid process(근육돌기) : 저작근(씹기근육) 부착
(3) Mandibular notch(하악절흔→턱뼈패임) : 관절돌기와 근육돌기 사이
4) Mandibula foramen(하악공→턱뼈구멍) : 아래턱뼈가지 내면중앙에 후방위쪽에서 전방아래쪽으로 뚫린 구멍
하악공(턱뼈구멍)→하악관(턱뼈관)→이공(턱끝구멍=아래턱뼈 바깥면에 분포 혈관, 신경통과)
5) Angle of mandible(하악각→턱뼈각) : Body와 ramus'이행부 각

13

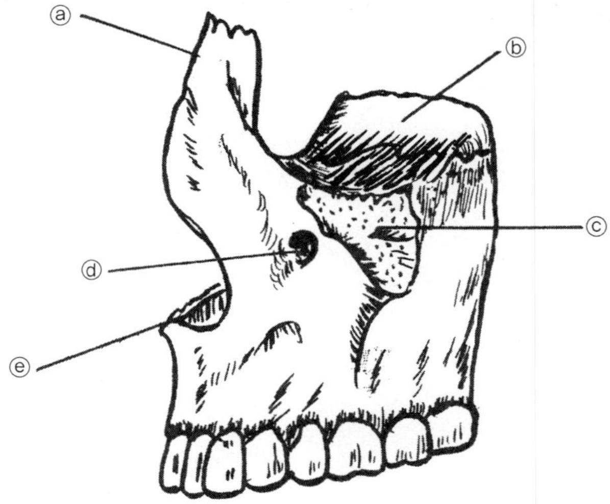

A

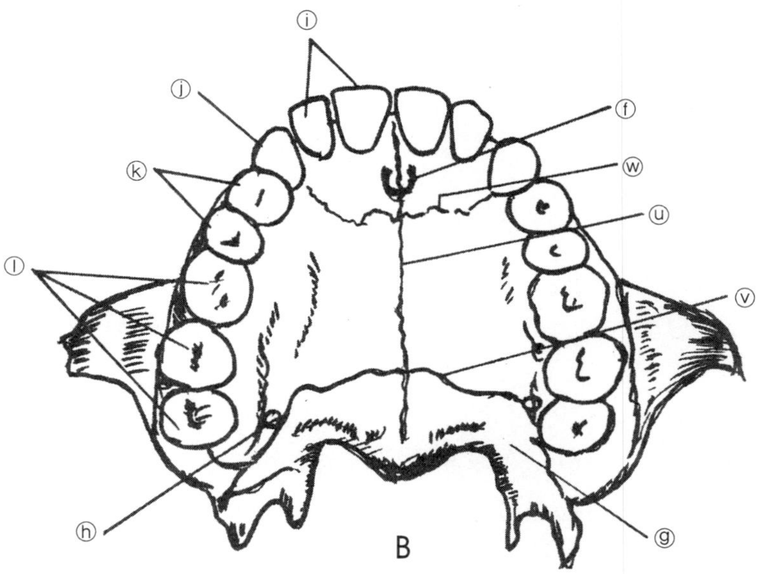

B

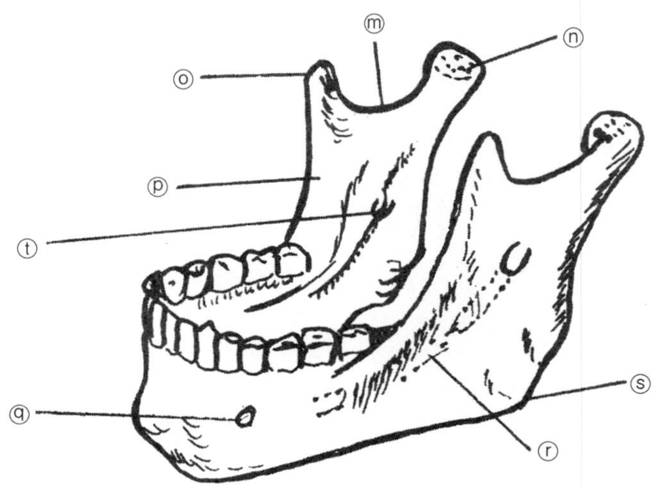

C

14 설골(목뿔뼈 Hyoid bone), 안와(눈확 Orbit), 비중격(코중격 Nasal septum)

___ 1. Hyoid bone(설골 → 목뿔뼈)
___ 2. Orbit(안와 → 눈확)
___ 3. Nasal septum(비중격 → 코중격)
___ 4. Body(설골체 → 목뿔뼈몸통)
___ 5. Greater horn(대각 → 큰뿔)
___ 6. Lesser horn(소각 → 작은뿔)
___ 7. Supraorbital foramen(안와상공 → 눈확위구멍)
___ 8. Infraorbital foramen(안와하공 → 눈확아래구멍)
___ 9. Supraorbital fissure(상완와열 → 위눈확틈새)
___ 10. Infraorbital fissure(하안와열 → 아래눈확틈새)
___ 11. Maxilla(상악골 → 위턱뼈)
___ 12. Infraorbital canal(안와하관 → 눈확아래관)
___ 13. Zygomatic bone(관골 → 광대뼈)
___ 14. Sphenoid lesser wing(접형골 → 나비뼈)
___ 15. Lacrimal bone(누골 → 눈물뼈)
___ 16. Palatine bone(구개골 → 입천장뼈)
___ 17. Ethmoid bone(사골 → 벌집뼈)
___ 18. Nasal bone(비골 → 코뼈)
___ 19. Mid. nasal concha(중비갑개 → 중간코선반)
___ 20. Inf. nasal concha(하비갑개 → 아래코선반)
___ 21. Piriform aperture(이상구 → 뼈콧구멍)
___ 22. Frontal sinus(전두동 → 이마굴)
___ 23. Sphenoid sinus(접형동 → 나비굴)
___ 24. Nasal cartillage(비연골 → 코연골)
___ 25. Ethmoidal cribriform plate(사골판 → 벌집체판)
___ 26. Hypophyseal fossa(뇌하수체와 → 뇌하수체오목)
___ 27. Nasal cavity(비강 → 코안)
___ 28. Choanae(후비공 → 뒤콧구멍)
___ 29. Nasal bone(비골 → 코뼈)
___ 30. Occipital bone(후두골 → 뒤통수뼈)
___ 31. Uvula(구개수 → 목젖)
___ 32. Ethmoid perpendiccular plate(사골수직판 → 벌집수직판)
___ 33. Cartilage of nasal septum(비중격연골)
___ 34. Vomer(서골 → 보습뼈)
___ 35. Hard palatine(경구개 → 단단입천장)
___ 36. palatine bone(구개골 → 입천장뼈)

1) Hyoid bone(목뿔뼈) : U자 모양의 작은뼈. 중앙부를 body라 하고 양끝에 대각
Body의 뒤가쪽에 작은날개. 혀뿌리속에 있으며 관자뼈의 붓돌기에 붓목뿔인대에 의해 매달려 있다. 방패연골과 방패목뿔막에 의해 연결. 목뿔뼈는 혀뿌리무리 및 목뿔뼈근무리의 기시부. 혀를 받치고 혀를 움직이거나, 말하기, 연하운동(삼키기운동)을 돕는 근육들의 부착부위.
아래벽 : Maxilla bone, palatine bone
가쪽벽 : Zygomatic bone, sphenoid bone
안쪽벽 : Ethmoid bone
중심벽 : Lacrimal bone

2) Nasal cavity(비강 → 코안) : 좌·우 위턱뼈와 코뼈가 둘러싸고 있다.
(1) 앞쪽에 뼈콧구멍 입구가 있으며
(2) Nasal cavity의 구성은
위쪽 : 사골(벌집뼈)의 수직판
아래쪽 : 서골(보습뼈), 좌·우 코안의 칸막이로 코중격연골로 구성된다. 뒤쪽엔 뒤콧구멍(post. nasal aperture)

14

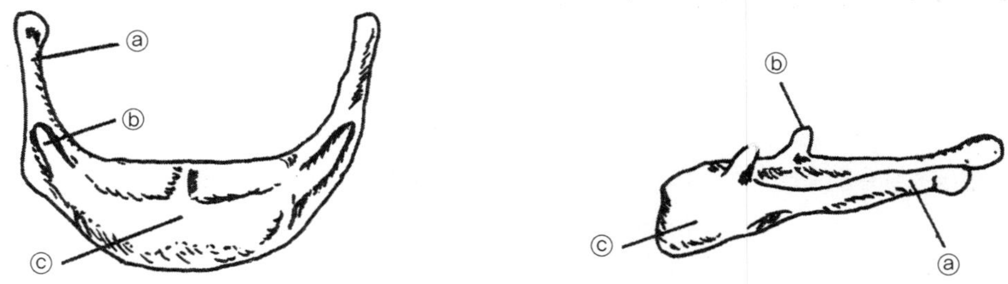

A

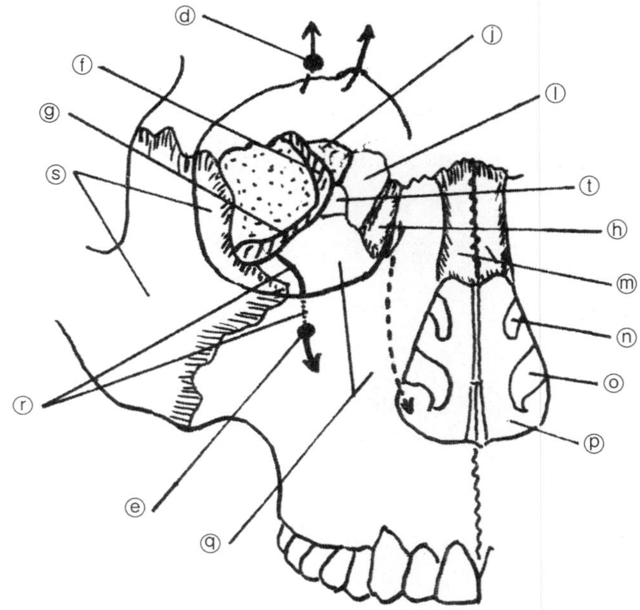

B

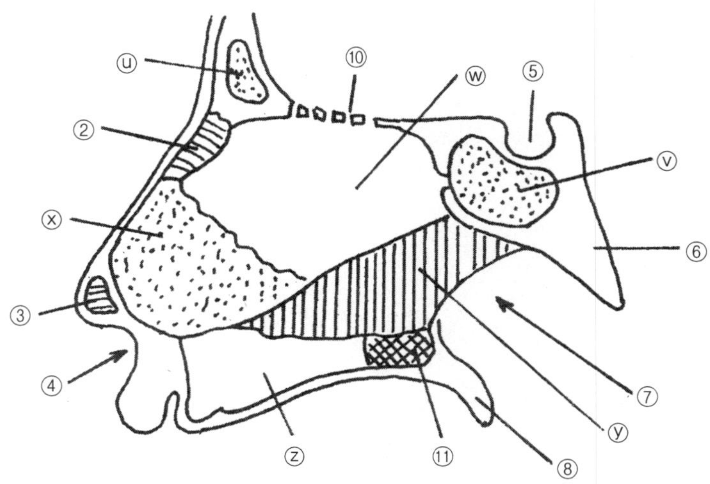

C

15 두개골(머리뼈)의 봉합(Suture)과 천문(숫구멍 Fontanelles)

___ 1. Lambdoid suture(시옷자봉합)
___ 2. Occipital bone(후두골 → 뒤통수뼈)
___ 3. Parietal bone(두정골 → 마루뼈)
___ 4. Sagittal suture(시상봉합)
___ 5. Coronal suture(관상봉합)
___ 6. Frontal bone(전두골 → 이마뼈)
___ 7. Sup. nuchal line(상항선 → 위목덜미선)
___ 8. Post. fontanelle(소천문 → 뒤숫구멍)
___ 9. Ant. fontanelle(대천문 → 앞숫구멍)
___ 10. Anterolateral fontanelle(전외측천문 → 앞가쪽숫구멍)
___ 11. Posterolateral fontanelle(후외측천문 → 뒤가쪽숫구멍)
___ 12. Temporal bone(측두골 → 관자뼈)
___ 13. Zygomatic bone(관골 → 광대뼈)

Skull의 윗면에 skull cap이 있으며 3개의 suture line이 있다.
1) Coronal suture : Frontal bone과 parietal bone 사이 연결선
2) Sagittal suture : 좌우 parietal bone 사이 연결선
3) Lambdoid suture : parietal bone과 occipital bone 사이 연결선

Fontanelles(천문 → 숫구멍)

1) Anterior fontanelle(대천문 → 앞숫구멍) : Coronal suture와 sagittal suture의 교차. 생후 1.5~2년 사이 폐쇄
2) Posterior fontanelle(소천문 → 뒤숫구멍) : sagittal suture와 lambdoid suture의 교차. 생후 3개월경 폐쇄
3) Anterolateral fontanelle(전외측천문 → 앞가쪽숫구멍) : Frontal, parietal, temporal, sphenoid bone관 연접. 생추 6개월경 폐쇄
4) Posterolateral fontanelle(후외측천문 → 뒤가쪽숫구멍) : Parietal, occipital, temporal bone 연접부. 생후 1~1.5년 경에 폐쇄

※ 관상봉합과 시상봉합(대천문)의 교차점을 bregma라 하고 시상봉합과 lambda 봉합(소천문)의 교차점을 lambda 라고 하며 이들은 머리뼈 계측에 이용된다.
특히 영아의 anterior fontanelle은 박동이 촉진되며 어린이의 구급의학영역에서 이곳이 혈액채취나 수혈시 정맥내 주사부위가 된다.

※ fontanelle(숫구멍) : 신생아의 골화가 불완전한 머리덮개뼈에 남아 있는 막으로 덮혀진 틈새

15

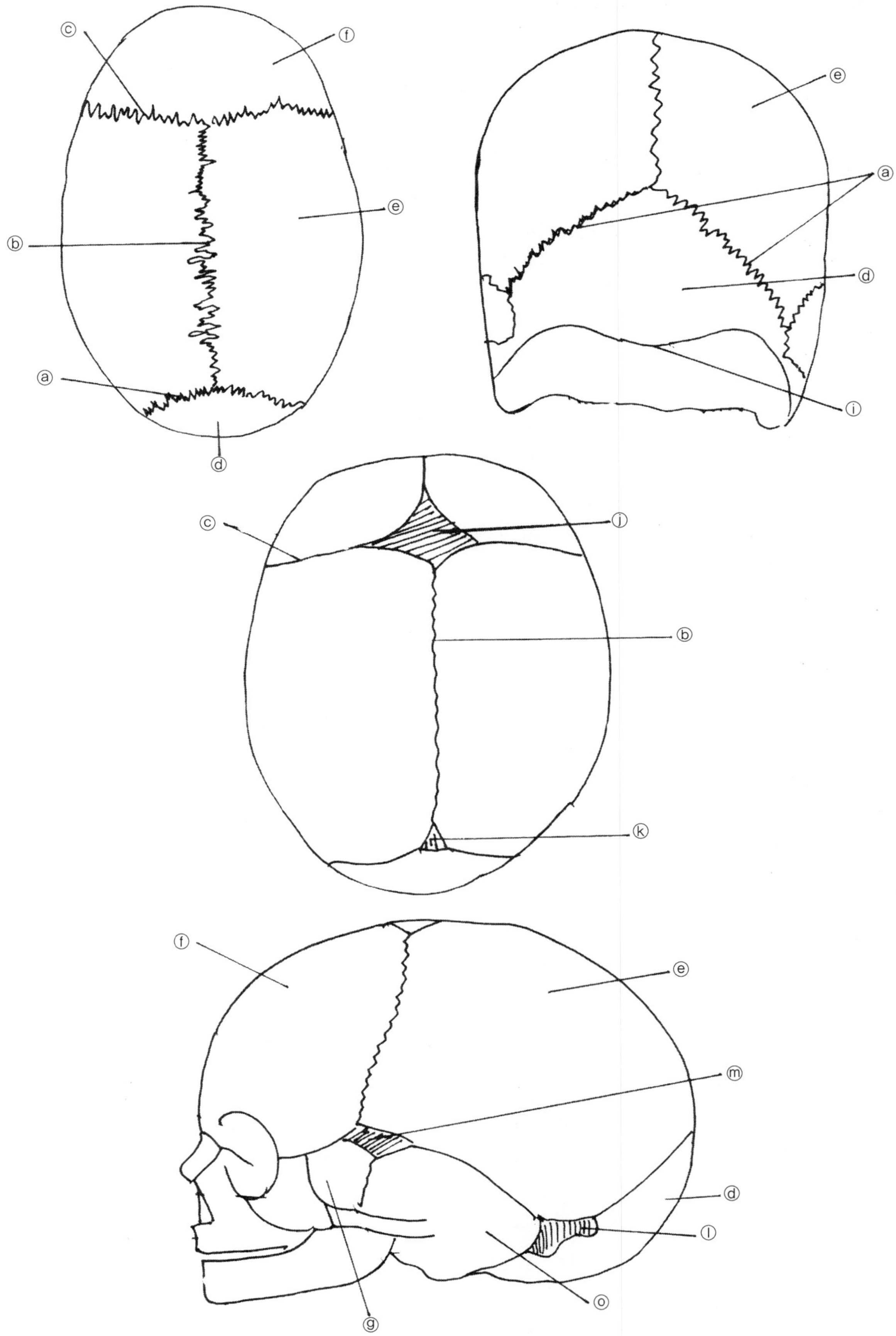

16 척주(Vertebral column)

___ 1. Lumbar(요추→허리뼈)
___ 2. Coccyx(미골→꼬리뼈)
___ 3. Thoracic(흉추→등뼈)
___ 4. Cervical(경추→목뼈)
___ 5. Sacrum(천골→엉치뼈)
___ 6. Axis(축추→둘째목뼈=중쇠뼈)
___ 7. Atlas(환추골→첫째목뼈=고리뼈)
___ 8. Vertebra promines(융추→솟을뼈)
___ 9. Intervertebral foramen(추간공→척추사이구멍)
___ 10. Sacral foramen(천골공→엉치뼈구멍)
___ 11. Intervertebral disc(추간원판→척추사이원반)
___ 12. Thoracic curve(흉부만곡→등굽이)
___ 13. Sacral curve(천부만곡→엉치굽이)
___ 14. Cervical curve(경부만곡→목굽이)
___ 15. Lumbar curve(요부만곡→허리굽이)

척주(Vertebral column)는 32~35개의 척추뼈와 척추사이원반(intervertebral discs)으로 이루어지며 성인에서 71~75㎝나 되고 4개의 만곡을 갖는다.

1) 진성추골(True vertebrae 참척추뼈=가동성)
Cervical vertebrae(7)
Thoracic vertebrae(12)
Lumbar vertebrae(5)

2) 가성추골(False vertebrae 거짓척추뼈=부동성)
Sacrum(1)
Coccyx(1)

3) Primary curve(1차만곡→일차굽이) : 출생시(후굴→뒤굽힘)=신생아
Thoracic curve
Sacral curve

4) Secondary curve(2차만곡→이차굽이) : 출생후(전굴→앞굽힘)
Cervical curve(생후 3~4개월)
Lumbar curve(생후 12~18개월)

5) 척주는 24개의 독립된 척추뼈와 2개의 융합척추 즉, 천골(엉치뼈)과 미골(꼬리뼈)로 되어있다. 24개의 척추뼈중 12개는 늑골(갈비뼈)을 지탱하고 나머지 12개중 7개는 목부분에, 5개는 허리부분에 있다.

6) 척주는 몸통을 이루는데 중심골격으로 몸을 받치고, 또한 지주 역할

7) 척수(spinal cord)를 보호하며 보호작용에는 척주에 대한 충격완화시키는 척추사이원반의 쿠션(cushion)작용

8) 척추사이원반은 목뼈에서 허리뼈까지 23개 있다.

9) 척주굽이이상 : 측방굽이→오른손잡이의 영향, 대동맥 위치 때문, 성장기 체위, 습성, 특정운동, 과도의 노동 및 질환. 후굴(뒤굽이), 전굴(앞굽이), 측굴(옆굽이)
원배(구부러짐) : 등뼈의 굽이가 증가된 상태(노인성 원배, 직업성 원배, 선천성, 구루병성 혹은 경직성 원배)

16

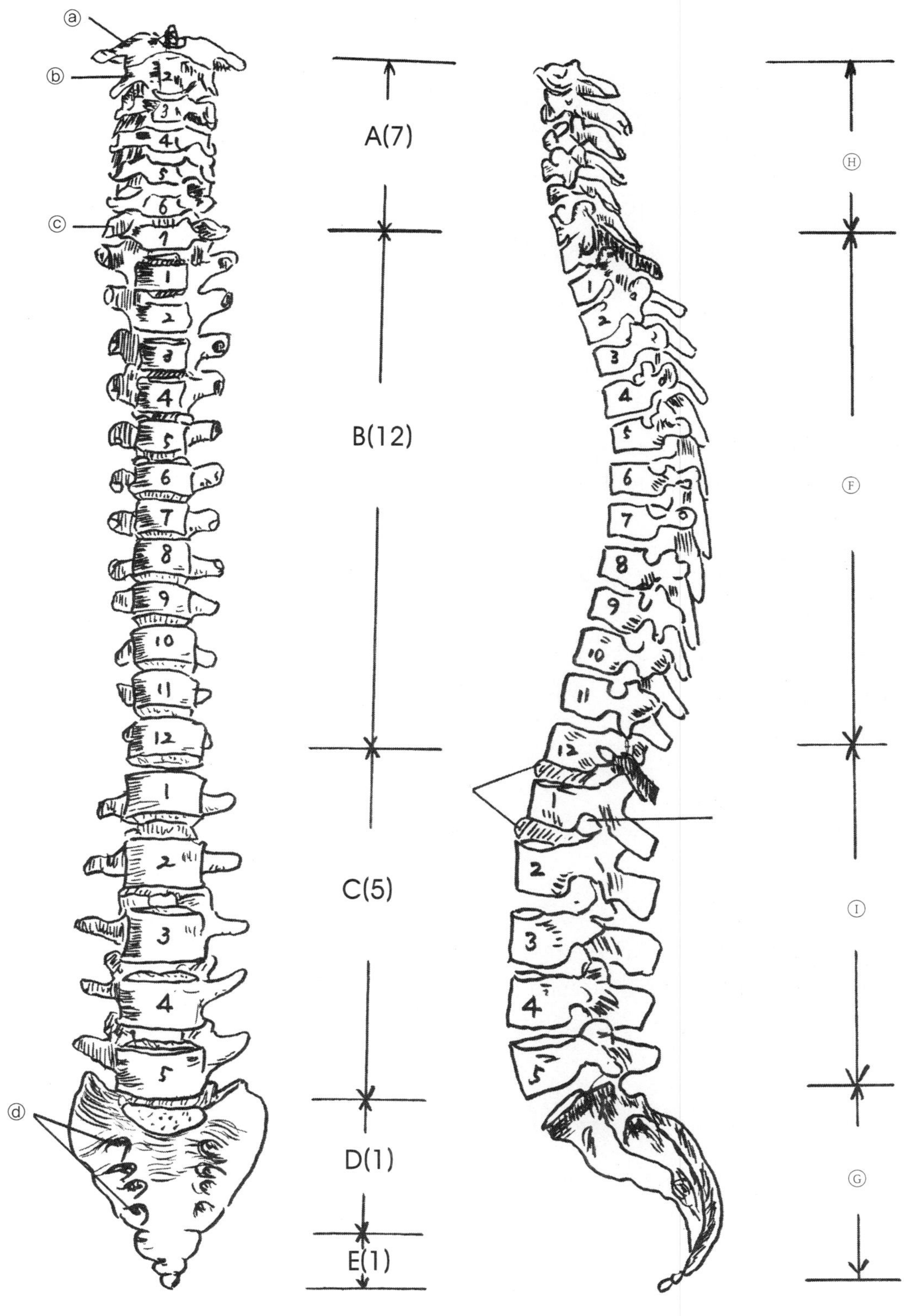

17 척추뼈(Vertebrae)의 기본구조

___ 1. Body(추체 → 척추뼈몸통)
___ 2. Spinous process(극돌기 → 가시돌기)
___ 3. Transverse process(횡돌기 → 가로돌기)
___ 4. Sup. articular process(상관절돌기 → 위관절돌기)
___ 5. Transverse costal facet(횡돌늑골와 → 가로갈비오목)
___ 6. Lamina(추궁판 → 고리판)
___ 7. Pedicle(추궁근 → 고리뿌리)
___ 8. Sup. costal facet(상늑골와 → 위갈비오목)
___ 9. Inf. costal facet(하늑골와 → 아래갈비오목)
___ 10. Sup. vertebral notch(상추절흔 → 위척추뼈패임)
___ 11. Inf. vertebral notch(하추절흔 → 아래척추뼈패임)
___ 12. Intervertebral disc(추가원판 → 척추사이원반)
___ 13. Sup. inf. articular process(상·하관절돌기 → 위·아래관절돌기)
___ 14. Intervertebral foramen(추간공 → 척추사이구멍)

1) Vertebral body : 척추뼈의 무게를 받치는 부위. 몸무게 지탱

2) Vertebral arch(추궁 → 척추뼈고리) : Body를 뒤에서 에워싼 벽 내부에 Vertebral foramen이 있으며 그 속에 spinal cord가 있다.

part ─ Vertebral lamina / Vertebral pedicle ─ 이 모여 arch 형성

3) Process : Vertebral arch를 중심으로 3종 7개의 돌기가 있다.

(1) Spinous process : 1개
(2) Transverse process : 2개
─ Movement에 관여 ─ 척추세움근 및 기타 척추근 부착 / 척추운동시 지렛대 역할

(3) Superior articular process : 2개
Inferior articular process : 2개
─ Joint에 관여 ─ 방향운동 제한 / 앞쪽 탈출 방지 / 굽혔다 펼 때에 체중 지탱

4) Vertebral canal : 척추뼈구멍에 위·아래로 겹쳐져 이루어진 관이며, 그 속에 척수(spinal cord)가 들어 있다.

(1) 위쪽은 foramen magnum 대후두공(큰후두구멍)

(2) 아래쪽은 천골(엉치뼈) 아래끝의 천골열공(sacral hiatus 엉치뼈틈새)이 개구

5) Intervertebral foramen : Vertebral canal과 교통하며 척수신경(spinal nerve)과 척수혈관(spinal bood vessel)의 출입구

17

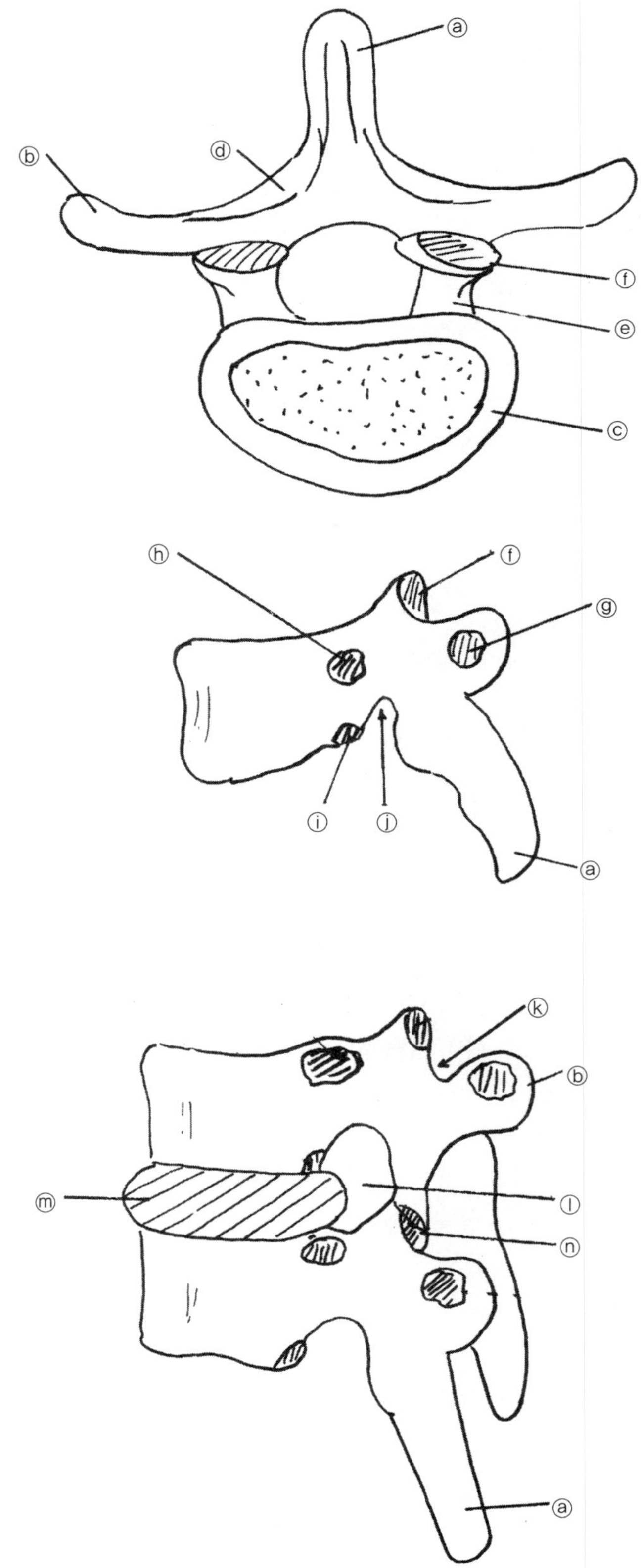

18 경추(목뼈 Cervical vertebrae)

___ 1. Atlas superior view(환추상면→고리뼈윗면)
___ 2. Axis superior view(축추상면→중쇠뼈윗면)
___ 3. Fifth cervical vertebra(다섯째 목뼈)
___ 4. Atlas inferior view(환추하면→고리뼈아랫면)
___ 5. Axis lateral view(축추외측면→중쇠뼈가쪽면)
___ 6. Seventh cervical vertebra(일곱째 목뼈)
___ 7. Transverse process(횡돌기→가로돌기)
___ 8. Anterior arch(전궁→앞고리)
___ 9. Posterior arch(후궁→뒤고리)
___ 10. Body of vertebra(추체→척추뼈몸통)
___ 11. Lamina of vertebra arch(추궁판→고리판)
___ 12. Inferior articular surface(하관절면→아래관절면)
___ 13. Superior articular surface(상관절면→위관절면)
___ 14. Vertebral foramen(추공→척추뼈구멍)
___ 15. Transverse foramen(횡돌공→가로돌기구멍)
___ 16. Dens(치돌기→치아돌기)
___ 17. Spinous process(극돌기→가시돌기)
___ 18. Superior articular process(위관절돌기)

Cervical vertebrae(경추→목뼈)

1) Cervical vertebrae는 7개의 뼈로 구성
2) 위끝은 Cranial bone, 아래끝은 Thoracic bone과 관절
3) 가로돌기에 가로돌기구멍(transverse foramen)이 있어 뇌 및 척수에 영양공급하는 척추동맥 및 정맥이 통과
4) 셋째, 넷째, 다섯째 목뼈는 “전형적”이다. 제1, 제2, 제7 목뼈는 특이한 모양을 하고 있다.
5) 목뼈는 척추중 가장 움직임이 크고 척추뼈구멍이 큰 삼각형이고 고리뼈의 척추뼈구멍이 가장 크다.
6) 가시돌기는 고리뼈와 솟을뼈를 제외하고는 짧고 끝이 갈라져 있다. 솟을뼈의 가시돌기는 길지만 끝이 갈라져있지 않다.
7) 가로돌기는 짧고 가로돌기구멍이 있다.
   (1) Atlas(고리뼈 = 첫째목째→고리뼈)
      ① 몸통은 없고, 앞고리(anterior arch), 뒤고리(posterior arch) 및 가쪽덩이(lateral mass)의 3부분으로 된 고리모양. 고리뼈의 가로돌기는 크고, 나머지 둘째~여섯째목뼈의 가로돌기는 작다.
      ② 척추뼈구멍은 크며 위관절면(superior articular surface)은 머리를 떠받고 있다.
   (2) Axis(축추 = 둘째목뼈→중쇠뼈)
      ① 위끝에 치아돌기(dens)가 있어 첫째목뼈와 자축관절(중쇄관절)을 이룸
      ② Atlas와 Axis 사이에서 머리를 돌리는 운동 가능
   (3) Vertebra promines(융추→솟을뼈)
      ① 제7목뼈를 솟을뼈라고도 하는데 spinous process가 특히 들어 목을 앞으로 굽힐 때 만질 수 있으며, 임상적으로 목부분 위치 추정
   (4) 가시돌기는 환추(고리뼈)와 제7목뼈를 제외하고 짧으며 또 이분되어 있다. 제7목뼈의 가시돌기는 이분되지 않고 중쇠뼈에서는 굵다.

18

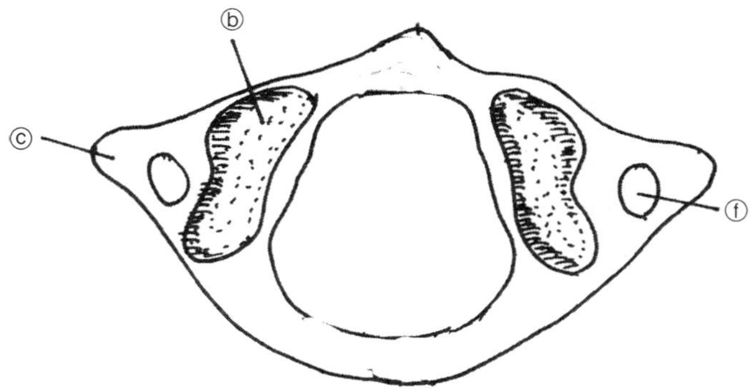

A

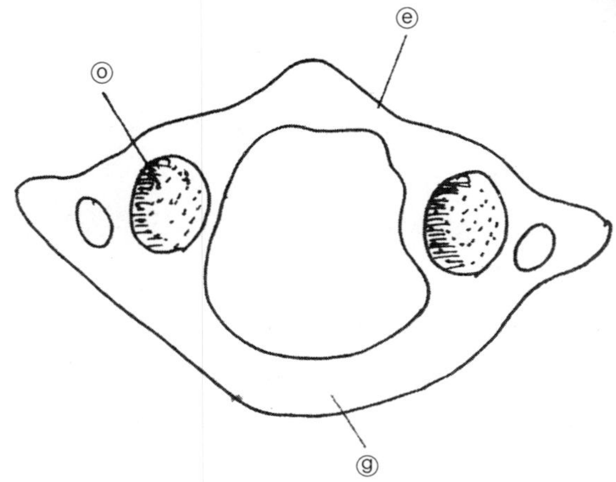

B

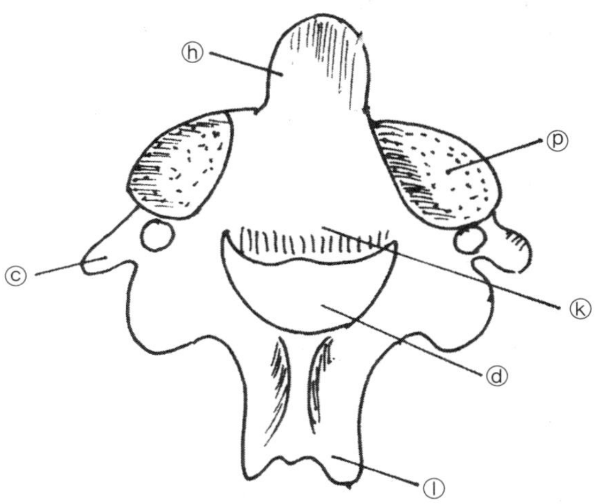

C

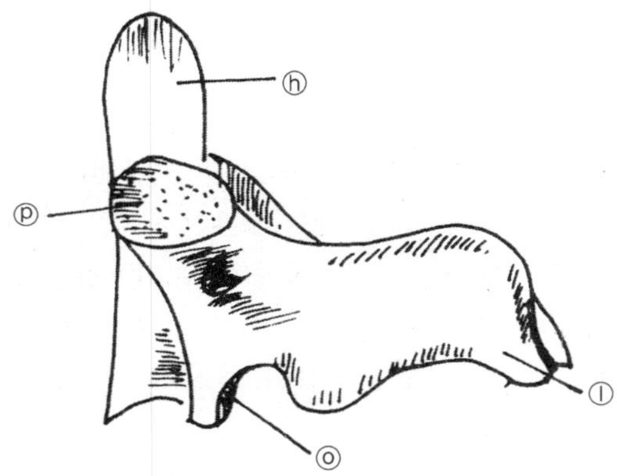

D

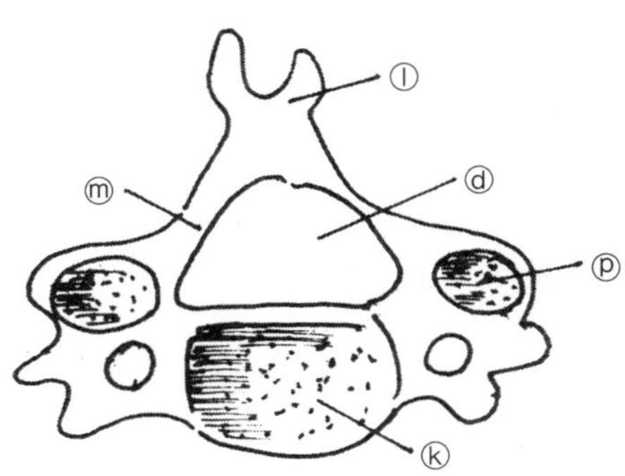

E

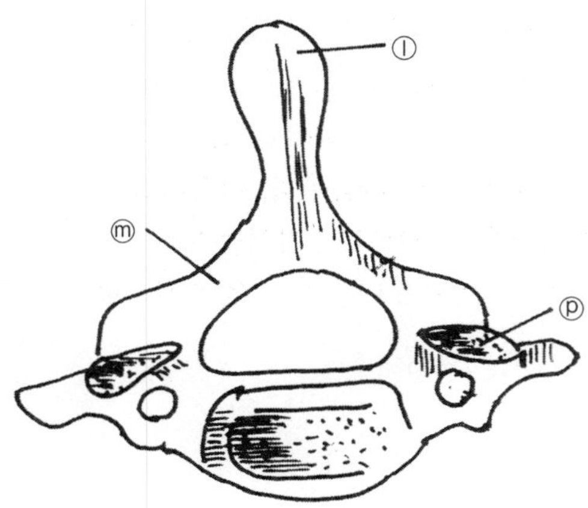

F

19 흉추(등뼈 Thoracic vertebrae)와 요추(허리뼈 Lumbar vertebrae)

___ 1. Thoracic vertebra superior surface(흉추상면→등뼈윗면)
___ 2. Lumbar vertebra superior surface(요추상면→허리뼈윗면)
___ 3. Thoracic vertebra lateral surface(흉추측면→등뼈가쪽면)
___ 4. Lumbar vertebra anterior surface(요추전면→허리뼈앞면)
___ 5. Thoracic vertebra ventral surface(흉추복면→등뼈배쪽면)
___ 6. Spinous process(극돌기→가시돌기)
___ 7. Transverse process(횡돌기→가로돌기)
___ 8. Body of vertebra(추체→척추뼈몸통)
___ 9. Inferior costal facet(하늑골와→아래갈비오목)
___ 10. Lamina of vertebral arch(추궁판→고리판)
___ 11. Superior articular process(상관절돌기→위관절돌기)
___ 12. Pedicle of vertebral arch(추궁근→고리뿌리)
___ 13. Vertebral foramen(추공→척추뼈구멍)
___ 14. Transverse costal facet(횡돌늑골와→가로갈비오목)
___ 15. Inferior articular process(하관절돌기→아래관절돌기)
___ 16. Superior costal facet(상늑골와→위갈비오목)
___ 17. Accessory process(부돌기→덧돌기)
___ 18. Mammillary process(유두돌기→꼭지돌기)
___ 19. Costal process(늑골돌기→갈비뼈돌기)

Thoracic vertebrae(흉추→등뼈)

1) 12개의 뼈로 기본형태를 갖추고 있다.
2) 12개중 윗쪽 4등뼈는 목뼈의 특징을, 중간 4개의 등뼈는 전형적이며 아래 4개는 허리뼈의 특징을 갖는다.
3) 가운데 4등뼈의 가시돌기는 길고 서로 겹쳐 있으며 수직에 가깝고 제1, 제2 및 제11, 제12 등뼈의 가시돌기는 수평, 제3, 제4, 제9, 제10 등뼈의 가시돌기는 비스듬하다.
4) 등뼈는 2곳에서 관절한다.
   (1) Joint of head of ribs(늑골두관절→갈비뼈머리관절) : 갈비뼈머리와 등뼈몸통의 상·하 갈비뼈와의 사이
   (2) Costotransverse joints(늑횡돌관절→갈비가로돌기관절) : 갈비뼈결절의 관절면과 가로갈비오목 사이
5) 가시돌기는 길고 뒤쪽으로 향하여 서로 관절하면서 겹쳐져 있고 운동범위가 제한되어 있다.

Lumber vertebrae(요추→허리뼈)

1) 5개이며, 크고 강하며 무겁고 튼튼하다.
2) 등뼈와 비슷하지만 몸통은 크고 횡돌공(가로돌기구멍)이 없고, 늑골와(갈비뼈오목)도 없다.
3) 갈비뼈돌기 costal process, 덧돌기 accesory process, 유두돌기 mammillary process가 있는 것이 특징이다.
4) 허리뼈는 머리, 가슴우리, 위팔뼈들의 무게 지탱
5) 가로돌기는 퇴화되고, 가시돌기는 짧고 크고 넓으며 수평이기 때문에 요추천자(허리뼈천자 lumbar puncture)가 가능하며 척추뼈구멍은 모가 없는 삼각형이고 척추기립근(척추세움근)이 부착한다.

19

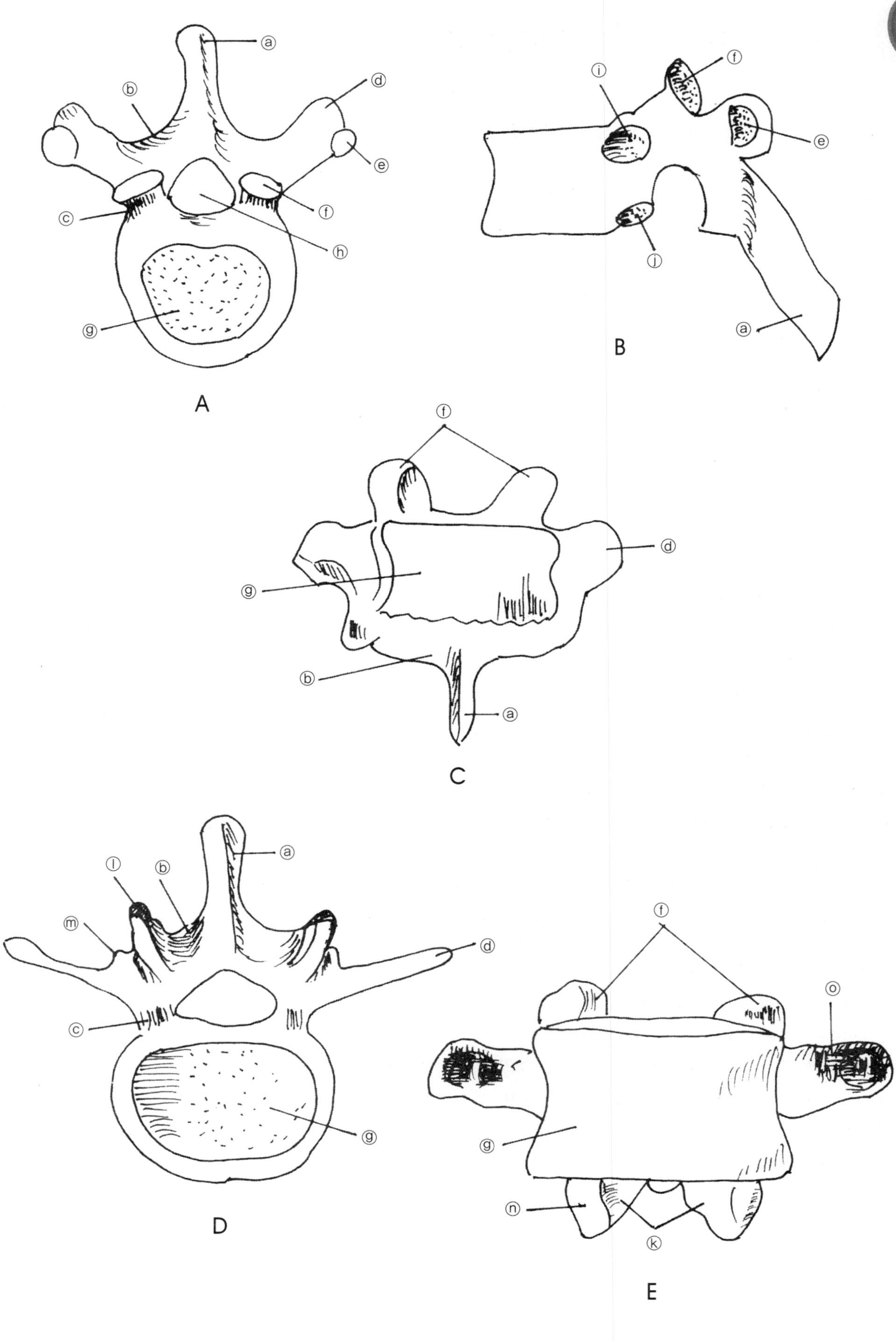

20 천골(엉치뼈 Sacrum)과 미골(꼬리뼈 Coccyx)

___ 1. Sacrum, anterior surface(천골전면→엉치뼈앞면)
___ 2. Sacrum, posterior surface(천골후면→엉치뼈뒷면)
___ 3. Coccyx, dorsal view(미골배면→꼬리뼈등면)
___ 4. Sacrum, lateral view(천골외측면→엉치가쪽면)
___ 5. Coccyx, lateral view(미골외측면→꼬리가쪽면)
___ 6. Anterior sacral foramen(전천골공→앞엉치뼈구멍)
___ 7. Posterior sacral foramen(후천골공→뒤엉치뼈구멍)
___ 8. Sacral horn(천골각→엉치뼈뿔)
___ 9. Median sacral crest(정중천골능→정중엉치능선)
___ 10. Intermediate sacral crest(중천골능→중간엉치능선)
___ 11. Lateral sacral crest(외측천골능→가쪽엉치능선)
___ 12. Base of sacrum(천골저→엉치뼈바닥)
___ 13. Transverse lines(횡선→가로선)
___ 14. Auricular surface(이상면→귀모양면)
___ 15. 2nd, 3rd and 4th coccygeal vertebra (둘째, 셋째, 넷째 미골→2, 3, 4 꼬리뼈)
___ 16. Coccygeal horn(미골각→꼬리뼈뿔)
___ 17. 1st coccygeal vertebra(첫째미골→꼬리뼈)
___ 18. Sacral hiatus(천골열공→엉치뼈틈새)
___ 19. Transverse process(횡돌기→가로돌기)
___ 20. Superior articular process(상관절돌기→위관절돌기)
___ 21. Apex of sacrum(천골점→엉치뼈끝)
___ 22. Sacral canal(천골관→엉치뼈관)

Sacral vertebrae

1) 5개의 엉치뼈는 성장(17~18세쯤)하면서 연골결합으로 1개의 삼각형(sacrum)의 엉치뼈로 되어 골반의 뒷부분 형성, 제4와 제5엉치뼈는 가시돌기와 고리판이 없다.
2) 위쪽은 base, 아래쪽은 apex로 되고,
3) 융합된 4개의 transverse line이 있고,
4) 앞면에 ventral sacral foramen, 뒷면에 dorsal sacral foramen 4쌍이 있으며, 뒷면에 3종의 융기가 세로로 줄짓는다. 정중면에 있는 것이 정중엉치능선 median sacral crest, 중간엉치능선 intermediate sacral crest 그리고 귀모양면과 중간엉치능선 사이에 가쪽엉치능선 lateral sacral crest이 있다.
5) 정중엉치능선은 가시돌기연결선, 중간엉치능선은 관절돌기의 융합선, 가쪽엉치능선은 가로돌기의 융합선 4쌍의 전·후 엉치능선은 좌우 척추사이구멍에 해당
6) 위끝 가쪽부에 관골(볼기뼈)과 관절하는 이상면(auricular surface ; 귀모양면)이 있다.

Coccygeal vertebrae

1) 3~6개의 꼬리뼈가 연골결합으로 1개의 coccyx을 이룬다.
2) 제 1미추는 척추뼈의 일반적 모습을 이룬다.
3) 사람에서는 퇴화되었고 삼각형의 굳은 뼈로, 추공(척추뼈구멍)이 없다.
4) 꼬리뼈는 4부분으로 되어있다. 첫째부분은 1쌍의 가로돌기와 1쌍의 뿔을 갖고 있다. 나머지 3부분은 결절모양으로 되어있다.

20

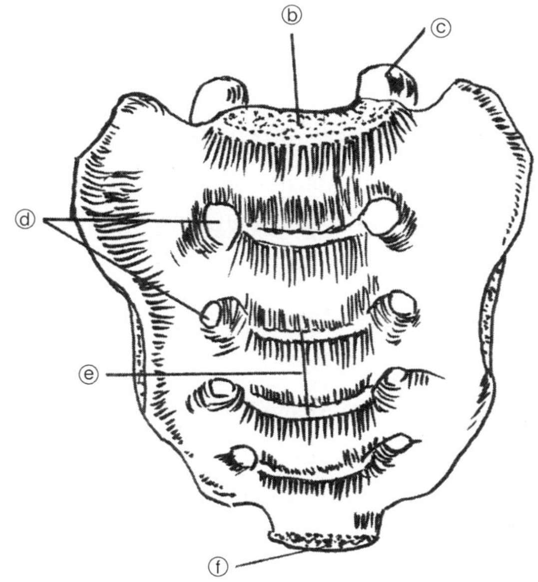

A

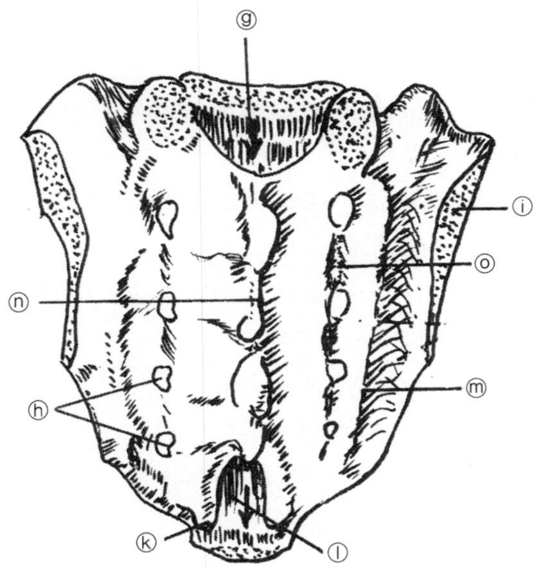

B

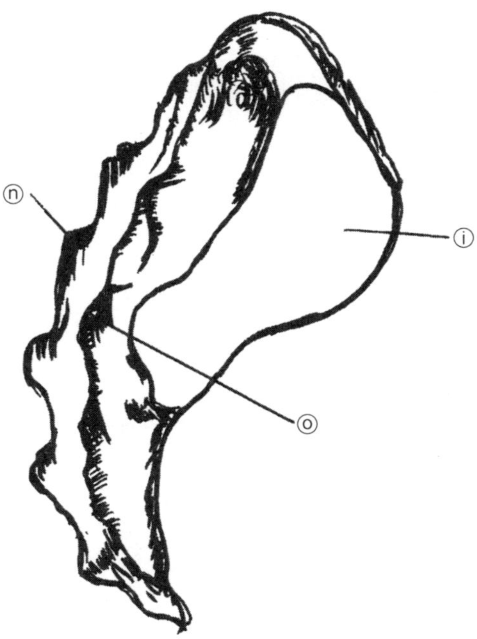

C

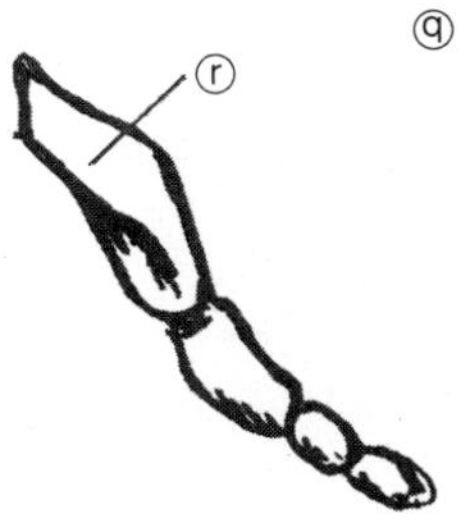

E

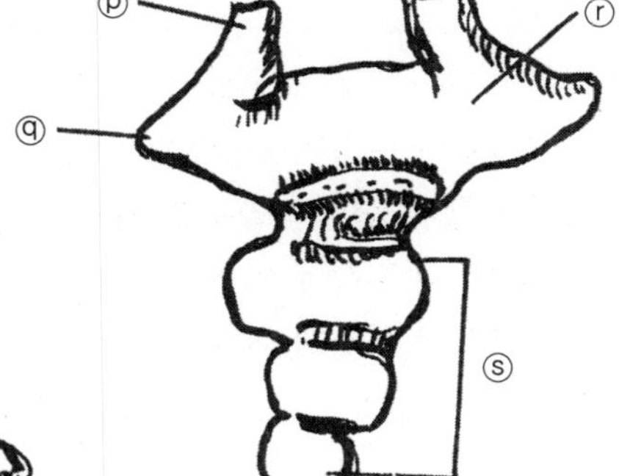

D

21 흉곽(가슴우리 Thorax)과 흉골(복장뼈 sternum)

___ 1. Thorax. anterior surface(흉곽전면→가슴우리앞면)
___ 2. Thorax. posterior surface(흉곽후면→가슴우리뒷면)
___ 3. Sternum(흉골→복장뼈)
___ 4. Sternum. lateral surface(흉골외측면→복장뼈가쪽면)
___ 5. Thoracic vertebrae(흉추→등뼈)
___ 6. Manubrium of sternum(흉골병→복장뼈자루)
___ 7. Body of sternum(흉골체→복장뼈몸통)
___ 8. Xiphoid process(검상돌기→칼돌기)
___ 9. Ribs(늑골→갈비뼈)
___ 10. Costal cartilage(늑연골→갈비연골)
___ 11. Superior thoracic aperture(흉곽상구→위가슴문)
___ 12. Floating ribs(부유늑골→뜬갈비뼈)
___ 13. Scapula(견갑골→어깨뼈)
___ 14. Sternal angle(흉골각→복장뼈각)
___ 15. Jugular notch(경절흔→목패임)
___ 16. Clavicular notch(쇄골절흔→빗장패임)
___ 17. Costal notch(늑골절흔→갈비뼈패임)
___ 18. Depression for first costal cartilage (첫째늑연골관절면→갈비뼈연골의 관절면)
___ 19. Facet for second costal cartilage (둘째늑연골의 관절면)
___ 20. Inferior thoracic aperture(흉곽하구→아래가슴문)
___ 21. Clavicle(쇄골→빗장뼈)

Thorax

1) 흉곽(가슴우리)은 12개의 등뼈, 12쌍의 갈비뼈, 1개의 복장뼈로 흉강(가슴안 thoracic cavity)을 이루며, 그 속에 심장, 폐, 기관지, 식도 등 중요 장기를 둘러싸며, 간(liver)과 비장보호, 호흡에 중요한 역할.
2) 위끝에 흉곽상구(위가슴문 superior aperture)가 있으며 위가슴문은 제1등뼈, 좌우 제1갈비뼈, 복장뼈위모서리로 좁다.
3) 하단에 흉곽하구(아래가슴문 interior aperture)가 있으며 제12등뼈, 좌우 갈비활, 복장뼈 아래끝으로서 위가슴문보다 넓다.

Sternum

1) 흉골(복장뼈)은 장방형의 편평골(납작뼈)로, 가슴의 중앙에 있다.
2) 복장뼈는 manubrium, body, xiphoid process로 3분 된다.
3) 복장뼈자루는 빗장뼈와 제1갈비뼈가 관절
4) 복장뼈자루와 복장뼈몸통이 맞닿는 곳을 sternal angle이라 하고 제2갈비연골이 연결
5) 복장뼈는 일생동안 적골수를 가지고 있으며 흉골천자(복장뼈천자) sternal puncture의 부위가 되고, 백혈병이나 기타 혈액질환검사에 이용
6) 복장뼈자루와 복장뼈 좌우에 7쌍의 갈비뼈와 관절
7) 칼돌기(Xiphoid proces): 가슴우리와 배근육의 부착부위가 된다.

21

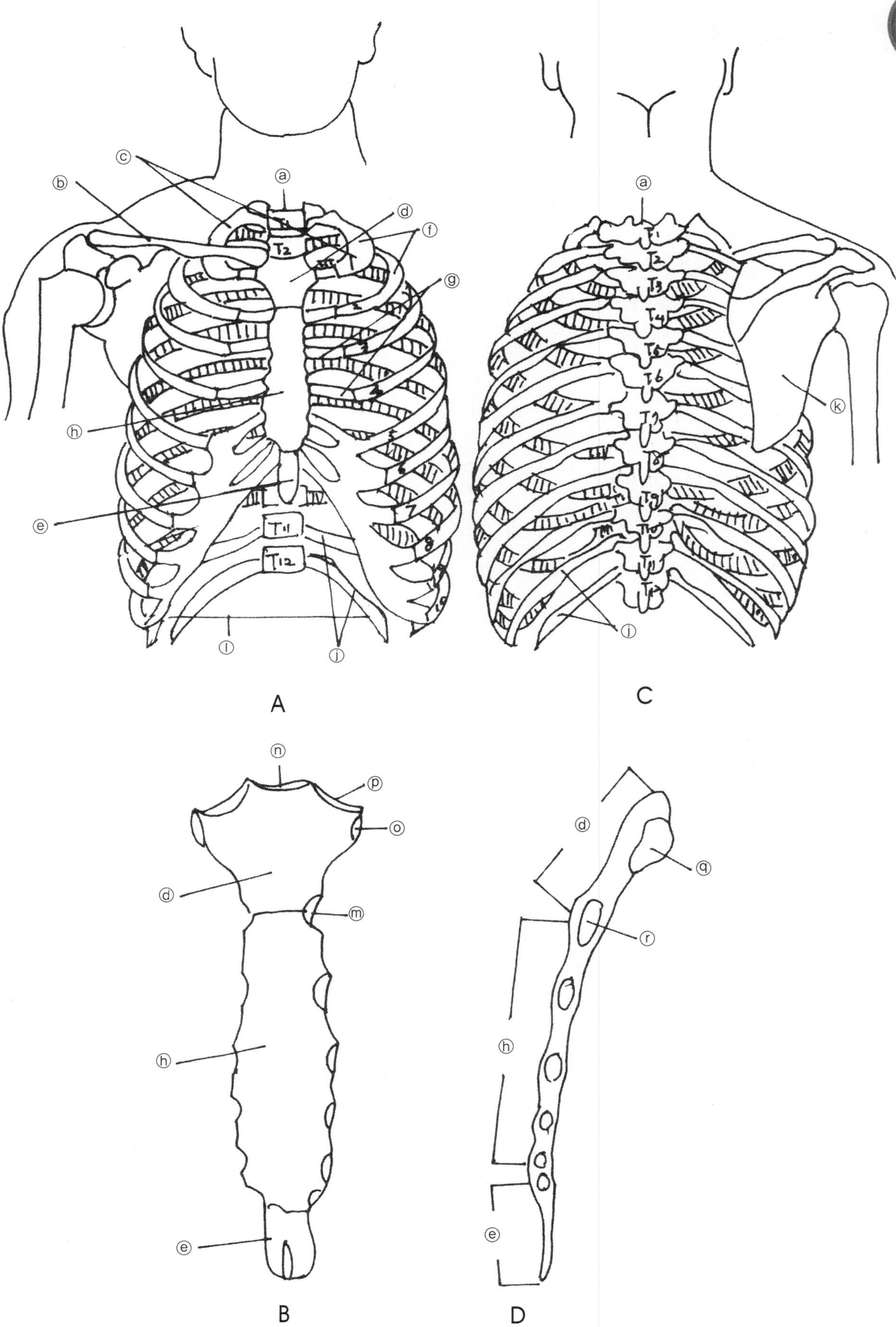

22 늑골(갈비뼈 Ribs)

___ 1. Rib(늑골→갈비뼈)
___ 2. 2nd rib(제2늑골→둘째갈비뼈)
___ 3. 11th rib(제11늑골→열한째갈비뼈)
___ 4. 1st rib(제1늑골→첫째갈비뼈)
___ 5. 12th rib(제12늑골→열두째갈비뼈)
___ 6. art. surface for costal head(늑골두관절면→갈비뼈머리관절면)
___ 7. Head of rib(늑골두→갈비뼈머리)
___ 8. Neck of rib(늑골경→갈비뼈목)
___ 9. Costal tubercle(늑골결절→갈비뼈결절)
___ 10. Crest of head of rib(늑골두능→갈비뼈머리능선)
___ 11. Costal angle(늑골각→갈비뼈각)
___ 12. Body of rib(늑골체→갈비뼈몸통)
___ 13. Costal groove(늑골구→갈비뼈고랑)

Ribs

1) 등뼈와 복장뼈를 잇는 뼈(앞쪽 갈비연골, 뒤쪽 등뼈)
2) 좌우 24개(12쌍)
3) 형태는 head, neck, body
4) Costal head와 costal tubercle은 등뼈의 몸통 및 가로돌기와 각각 관절한다.
5) 갈비뼈는 편의상
   (1) **True rib**→제1~제7갈비뼈
   (2) **False rib**→제8~제12갈비뼈

특히 제11~제12 갈비뼈를 부유늑골(뜬갈비뼈) floating rib라 한다.

6) 제1갈비뼈가 가장 짧고 폭이 넓으며 편평하고 구부러져 있다. 납작한 수평면, 갈비뼈각이 없다. 제7~제8갈비뼈가 가장 길고 갈비뼈사이공간도 길이와 폭이 넓다.
7) 제2갈비뼈에서는 갈비뼈고랑이 그다지 분명히 않으며 전거근조면(앞톱니근거친면)이 있다.
8) Costal groove(늑골구→갈비뼈고랑) : 내면의 하연을 따라 파여진 고랑. 이곳에 갈비사이정맥, 갈비사이동맥. 갈비사이신경이 통과
9) 제10~제12 갈비뼈는 앞끝과 갈비뼈머리는 뾰족하며, 제11과 제12 갈비뼈의 앞끝은 가쪽복벽에 있는 근육에 묻혀 있고 갈비뼈목과 갈비뼈결절은 없다.

22

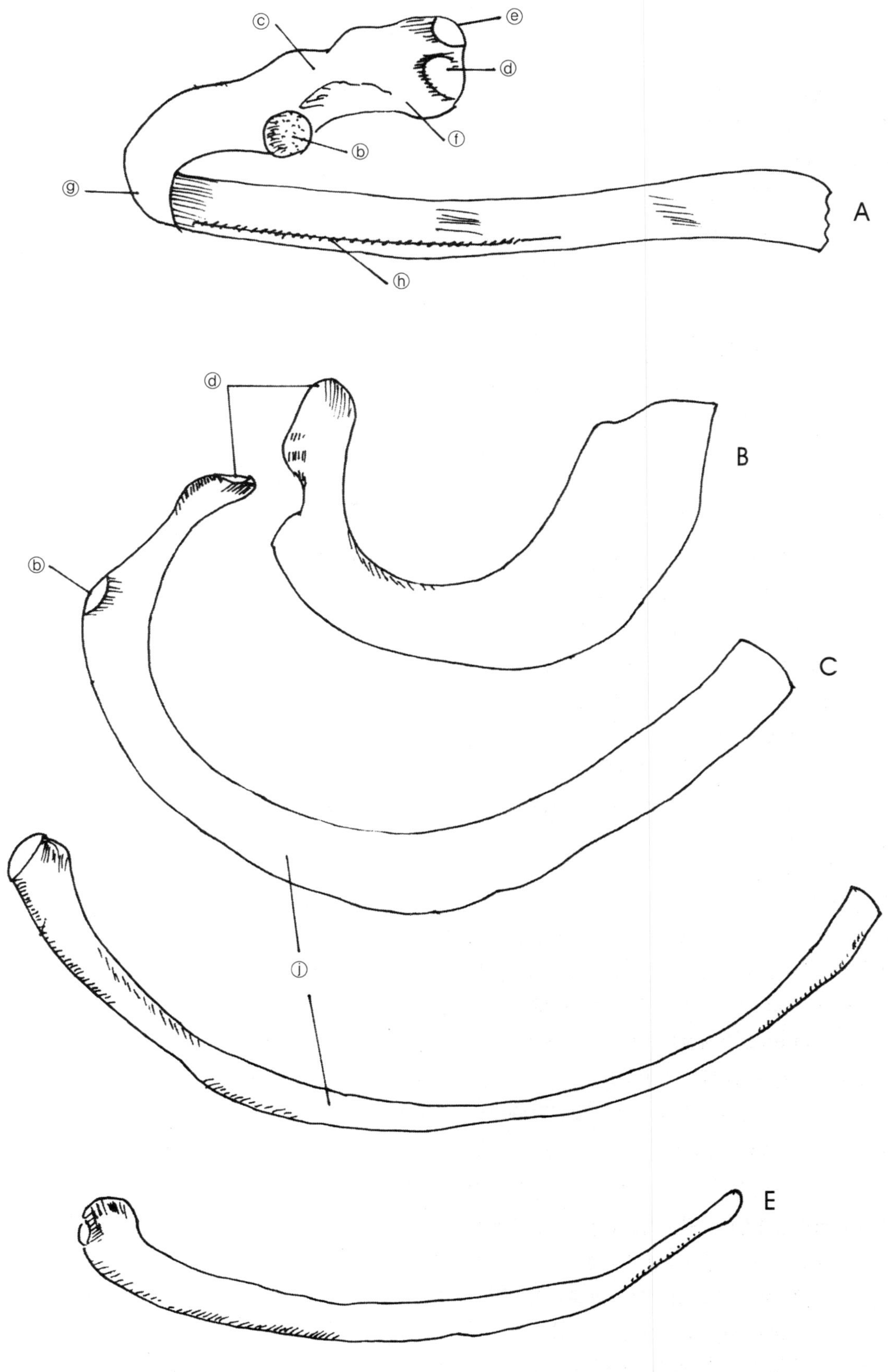

23 골반(Pelvis)

___ 1. Promontory(갑각→엉치뼈곶)
___ 2. Ilium(장골→엉덩뼈)
___ 3. Illiac crest(장골능선→엉덩뼈능선)
___ 4. Anterior superior iliac spine(상전장골극→위앞엉덩뼈가시)
___ 5. Obturator foramen(폐쇄구멍)
___ 6. Ischim(좌골→궁둥뼈)
___ 7. Pubis(치골→두덩뼈)
___ 8. Symphysis pubis(치골결합→두덩결합)
___ 9. Acetabulum(관골구→절구)
___ 10. Sacroiliac joint(천장관절→엉치엉덩관절)
___ 11. Iliopubic eminence(장치융기→엉덩두덩융기)
___ 12. Oblique diameter(경사직경→빗지름)
___ 13. Transverse diameter(가로직경)
___ 14. Ant. posterior diameter(전후직경)
___ 15. Conjugata diameter(대각결합선)
___ 16. Conjugata anatomica(해부결합선)
___ 17. Interspinosus diameter(극간경→가시사이거리)
___ 18. Intercristal diameter(능간경→능선사이거리)
___ 19. Base of sacum(천골저→엉치뼈바닥)
___ 20. 분만시 태아 위치

Pelvis

1) 골반은 좌우관골(볼기뼈), 천골(엉치뼈), 미골(꼬리뼈) 및 제5요추(허리뼈)로 구성.
2) 골반은 분계선(terminal line)을 경계로
   위쪽을 큰골반(greater pelvis)→거짓골반(복강 abdominal cavity(배안)에 해당)
   아래쪽을 작은골반(lesser pelvis)→참골반(골반강 pelvic cavity(골반안)에 해당)
3) Pelvic cavity(골반안) : S결장(구불잘록창자), 직장(곧창자), 방광, 내부생식기 내재.
   여자의 경우 작은골반은 출산시 산도 역할
4) Terminal line(분계선) : 갑각(엉치뼈곶), 궁상선(활꼴선), 치골결합(두덩결합) 윗면을 잇는 선.
5) Promontory(갑각→엉치뼈곶) : 천골(엉치뼈)과 제5허리뼈 사이에 형성되는 각.

골반계측(Pelvimetry)

1) 골반상구(위골반문)

(1) Ant. posterior diameter(전후경) : 산과결합선, 참결합선
   엉치뼈곶→두덩결합 뒷면 중앙(한국여성 11㎝, 가장 짧은 거리 9.0㎝ 이하 = 좁은골반)
(2) Transverse diameter(가로지름) : 분계선을 좌우로 잇는 최대거리 13㎝
(3) Oblique diameter(빗지름) : 엉치엉덩관절→반대쪽 엉덩두덩융기 사이.
   Conjugata diagonal(대각결합선) : 엉치뼈곶→두덩결합 아래쪽 연결(정중직경 11.5~12.2㎝)
(4) Conjuagata externa(외결합선) : 두덩결합 위모서리→제5허리뼈 가시돌기 끝(19~20㎝)
(5) Interspinosus diameter(가시사이거리) : 좌우 볼기뼈의 위엉덩뼈가시 사이 직경(23㎝)
(6) Intercristal diameter(능선사이거리) : 좌우 엉덩뼈능선의 최대거리(26㎝)

2) 골반하구(아래골반문)(미골하단+좌골결절+치골결합 하연)

(1) Ant. posterior diameter : 꼬리뼈끝→두덩결합 중앙
(2) 골반안 위입구에서 앞뒤직경 : 엉치뼈곶→두덩결합 중앙
(3) Transverse diameter : 좌우 궁둥뼈결절 사이

※ 골반경사도 : 사람이 서 있을 때 위골반문은 수평면에 대하여 55°~65°
   두덩밑각 : Male→50°~60°, Female→70°~90°

23

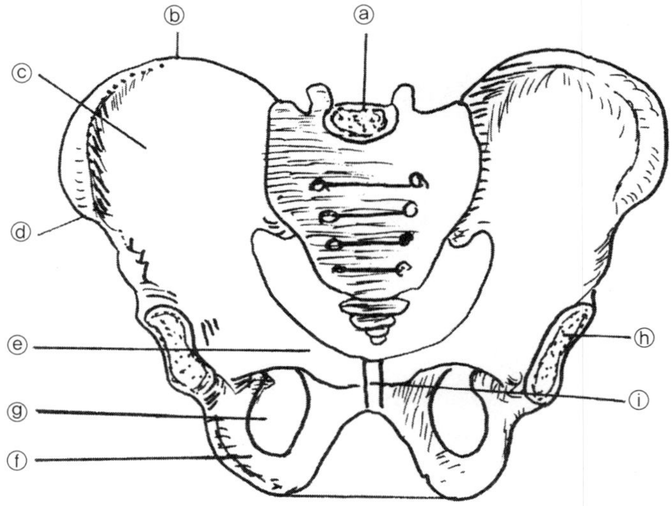

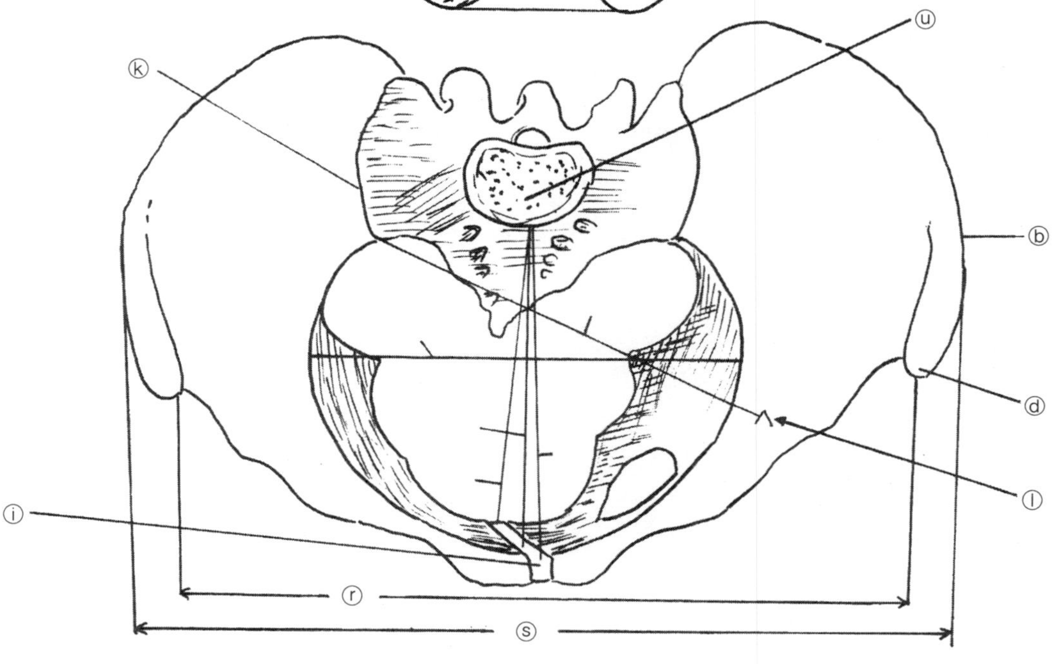

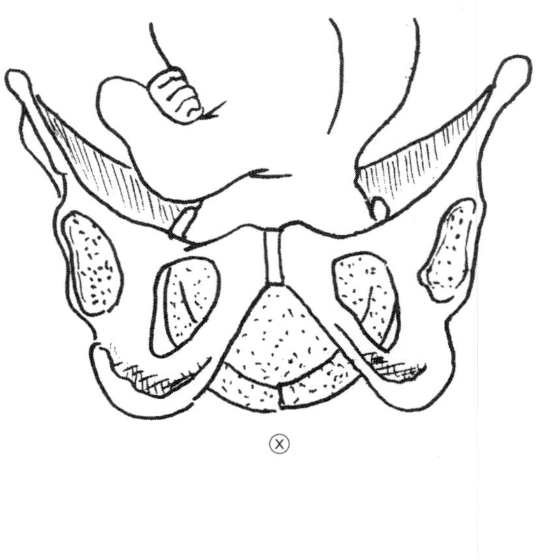

24 상지골(팔뼈 Bones of the upper limb)

___ 1. Anterior surface(앞면)
___ 2. Posterior surface(뒷면)
___ 3. Clavicle(쇄골 → 빗장뼈)
___ 4. Humerus(상완골 → 위팔뼈)
___ 5. Radius(요골 → 노뼈)
___ 6. Carpals(수근골 → 손목뼈)
___ 7. Scapula(견갑골 → 어깨뼈)
___ 8. Ulna(척골 → 자뼈)
___ 9. Metacarpals(중수골 → 손허리뼈)
___ 10. Phalanges(수지골 → 손가락뼈)

상지골(팔뼈)의 구성

Shoulder girdle(상지대 → 팔이음뼈)

1) Clavicle(쇄골 → 빗장뼈) 1×2=2
2) Scapula(견갑골 → 어깨뼈) 1×2=2

Bones of free upper limb(자유상지골 → 자유팔뼈)

1) Arm(상완 → 위팔)
   (1) Humerus(상완골 → 위팔뼈) 1×2=2
2) Forearm(전완 → 아래팔)
   (1) Ulna(척골 → 자뼈) 1×2=2
   (2) Radius(요골 → 노뼈) 1×2=2
3) Hand(손)
   (1) Carpal bones(수근골 → 손목뼈) 8×2=16
   (2) Metacarpal bones(중수골 → 손허리뼈) 5×2=10
   (3) Phalanges(수지골 → 손가락뼈) 14×2=28

좌우 합계 64개

24

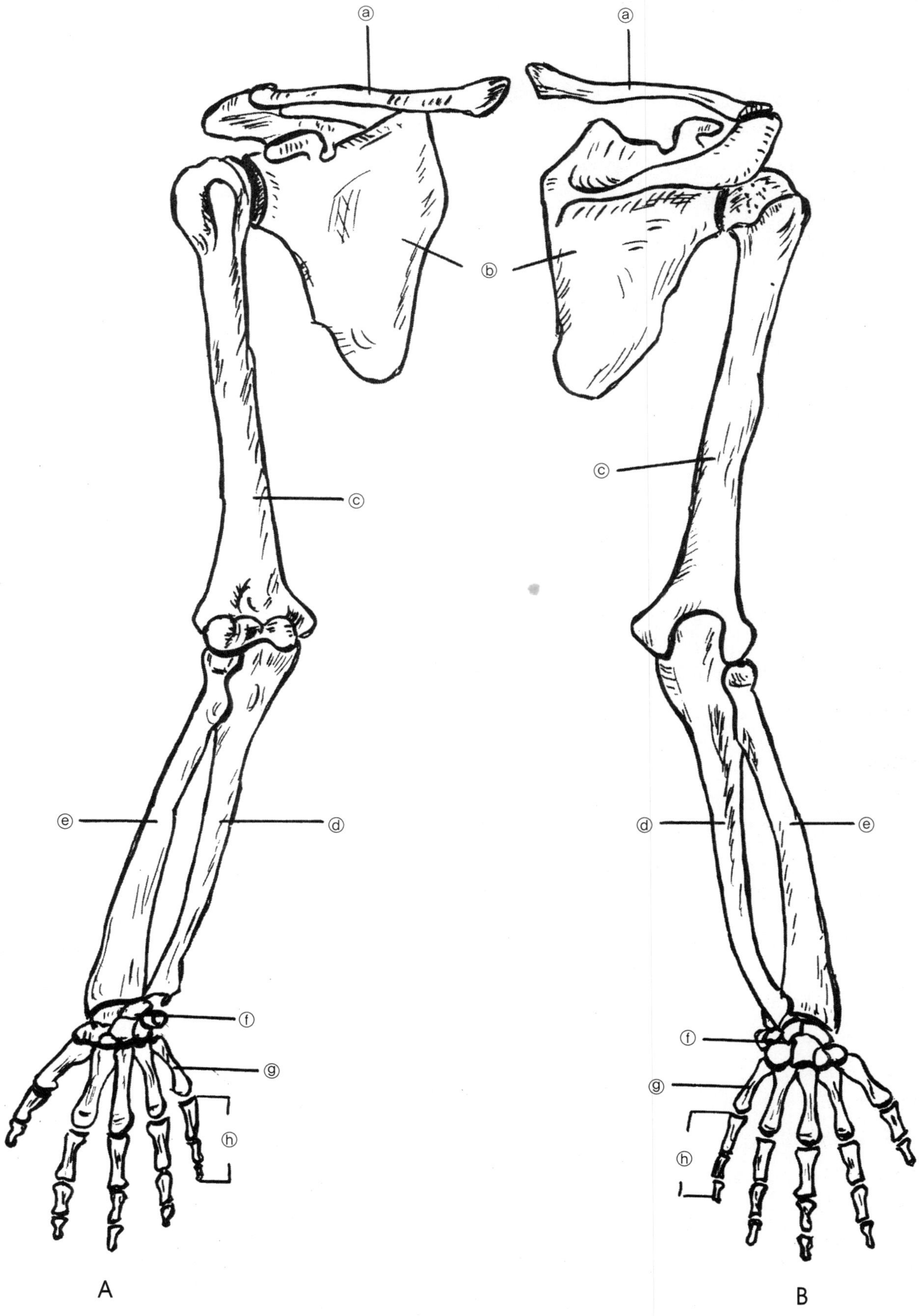

25 상지대(팔이음뼈 Upper girdle)

___ 1. Clavicle(쇄골→빗장뼈)
___ 2. Sternal end(흉골단→복장뼈끝)
___ 3. Acromial end(견봉단→어깨끝)
___ 4. Impression of costoclav. lig(늑쇄인대압흔→갈비빗장인대자국)
___ 5. Subscapular fossa(견갑하와→어깨뼈밑오목)
___ 6. Scapula(견갑골→어깨뼈)
___ 7. Acromion(견봉→봉우리)
___ 8. Glenoid cavity(관절강→관절안)
___ 9. Coracoid process(오훼돌기→부리돌기)
___ 10. Greater tubercle(대결절→큰결절)
___ 11. Surgical neck(외과경→외과목)
___ 12. Intertubercular groove(결절간구→결절사이고랑)
___ 13. Lesser tubercle(소결절→작은결절)
___ 14. Deltoid tuberosity(삼각근조면→세모근거친면)
___ 15. Med. epicondyle(내측상과→안쪽위관절융기)
___ 16. Lat. epicondyle(외측상과→가쪽위관절융기)
___ 17. Trochlea(상완골활차→위팔뼈도르래)
___ 18. Coronoid fossa(구돌와→갈고리오목)
___ 19. Capitulum(상완골소두→위팔뼈작은머리)

Clavicle

1) 인체에서 가장 먼저 골화가 일어나며, 뼈가 강하지 못해 충격에 골절(fracture)이 잘 된다.
2) 길이는 13~14㎝, S자형의 긴 뼈
3) 안쪽끝(sternal end)은 복장뼈자루(manubrium)에, 가쪽끝(acromial end)은 봉우리(acromion)에 연결
4) 윗면은 매끈하고 아래면은 근육 및 인대가 부착하기 때문에 거칠다.
5) 안쪽 2/3의 절단면은 삼각기둥. 앞쪽으로 돌출. 가쪽 1/3은 편평하며 뒤쪽으로 융기
6) 빗장뼈골절 fracture of the clavicle은 빗장뼈 중앙에서 가쪽사이에서 빈발(두 curve가 만나는 곳)

Scapula

1) 가슴우리 양쪽 뒤위부위에 얹히며 삼각형의 납작뼈
2) 등쪽면의 돌기인 견갑극(scapular spine 어깨뼈가시)에 의해 위를 극상와(가시위오목, supraspinous fossa), 아래를 극하와(가시아래오목, infraspinous fossa)로 구분
3) 가쪽각에 관절공간(glenoid cavity)이 있어 위팔뼈(humerus head)와 연접되어 어깨관절(shoulder joint)형성
4) Coracoid process(오훼돌기→부리돌기) : 관절공간의 바로 안쪽에 새의 부리와 같은 돌기로 근육과 인대가 부착한다.
5) 3개의 모서리(boder)
   (1) Sup. border
   (2) Med. border
   (3) Lat. border
6) 3개의 각(angle)
   (1) Sup. angle
   (2) Inf. angle
   (3) Lat. angle

25

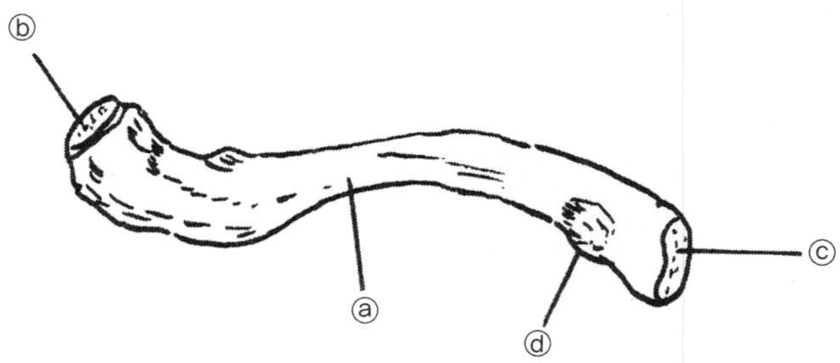

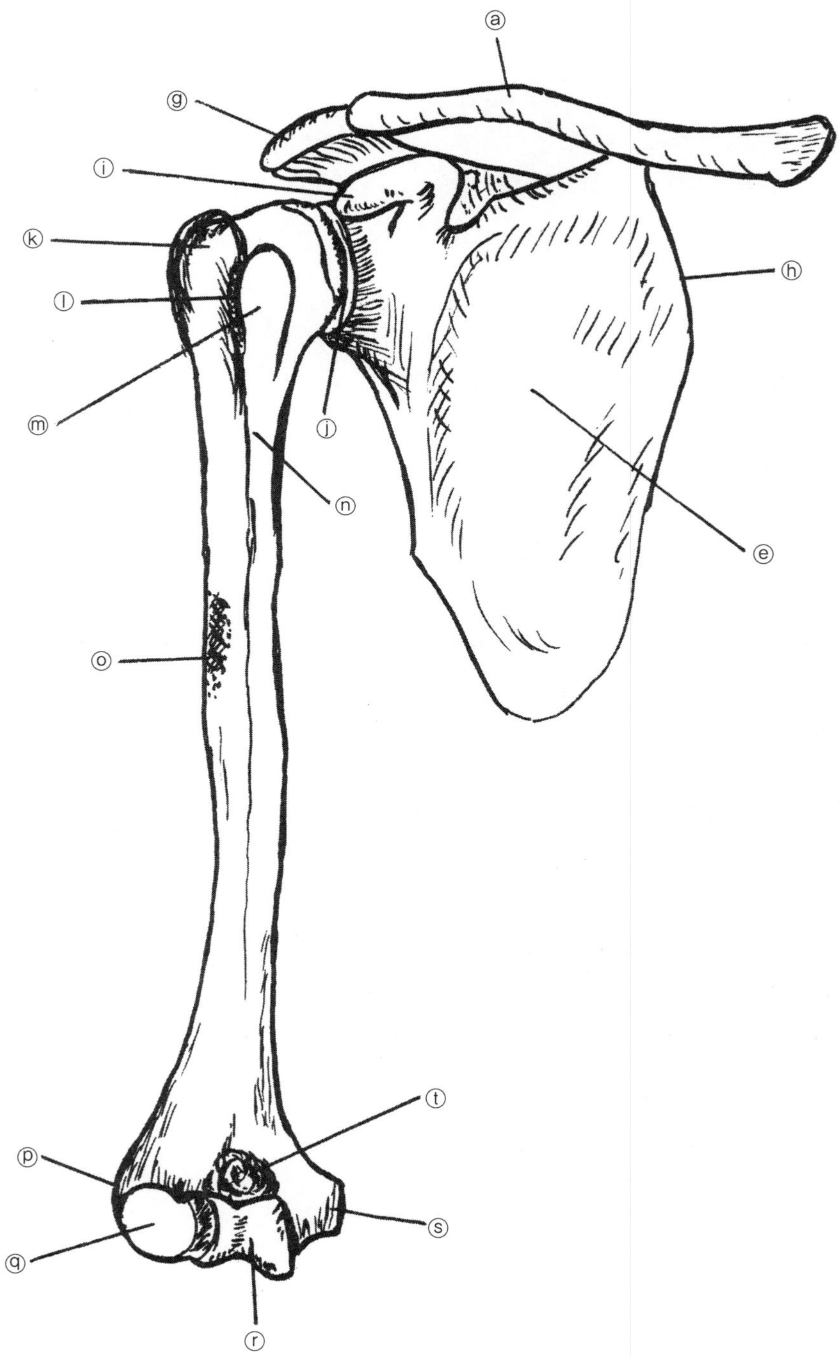

26 상완골(위팔뼈 Humerus)

___ 1. Clavicle(쇄골→빗장뼈)
___ 2. Sup. angle(상각→위각)
___ 3. Inf. angle(하각→아래각)
___ 4. Lat. angle(외측각→가쪽각)
___ 5. Scapular spine(견갑극→어깨가시)
___ 6. Supraspinous fossa(극상와→가시위오목)
___ 7. Coracoid process(오훼돌기→부리돌기)
___ 8. Infraspinous fossa(극하와→가시아래오목)
___ 9. Glenoid fossa(관절와→관절오목)
___ 10. Humeral head(상완골두→위팔뼈머리)
___ 11. Greater tubercle(대결절→큰결절)
___ 12. Lat. epicondyle(외측상과→가쪽위관절융기)
___ 13. Med. epicondyle(내측상과→안쪽위관절융기)
___ 14. Trochlea(활차→도르래)
___ 15. Olecranon fossa(주두와→팔꿈치오금)
___ 16. Groove radial nerve(요골신경구→노신경고랑)
___ 17. Groove ulnar nerve(척골신경구→자신경고랑)
___ 18. Anatomical neck(해부경→해부목)

Humerus

1) 위팔의 기초가 되는 뼈로 팔뼈 중 가장 길고 무겁다. 길이 27~29㎝(신장의 1/5)

2) Upper end(proximal end)
   (1) Head : 견갑골(어깨뼈)의 관절강(관절오목)과 관절(shoulder joint)
   (2) Anatomical neck : Head와 greater tubercle사이
   (3) Greater tubercle : 위팔뼈의 뒤 가쪽에 있는 큰 융기

3) Body
   (1) Surgical neck(외과경→외과목) : 결절부 아래쪽이며, 임상적으로 골절(fracture)이 잘된다.
   (2) Groove for radial nerve(요골신경구→노신경고랑) : 위팔뼈 뒷면에 있으며, 비스듬히 가쪽으로 내려가는 고랑. 노신경이 통과

4) Lower end(distal end)
   (1) Capitulum of humerus(상완골두→위팔뼈머리) : 노뼈머리와 관절
   (2) Trochlea of humerus(상완골활차→위팔뼈도르래) : 자뼈의 도르래패임과 관절
   (3) Medial epicondyle(내측상과→안쪽위관절융기) : 안쪽돌출부, 아래팔의 굽힘근 기시부
   (4) Lat. epicondyle(외측상과→가쪽위관절융기) : 가쪽돌출부, 아래팔의 폄근 기시부
   (5) Groove for ulnar nerve(척골신경구) : 안쪽위관절융기와 뒷면. 자신경 통과
   (6) Olecranon fossa(주두와→팔꿈치오목) : 자뼈의 팔꿈치머리가 닿는 곳

26

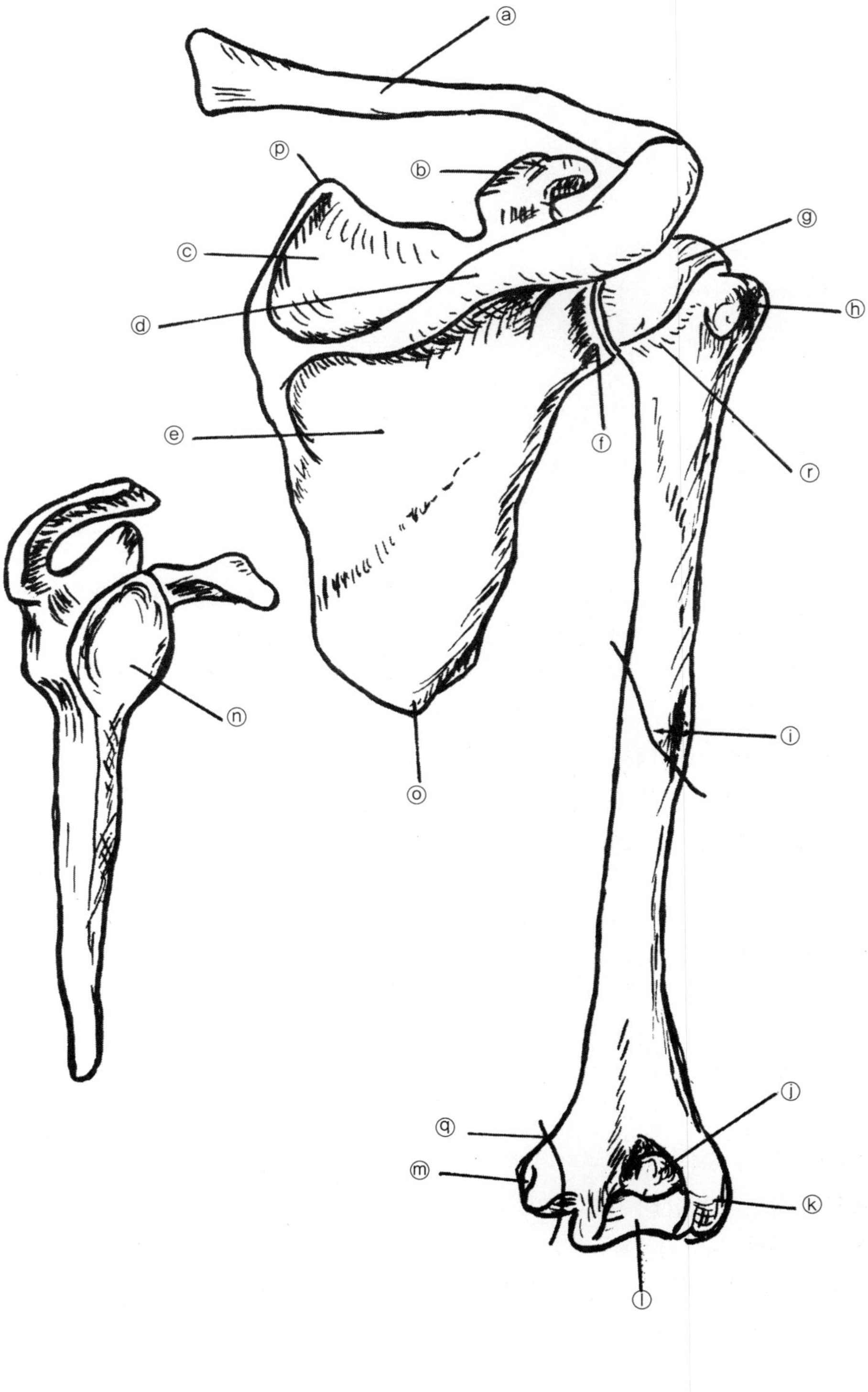

27 전완골(아래팔뼈 Bones of Forearm)

___ 1. Body of radius(요골체→노뼈몸통)
___ 2. Body of ulna(척골체→자뼈몸통)
___ 3. Head of radius(요골두→노뼈머리)
___ 4. Radial neck(요골경→노뼈목)
___ 5. Radial tuberosity(요골조면→노뼈거친면)
___ 6. Articular circumference(관절환상면→둘레관절면)
___ 7. Styloid process(경상돌기→붓돌기)
___ 8. Olecranon(주두→팔꿈치머리)
___ 9. Coronoid process(구상돌기→갈고리돌기)
___ 10. Ulnar tuberosity(척골조면→자뼈거친면)
___ 11. Head of ulna(척골두→자뼈머리)
___ 12. Styloid process(경상돌기→붓돌기)
___ 13. Trochlear notch(활차절흔→도르래패임)
___ 14. Carpal surface(수근관절면→손목관절면)
___ 15. Interosseus border(골간연→뼈사이 모서리)

Ulna

1) 아래팔을 구성하는 안쪽뼈로 길이가 22~24㎝
2) 위끝에
   (1) Olecranon(주두→팔꿈치머리) : 새 주둥이 모양. 위팔의 팔꿈치오목과 관절
   (2) Coronoid process(구상돌기→갈고리돌기) : 팔꿈치머리 앞쪽. 도르래패임의 앞끝에 있는 돌기
   (3) Trochlear notch(도르래패임) : 팔꿈치머리와 갈고리돌기 사이에 있으며 위팔뼈도르래와 관절
   (4) Radial notch(노패임) : 갈고리돌기 가쪽면, 여기에는 노뼈머리의 둘레관절면이 접촉(노자관절)
3) 아래끝에
   (1) Head(자뼈머리) : 노뼈의 자패임과 관절.
   (2) Styloid process(경상돌기→붓돌기) : 먼쪽끝의 바깥쪽에 있는 작은 돌기

※ 붓돌기는 관자뼈, 자뼈, 노뼈, 제3 손허리뼈에 있다.

Radius

1) 아래팔의 가쪽 엄지쪽에 있으며 길이는 20~22㎝
2) 위끝에
   (1) Head(노뼈머리) : Humerus의 위팔뼈 작은머리와 관절, 노패임과도 관절
   (2) Radial tuberosity(요골조면→노뼈거친면) : 안쪽에 있는 타원형의 돌출부로 위팔두갈래근이 부착
3) 하단에
   (1) Ulna notch(척골절흔→자패임) : 자뼈머리와 관절, 안쪽면의 얕은 오목
   (2) 아래에서 손목의 주상골과 월상골이 접하는 수근관절면이 있다.
   (3) Colle's fracture : 특히 손을 짚고 넘어질 때 골절이 잘 되는 곳은 힘을 먼저 받는 아래쪽 1/3지점
4) 노뼈는 아래팔의 바깥쪽에 위치하며 몸쪽끝보다 먼쪽끝이 크다.
5) 몸통은 자뼈몸통과 같이 3면과 3모서리를 가지며 자뼈와 마주보는 곳에 아래팔뼈사이막이 있다.

27

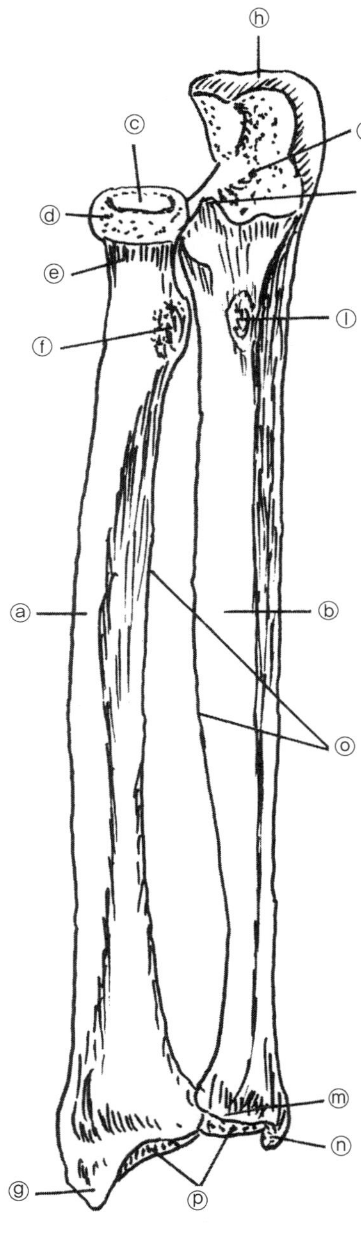

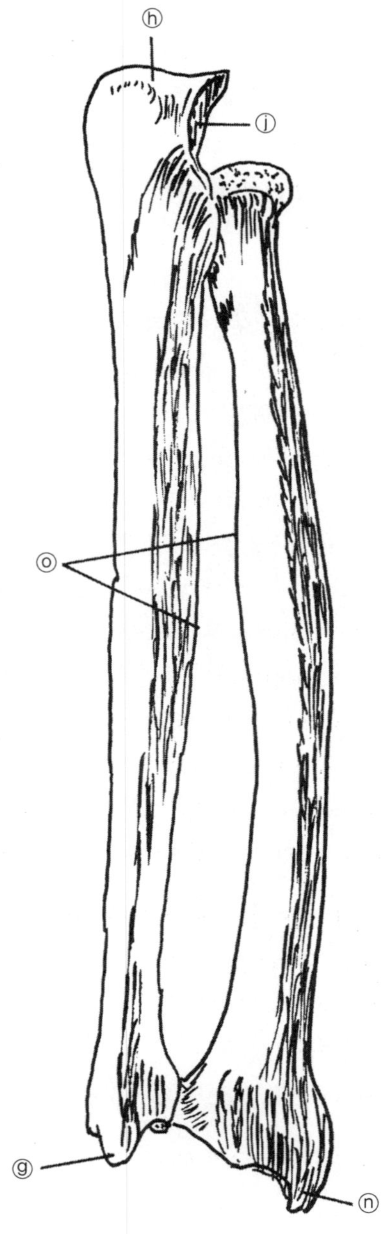

28 수근골(손뼈 bones of the hand)

___ 1. Scaphoid bone(주상골→손배뼈)
___ 2. Triangular bone(삼각골→세모뼈)
___ 3. Pisiform bone(두상골→콩알뼈)
___ 4. Lunate bone(월상골→반달뼈)
___ 5. Trapezoid bone(소능형골→작은마름모뼈)
___ 6. Trapezium bone(대능형골→큰마름모뼈)
___ 7. Capitate bone(유두골→알머리뼈)
___ 8. Hamate bone(유구골→갈고리뼈)
___ 9. Metacarpal bone(중수골→손허리뼈)
___ 10. Middle phalanx(중절골→중간마디뼈)
___ 11. Proximal phalanx(기절골→첫마디뼈)
___ 12. Distal phalanx(말절골→끝마디뼈)
___ 13. Sesamoid bone(종자골→종자뼈)

Carpal bones(수근골→손목뼈)

1) 손목을 이루는 뼈로서 모두 8개로 되어 있으며 4개씩 몸쪽열(proximal row)과 먼쪽열(distal row)로 나뉜다.
2) 손목운동을 유연하게 하는 bearing역할
 (1) Proximal carpal bones(근위수근골→몸쪽손목뼈)
  ① Scaphoid bone(주상골→손배뼈) : 작은배 모양의 뼈
  ② Lunate bone(월상골→반달뼈) : 반달모양의 뼈
  ③ Triangular bone(삼각골→세모뼈) : 삼각형 모양의 뼈
  ④ Pisiform bone(두상골→콩알뼈) : 삼각형뼈에 얹혀있다.
 (2) Distal carpal bones(원위수근골→먼쪽손목뼈)
  ① Trapezium bone(대능형골→큰마름모뼈) : 주사위 모양의 뼈
  ② Trapezoid bone(소능형골→작은마름모뼈) : 작은 주사위 모양의 뼈
  ③ Capitate bone(유두골→알머리뼈) : 손목뼈 중 가장 크다.
  ④ Hamate bone(유구골→갈고리뼈) : 갈고리 모양의 뼈

Metacarpal bone(중수골→손허리뼈)

1) 손바닥을 이루는 5개의 뼈로 제1, 제2, 제3, 제4, 제5 손허리뼈라 한다.
2) 제1 손허리뼈가 가장 굵고 짧다.
3) 제2 손허리뼈가 가장 길다.
4) 길이는 약 5㎝로 base, body, head로 구분

Phalanx(수지골→손가락뼈)

1) 명칭은 base, body, head로 구분
2) 엄지만 2개, 나머지는 3개씩으로 14개의 뼈
3) 엄지는 proximal phalanx와 distal phalax로만 구성된다.
4) 엄지를 제외한 나머지 손가락뼈는 proximal phalanx, middle phalanx, distal phalanx로 구성된다.
5) 낱낱의 손가락뼈의 명칭은 가쪽으로부터 thumb, index finger, middle finger, ring finger, little finger라고 한다.
6) 손가락뼈는 지절간관절(마디뼈사이관절) interphalangeal joint에 의해 연결.
7) Distal phalanx의 등면에 손톱이 있다.

28

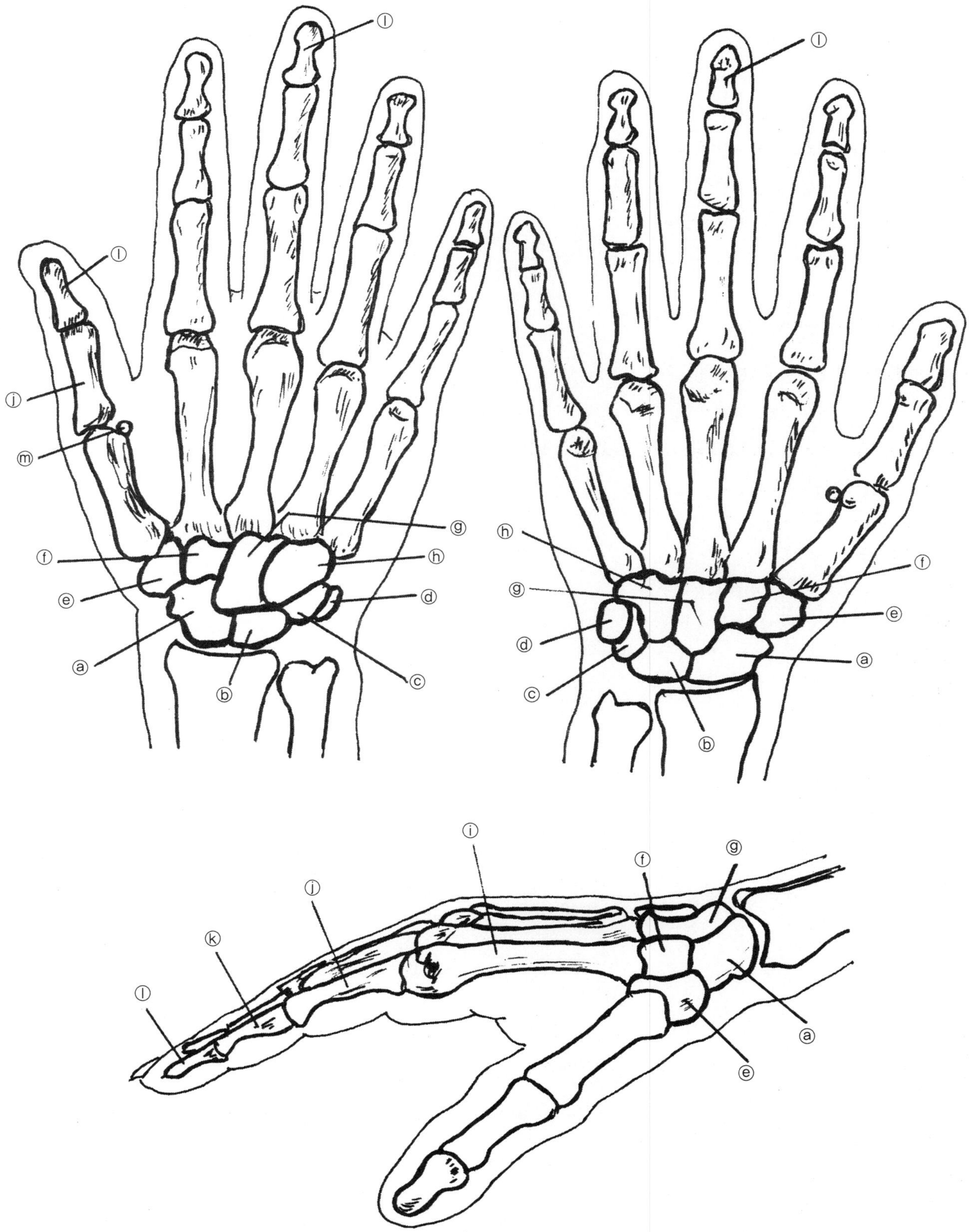

29 하지골(다리뼈 Bones of the lower limb)

___ 1. Hip bone(관골→볼기뼈)

___ 2. Patella(슬개골→무릎뼈)

___ 3. Femur(대퇴골→넙다리뼈)

___ 4. Tibia(경골→정강뼈)

___ 5. Fibula(비골→종아리뼈)

___ 6. Phalanges(족지골→발가락뼈)

___ 7. Tarsal bones(족근골→발목뼈)

___ 8. Metatarsal bones(중족골→발허리뼈)

___ 9. Hip joint(고관절→엉덩관절)

___ 10. Knee joint(슬관절→무릎관절)

___ 11. Ankle joint(족관절→발목관절)

하지골(다리뼈)의 구성

Hip girdle(하지대→다리이음뼈)

1) L., R. hip bone(왼·오른볼기뼈)	1×2=2

Bones of free lower limb(자유하지골→자유다리뼈)

1) Femur(대퇴골→넙다리뼈)	1×2=2
2) Patella(슬개골→무릎뼈)	1×2=2
3) Tibia(경골→정강뼈)	1×2=2
4) Fibula(비골→종아리뼈)	1×2=2
5) Tarsal bone(족근골→발목뼈)	7×2=14
6) Metatarsal bone(중족골→발허리뼈)	5×2=10
7) Phalanges(족지골→발가락뼈)	14×2=28
	좌우 합계 62개

29

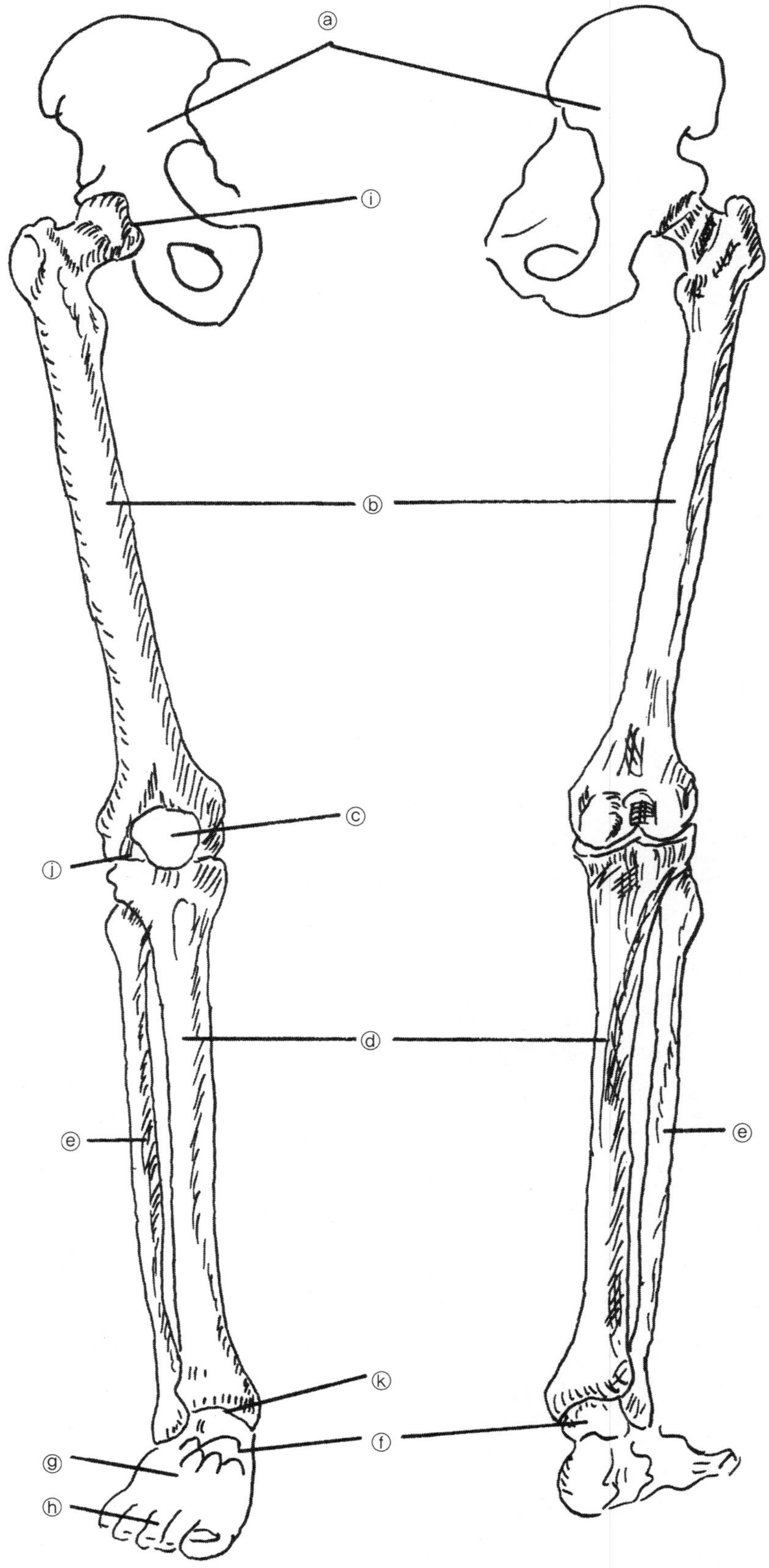

30 우관골 외측면(오른 볼기뼈 가쪽면 Lateral view of the right hip bone)

___ 1. Ala of ilium(장골익→엉덩뼈날개)
___ 2. Iliac crest(장골능→엉덩뼈능선)
___ 3. Post. sup. iliac spine(상후장골극→위뒤엉덩뼈가시)
___ 4. Ant. sup. iliac spine(상전장골극→위앞엉덩뼈가시)
___ 5. Ischial spine(좌골극→궁둥뼈가시)
___ 6. Greater sciatic notch(대좌골절흔→큰궁둥뼈패임)
___ 7. Ant. inf. iliac spine(하전장골극→아래엉덩뼈가시)
___ 8. Ischial tuberosity(좌골결절→궁둥뼈결절)
___ 9. Pubic tubercle(치골결절→두덩뼈결절)
___ 10. Sup. ramus(상지→위가지)
___ 11. Inf. ramus(하지→아래가지)
___ 12. Obturator foramen(폐쇄공→폐쇄구멍)
___ 13. Acetabulum fossa(관골구와→절구오목)
___ 14. Body of ilium(장골체→엉덩뼈몸통)
___ 15. Body of pubic(치골체→두덩뼈몸통)
___ 16. Ramus of ischium(좌골지→궁둥뼈가지)
___ 17. Body of ischium(좌골체→궁둥뼈몸통)
___ 18. Lunate surface(월상면→반달면)
___ 19. Acetabulum(관골구→볼기뼈절구)
___ 20. Lesser sciatic notch(소좌골절흔→작은궁둥뼈패임)

Hip bone(관골→볼기뼈)

1) 태생시 3개의 뼈로 장골(엉덩뼈, ilium), 좌골(궁둥뼈, ischium), 치골(두덩뼈, pubis)로 되어있으나 이들이 결합하여 1개로 된 뼈=관골(볼기뼈)
2) 연골부는 16~17세가 되면 모두 골화
3) 가쪽에 관골구(볼기뼈절구, acetabulum)가 있으며 관골구의 중심이 엉덩뼈, 궁둥뼈, 두덩뼈의 결합중심이 된다.
  (1) Ilium(장골→엉덩뼈)
    ① Body : 절구의 위 2/5차지
    ② Arcuate line(궁상선→활꼴선) : 엉덩뼈날개와 몸통의 이행부위로, 활모양의 곡선
    ③ Ala of ilium(장골익→엉덩뼈날개) : 내면은 매끄럽고 오목한 엉덩뼈오목(iliac fossa)이다. 넓고 편평.
    ④ 앞뒷면에 4개의 spine이 있다.
    앞면 : Ant. sup. iliac spine(상전장골극→위앞엉덩뼈가시) : 넙다리빗근의 기시. 샅인대와 넙다리근부착.
    Ant. inf. iliac spine(하전장골극→아래앞엉덩뼈가시) : 대퇴직근(넙다리곧은근)의 기시부.
    뒷면 : Post. sup. iliac spine(상후장골극→위뒤엉덩뼈가시) : 엉덩뼈능선의 뒤끝에 있는 돌출부
    Post. inf. iliac spine(하후장골극→아래뒤엉덩뼈가시) : 큰궁둥뼈패임의 위끝에 있는 돌출부
    ⑤ Auricular surface(이상면→귀모양면) : 천골(엉치뼈)의 귀모양면과 더불어 엉치엉덩관절구성
    ⑥ Acetabulum(관절구→볼기뼈절구) : 장골(엉덩뼈), 좌골(궁둥뼈), 치골(두덩뼈)로 이루어진 큰 구멍이며 절구를 3등분하여 엉덩뼈와 궁둥뼈가 각각 2/5, 두덩뼈가 1/5차지. 절구는 대퇴골두(넙다리뼈머리)와 고관절(엉덩관절, hip joint)형성
    ⑦ Greater sciatic notch(대좌골절흔→큰궁둥패임) : 아래위엉덩뼈가시와 궁둥뼈가시 사이의 큰 함요
    ⑧ Spine of ischium(좌골극→궁둥뼈가시) : 대·소궁둥뼈패임 사이의 뼈의 돌출부
  (2) Ischium(좌골→궁둥뼈)
    ① Body : 절구의 뒤아래쪽이 2/5 차지
    ② Ramus(궁둥뼈가지) : 궁둥뼈는 body와 ramus로 나뉘며, ramus는 두덩뼈가지와 연결 폐쇄구멍을 이룬다.
    ③ Ischial tuberosity(궁둥뼈결절) : Body의 아래끝에 있는 큰 결절로, 앉을 때 몸무게 지탱

30

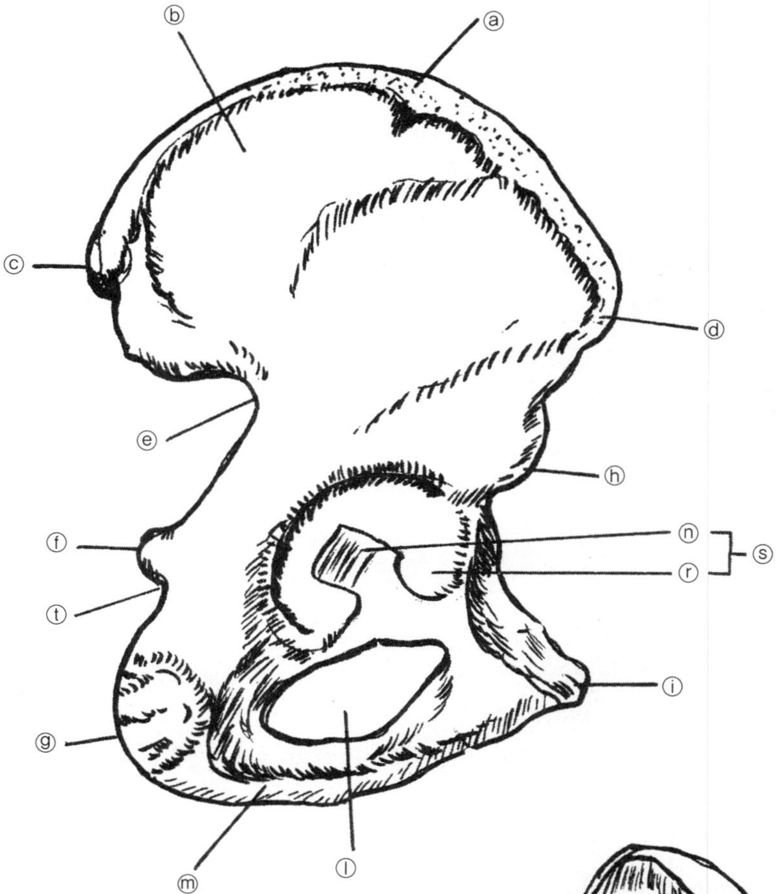

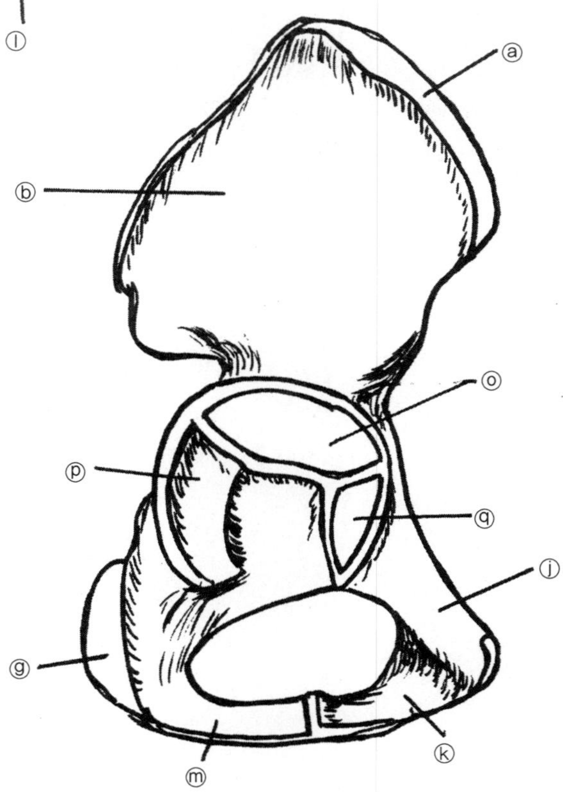

31 우관골 내면(오른 볼기뼈 속면 Medial view of the right hip bone)

___ 1. Body of ilium(장골체→엉덩뼈몸통)
___ 2. Body of ischium(좌골체→궁둥뼈몸통)
___ 3. body of pubis(치골체→두덩뼈몸통)
___ 4. Sup. post. iliac spine(상후장골극→위뒤엉덩뼈가시)
___ 5. Auricular surface(이상면→귀모양면)
___ 6. Iliac fossa(장골와→엉덩뼈오목)
___ 7. Iliac crest(장골능→엉덩뼈능선)
___ 8. Ischial spine(좌골극→궁둥뼈가시)
___ 9. Ischial tuberosity(좌골결절→궁둥뼈결절)
___ 10. Ramus of ischium(좌골지→궁둥뼈가지)
___ 11. Obturator foramen(폐쇄공→폐쇄구멍)
___ 12. Arcuate line(궁상선→활꼴선)
___ 13. Symphysial surface(치골결합면→두덩뼈결합면)
___ 14. Pubic tubercle(치골결절→두덩뼈결절)
___ 15. Inf. ramus of pubis(치골하지→두덩뼈아래가지)
___ 16. Sup. ramus of pubis(치골상지→두덩뼈위가지)
___ 17. Post. inf. iliac spine(하후장골극→아래엉덩뼈가시)

(3) Pubis(치골→두덩뼈)

① Body : 절구의 앞안쪽 1/5 차지

② Ramus Sup. ramus of pubic(치골상지→두덩뼈위가지) : 폐쇄구멍 위쪽부분
Inf. ramus of pubic(치골하지→두덩뼈아래가지)

③ Pubic tubercle(치골결절→두덩뼈결절) : 두덩뼈결합의 앞가쪽에 있는 불룩한 곳 서혜인대(샅인대)복직근(배곧은 근)이 부착

④ Symphysial surface(치골결합면→두덩결합면) : 위가지와 아래가지의 이행부. 반대쪽의 두덩뼈를 향하는 안쪽면. 그 아래끝을 치골하각(두덩밑각 subpubic angle)이라 한다.

⑤ Obturator foramen(폐쇄구멍) : 절구 밑에 궁둥뼈와 두덩뼈로 싸여있는 모가 적은 삼각형의 큰 구멍. 생체시 폐쇄막으로 막혀 있는 폐쇄관(obturator canal)이 있어 그곳으로 폐쇄동·정맥과 폐쇄신경의 통로가 된다.

31

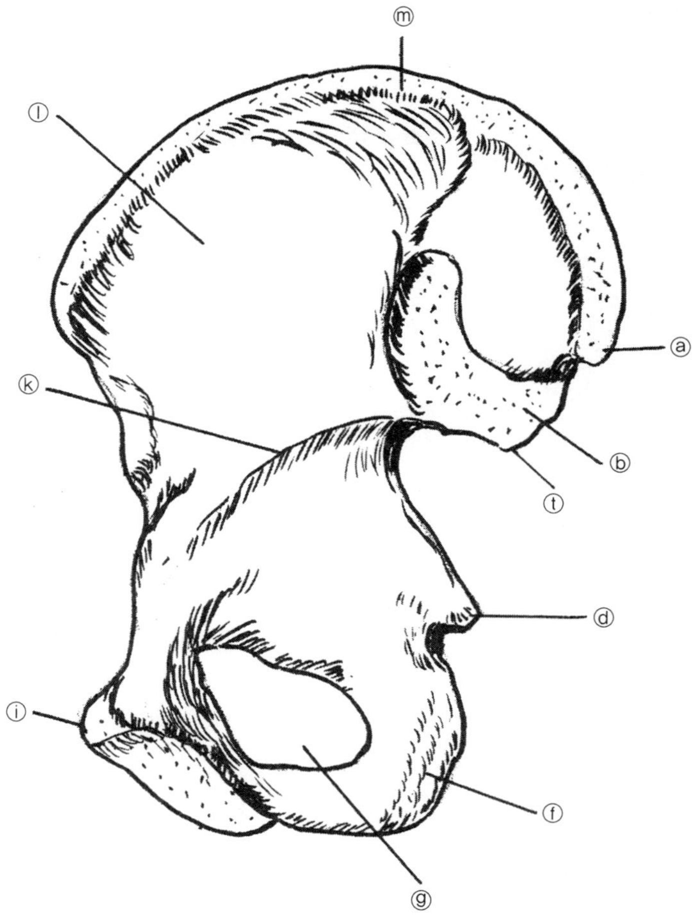

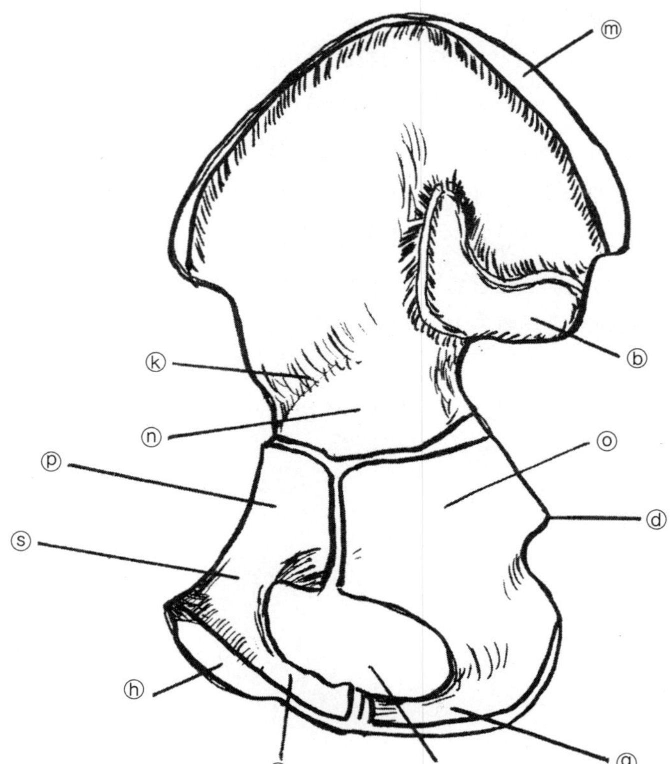

32 대퇴골(넙다리뼈 Femur)

___ 1. Head(대퇴골두→넙다리뼈머리)
___ 2. Greater trochanter(대전자→큰돌기)
___ 3. Lat. epicondyle(외측상과→가쪽위관절융기)
___ 4. Med. epicondyle(내측상과→안쪽위관절융기)
___ 5. Med. condyle(내측과→안쪽관절융기)
___ 6. Lat. condyle(외측과→가쪽관절융기)
___ 7. Lesser trochanter(소전자→작은돌기)
___ 8. Patellar surface(슬개면→무릎면)
___ 9. Intertrochanteric crest(전자간능→돌기사이능선)
___ 10. Intercondylar fossa(과간와→융기사이오목)
___ 11. Body(대퇴골체→넙다리뼈몸통)
___ 12. Neck(대퇴골경→넙다리뼈목)
___ 13. Intertrochanteric line(전자간선→돌기사이선)
___ 14. Fovea capitis(대퇴골두와→넙다리뼈오목)

Femur(대퇴골→넙다리뼈)

1) 뼈대 중에서 가장 길고 무거운 장골(긴뼈). 신장의 1/4, 38.2~41.5㎝
2) 체중을 골반으로 이어 받아 정강뼈로 전달하기에 알맞다.
3) Proximal end→hip joint Distal end→knee joint
4) Head : 원형, 매끈하고, 2/3가 공 모양으로 절구에 깊이 들어가 hip joint형성
5) Greater trochanter(대전자→큰돌기) : Body와 Neck이 이어지는 윗가쪽의 돌기. 중간볼기근, 작은볼기근, 폐쇄근, 십자근 부착
6) Lesser trochanter(소전자→작은돌기) : 뒤안쪽에 있으며 장요근(엉덩허리근)이 부착
7) Linea aspera(조선→거친선) : 내선과 외선 2개의 선으로 내전근군(모음근무리), 넙다리두갈래근 짧은머리가 부착. 직립보행에 필요한 근육부착부위
8) Patella surface(슬개면→무릎면) : 매끈하고 무릎뼈와 관절
9) Medial and lateral condyles(내측 및 외측과→안쪽 및 가쪽관절융기) : 넙다리뼈의 먼쪽끝 안·가쪽융기부
10) Medial and lateral epicondyles(내측 및 외측상과→안쪽 및 가쪽위관절융기) L 안쪽과 및 가쪽관절융기의 안쪽관절융기 가쪽에 있는 융기. 돌출부에 근육과 인대가 부착한다.
11) Intercondylar fossa(과간와→융기사이오목) : 안쪽관절융기와 가쪽관절융기는 뒤면에서 깊게 패인 부위. 앞면에서는 서로 연결되어 무릎관절면을 형성
12) Fovea capitis(대퇴골두와→넙다리뼈머리오목) : 넙다리뼈머리에 있는 작은 오목으로 여기에 넙다리뼈머리인대가 부착
13) 체(body)와 경(neck)을 이루는 각은 120°~130°

32

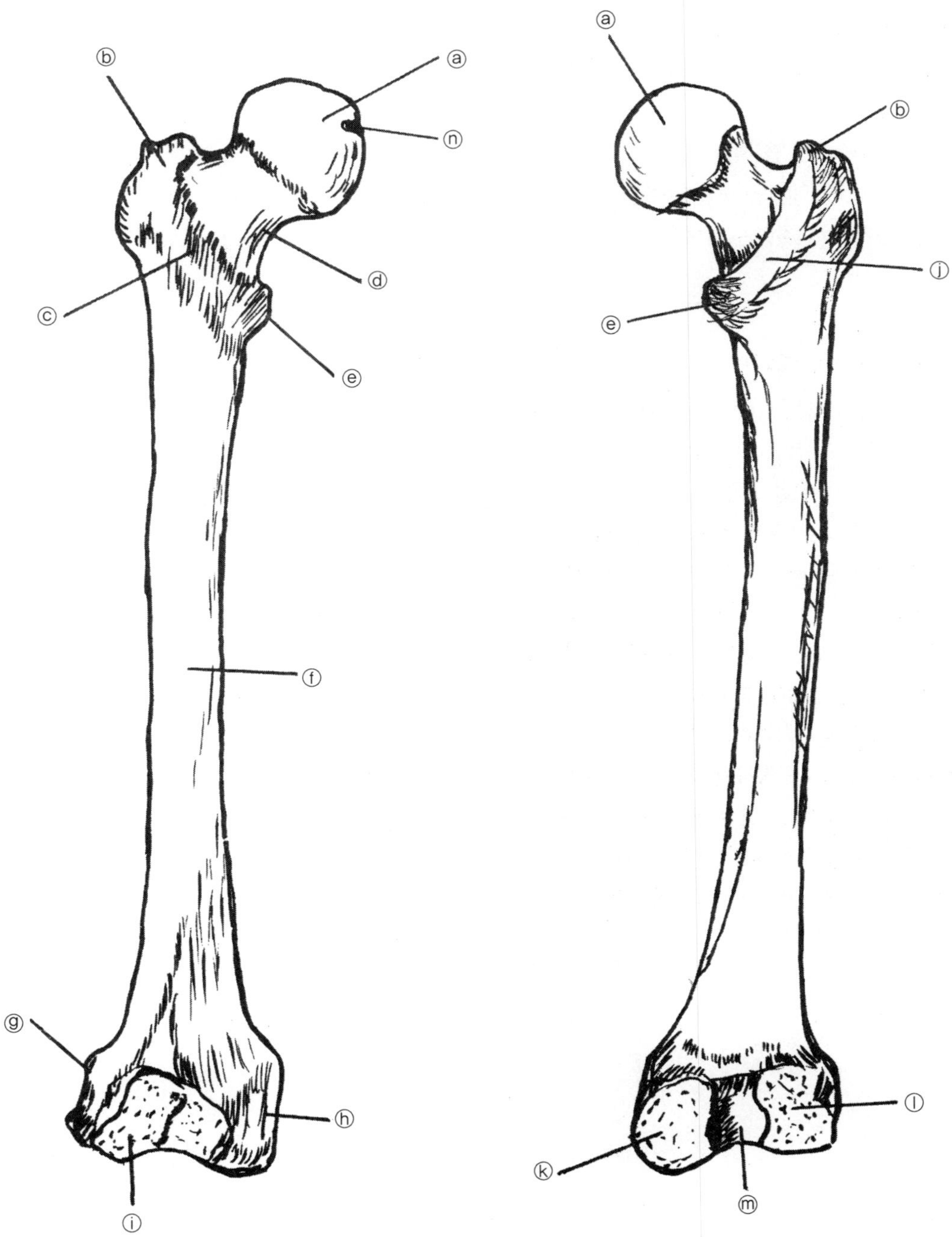

33 슬개골(무릎뼈 Patella)

___ 1. Femur(대퇴골→넙다리뼈)
___ 2. Tibia(경골→정강뼈)
___ 3. Patella(슬개골→무릎뼈)
___ 4. Articular capsule(관절낭→관절주머니)
___ 5. Tendon quadriceps femoris(대퇴사두근건→넙다리네갈래근힘줄)
___ 6. Patellar ligament(슬개인대→무릎인대)
___ 7. Articular meniscus(관절반월→관절반달)
___ 8. Synovial fold(윤활막주름(지방체))
___ 9. Base of patella(슬개골저→무릎뼈바닥)
___ 10. Apex of patella(슬개골첨→무릎뼈끝)
___ 11. Medial surface(내측면→안쪽면)
___ 12. Laternal surface(외측면→가쪽면)
___ 13. Articular cartilage(관절연골)

Patella(슬개골→무릎뼈)

1) 넙다리네갈래근힘줄 속에 있는 큰 종자뼈(seasmoid bone)이다.
2) Knee joint의 강한 펴짐근의 지렛대가 된다.
3) 삼각형이며 편평하고 밤알 모양
4) 앞면은 다소 불룩하고 거칠며 작은 혈관구멍이 많다
5) 뒷면은 매끄러운 관절면이 있고 넙다리뼈의 무릎면과 관절
6) Knee joint에 관여하는 뼈는 femur의 distal end, patella, tibia가 관여한다.
7) 위쪽의 넓은 곳을 base, 아래쪽의 뾰족한 부위를 apex라 한다.
8) 무릎뼈는 앞쪽에 있기 때문에 종종 골절이 된다.
9) 뼈와 힘줄의 마찰을 막기 위한 뼈이다.
10) **종자골(sesamoid bone 종자뼈)** : 근의 부착건(힘줄)속에 있는 작은 뼈.
   뼈와 힘줄의 마찰을 막기 위한 뼈. 가장 큰 종자뼈는 무릎뼈이다.
   발의 종자뼈 : 제1발허리뼈의 머리아래쪽
   손의 종자뼈 : 제1손허리뼈의 머리아래쪽

33

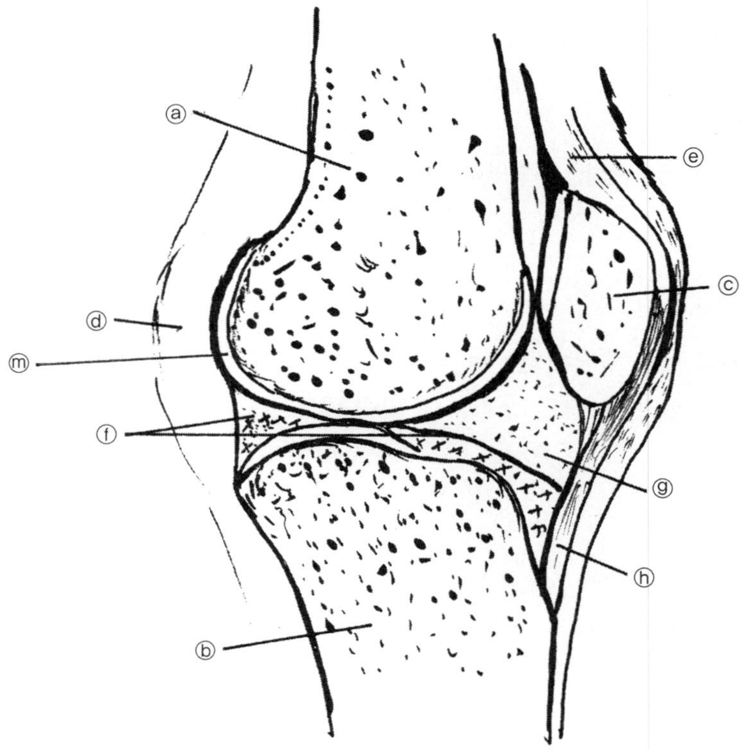

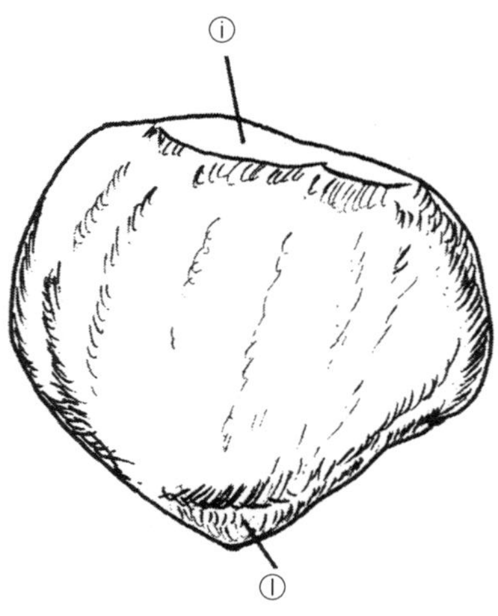

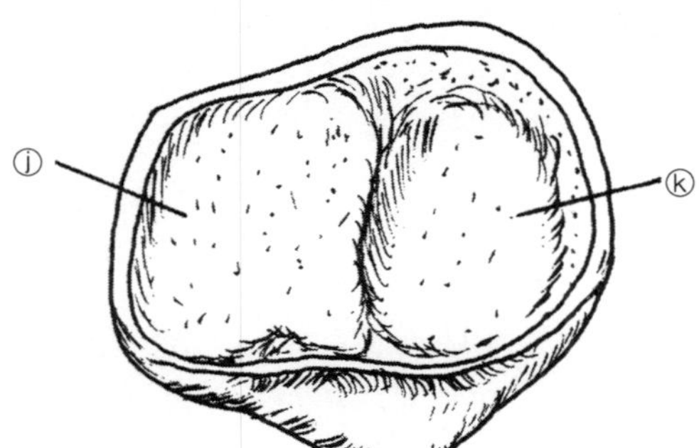

34 경골(정강뼈 Tibia)

___ 1. Ant. view of tibia(정강뼈 오른쪽 앞면)

___ 2. Post. view of tibia(정강뼈 오른쪽 뒷면)

___ 3. Lat. condyle(외측과 →가쪽관절융기)

___ 4. Med. condyle(내측과→안쪽관절융기)

___ 5. Intercondylar eminence(과간융기→융기사이융기)

___ 6. Tibial tubersosity(경골조면→정강뼈거친면)

___ 7. Body(경골체→정강뼈몸통)

___ 8. Med. malleolus(내과→안쪽복사)

___ 9. Linea of soleus(넙치근선→가자미근선)

___ 10. Fibular notch(비골절흔→종아리뼈패임)

___ 11. Articular surface of head(비골두관절면→종아리뼈머리관절면)

Tibia(경골→정강뼈)

1) 하퇴(leg 종아리)에 있는 2개의 뼈 중 안쪽에 있으며, 몸 끝이 두껍고 크며 길이는 30~33㎝
2) 위끝에 내측 및 외측과(medial and lateral condyles→안쪽 및 가쪽관절융기)가 있고 이 관절면은 넙다리뼈와 관절하여 knee joint를 이룸
3) Intercondylar eminence(과간융기→융기사이융기) : 위끝의 중앙, 즉 안쪽관절융기와 가쪽관절융기 사이이며 십자인대와 반월판이 부착
4) Body에 예리한 모서리(border)가 있으며 삼각기둥 모양이고 종아리뼈와 골간연(뼈사이모서리)을 이룬다.
5) 먼쪽끝의 안쪽에 내과(medial malleolus→안쪽복사)가 있고, 가쪽에는 종아리뼈와 관절하는 비골절흔(fibilar notch→종아리뼈패임). 안쪽복사는 정강뼈 안쪽 팽대부
6) 아래끝에 관절면이 있어 거골(Talus→목말뼈)와 관절＝ankle joint(거퇴관절→발목관절)
7) Fibular articular surface(비골관절면→종아리뼈관절면) : 뒷가쪽에 있으며 비골두(종아리뼈머리)와 관절
8) Tibial tuberosity(경골조면→정강뼈거친면) : body의 앞면 위쪽 융기부로 무릎인대가 부착
9) Fibular notch(비골절흔→종아리뼈패임) : 정강뼈 먼쪽끝의 가쪽에 있는 패임이며 종아리뼈와 접하는 면
10) 아래쪽 관절면은 직사각형이며, 발목뼈의 거골(목말뼈)과 관절＝ankle joint

34

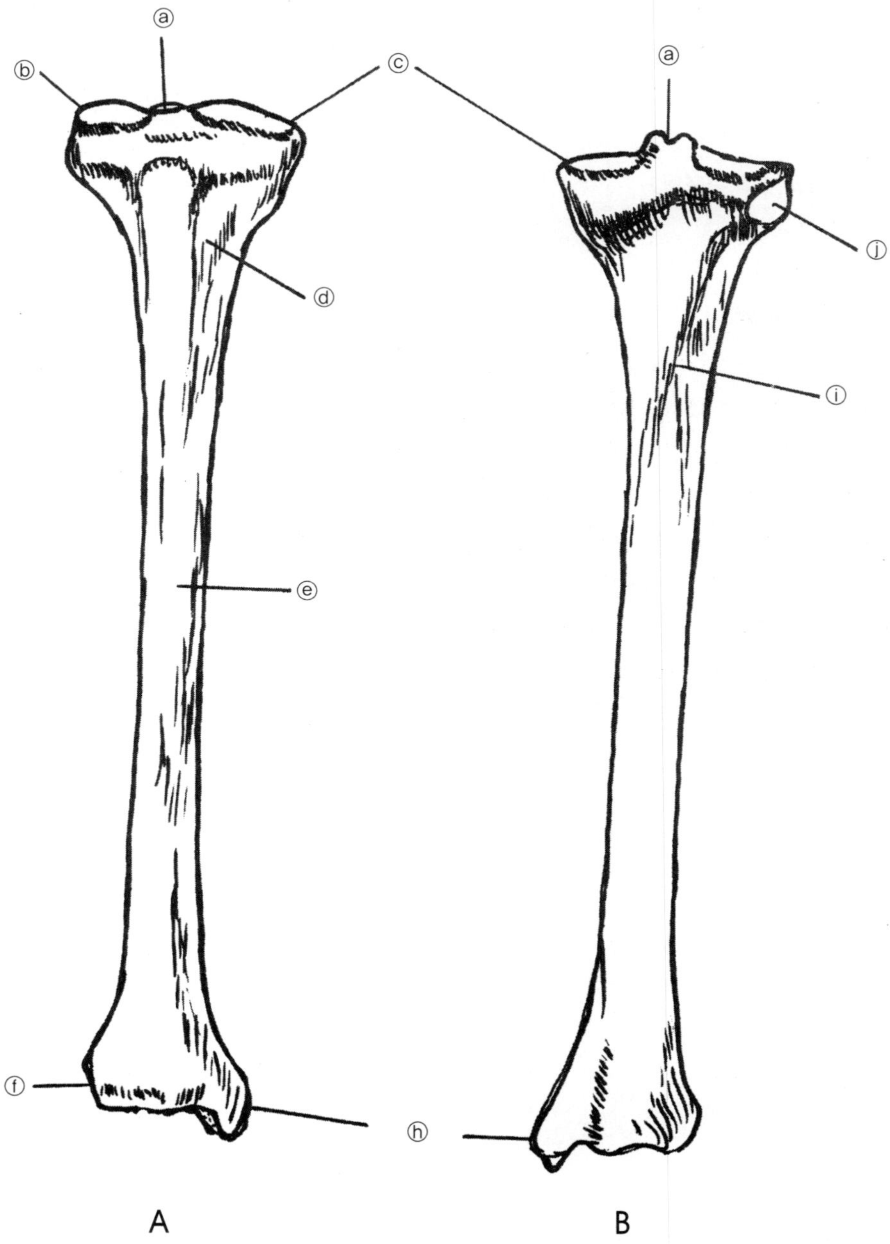

35 비골(종아리뼈 Fibula)

___ 1. Head(비골두→종아리뼈머리)
___ 2. Apex of fibular head(비골두첨→종아리뼈머리끝)
___ 3. Ant. border(전연→앞모서리)
___ 4. Post. border(후연→뒤모서리)
___ 5. Lat. surface(외측면→가쪽면)
___ 6. Malleolar articular surface(외과관절면→가쪽복사관절면)
___ 7. Med. condyle(내측과→안쪽관절융기)
___ 8. Lat. condyle(외측과→가쪽관절융기)
___ 9. Articular surface of head(비골두관절면→종아리뼈머리관절면)
___ 10. Lat. malleolus(외과→가쪽복사)
___ 11. Interosseus border(골간연→뼈사이모서리)
___ 12. Med. malleolus(내과→안쪽복사)

Fibula(비골→종아리뼈)

1) 종아리의 뒤가쪽에 경골(정강뼈)과 나란하며, 길이는 30~32㎝
2) 정강뼈보다 가늘고 무게 전달과 무관한 부목역할
3) Head : 종아리뼈머리는 정강뼈의 종아리뼈관절면에 관절
4) Body : 4각주상이며 4개의 모서리를 갖는다.
5) Lateral malleolus 외과(가쪽복사) : 아래쪽 가쪽의 융기로, 가쪽복사를 만든다.
6) 장딴지뼈라고도 하며, 넙다리뼈와 관절하지 않고 체중을 받지 않는다. 그러나 ankle joint 형성에 관여한다.
7) 안쪽복사와 종아리뼈먼쪽끝의 골절은 Pott's fracture로써 움직일 수 없는 상태에 있을 때 갑작스럽게 발목이 꼬여서 일어난다. 흔히 스키장에서 이런 종류의 골절이 일어난다.

35

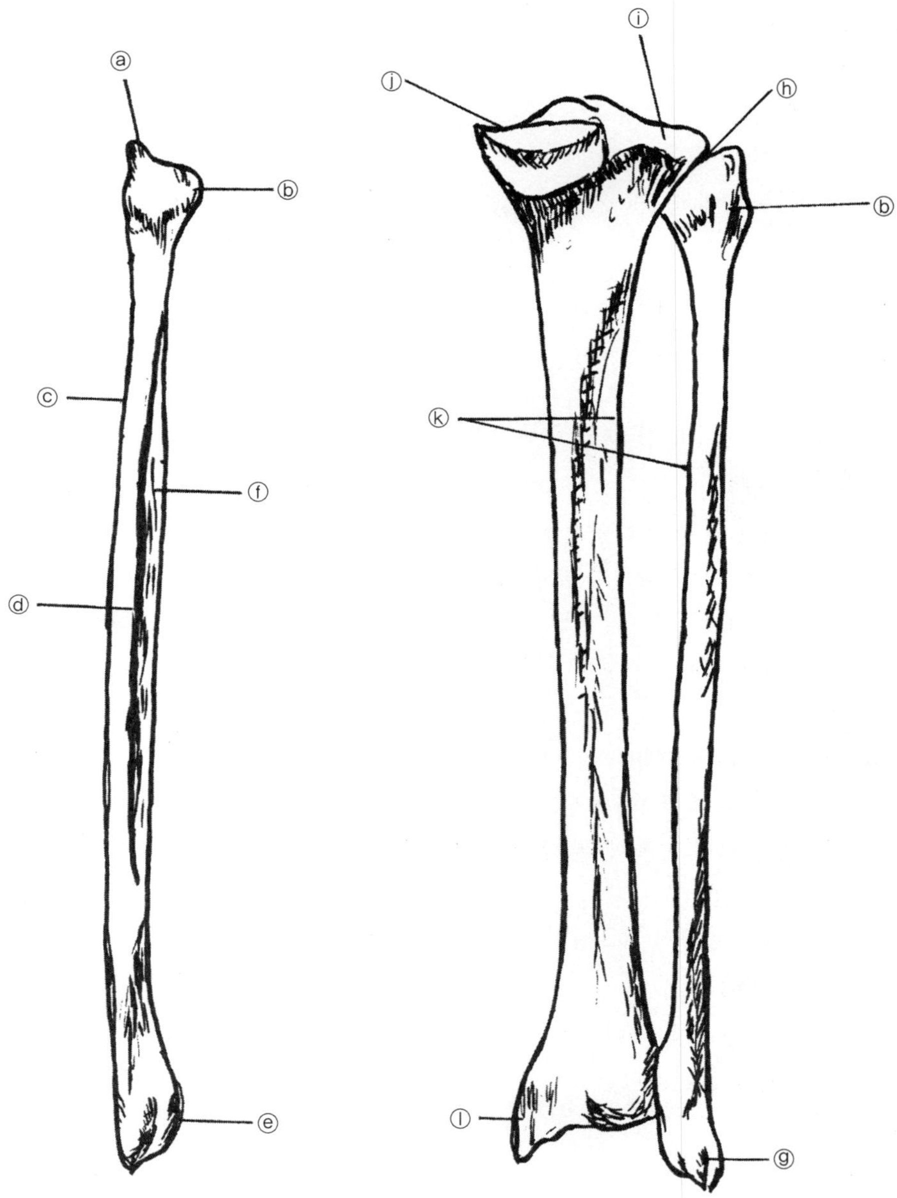

36 족근골(발뼈 Bones of the foot)

___ 1. Dorsal surface(족배면→발등면)
___ 2. Lateral surface(외측면→가쪽면)
___ 3. Planter surface(족저면→발바닥면)
___ 4. Metatarsal bones(중족골→발허리뼈)
___ 5. Phalanges(지절골→발가락뼈)
___ 6. Proximal phalanx(기절골→첫마디뼈)
___ 7. Distal phalanx(말절골→끝마디뼈)
___ 8. Middle phalanx(중절골→중간마디뼈)
___ 9. Cuneiform(설상골→쐐기뼈)
___ 10. Cuboid bone(입방골→입방뼈)
___ 11. Calcaneus(종골→발꿈치뼈)
___ 12. Talus(거골→목말뼈)
___ 13. Navicular bone(주상골→발배뼈)
___ 14. Fibula(비골→종아리뼈)
___ 15. Tibia(경골→정강뼈)

Bones of foot

발뼈에는 족근골(발목뼈), 중족골(발허리뼈), 족지골(발가락뼈)로 구성

1) Tarsal bones(족근골→발목뼈)

(1) 발목을 이루는 7개의 뼈로, 운동의 다양성보다 무게지탱이 중요하다.
(2) 위로는 정강뼈와 종아리뼈, 앞은 중족골(발허리뼈)와 관절
(3) 근위족근골(몸 발목뼈) : 거골(Talus→목말뼈), 종골(Calcaneus→발꿈치뼈), 주상골(Navicular→발배뼈)
(4) 원위족근골(먼 발목뼈) : 제1,2,3 설상골(1st, 2nd, 3rd cuneiform→가쪽, 중간, 안쪽쐐기뼈), 입방골(cuboid→입방뼈)

2) Metatarsal bones(중족골→발허리뼈)

(1) 발바닥의 뼈대이며 안쪽에서부터 제1, 제2, 제3, 제4, 제5 중족골(발허리뼈)
(2) 위쪽은 base로 원위족근골(먼 발목뼈)과 관절. Body는 발바닥으로 약간 굽어지며, 아래쪽은 head로 발가락뼈와 관절
(3) 제 1발허리뼈가 가장 굵고 짧으며 제2 발허리뼈가 가장 길다.

3) Phalanges(족지골→발가락뼈)

(1) 14개의 뼈로, 엄지발가락 2마디, 나머지는 3마디
(2) 명칭 : proximal phalanges(기절골→첫마디뼈), middle phalanges(중절골→중간마디뼈), distal phalanges(말절골→끝마디뼈)

4) Tarsal bone의 특성

(1) Talus(거골→목말뼈) : L자 모양의 뼈. 발목관절의 구성, 정강뼈의 무게를 받는다.
(2) Calcaneus(종골→발꿈치뼈) : 긴 타원형 뼈, 발꿈치의 융기형성, 거골(목말뼈)지지
(3) Navicular(주상골→발배뼈) : 보트모양의 뼈, 거골(목말골)의 앞끝과 관절
(4) Cuboid(입방골→입방뼈) : 입방형 모양의 뼈, 종골(발굽골)의 앞끝과 관절
(5) Cuneiforms(설상골→쐐기뼈) : 3개의 쐐기모양의 뼈. 주상골(발배골)의 앞끝과 관절

36

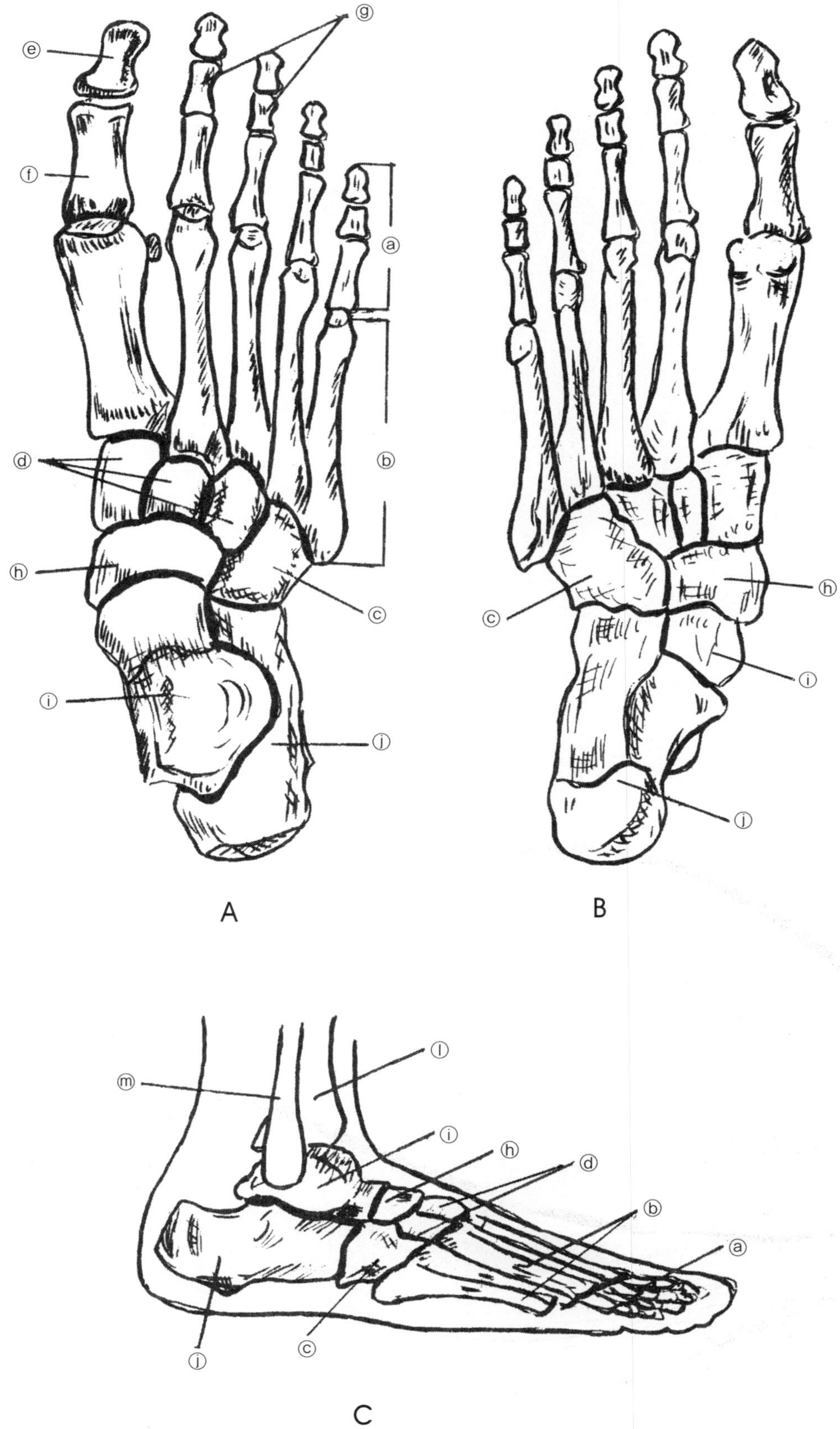

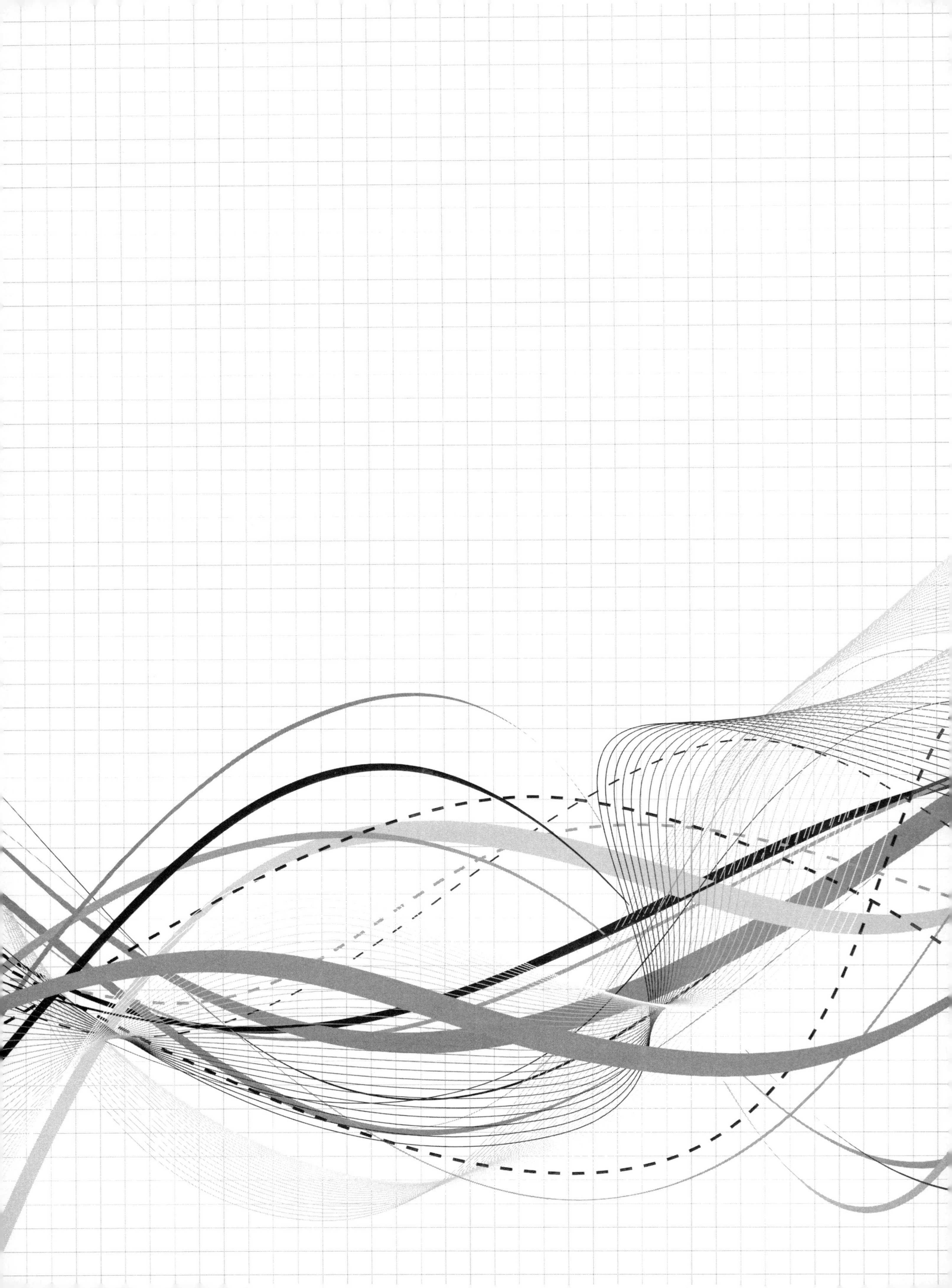

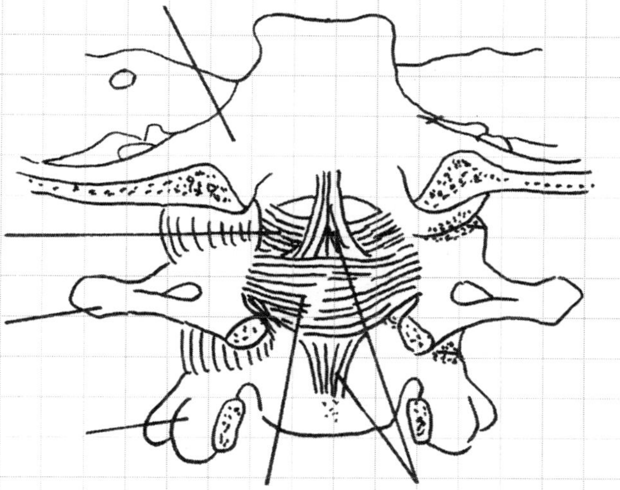

Chapter 3
관절계통
Articuar system

01 관절의 기본구조(Basic structure joint)

___ 1. Articular cavity(관절강→관절공간)
___ 2. Articular capsule(관절낭→관절주머니)
___ 3. Synovial membrane(활막→윤활막)
___ 4. Fibrous membrane(섬유막)
___ 5. Articular cartilage(관절연골)
___ 6. Joint head(관절두→관절머리)
___ 7. Joint fossa(관절와→관절오목)
___ 8. Epiphyseal line(골단선→뼈끝선)
___ 9. Periosteum(골막→뼈막)
___ 10. Articular disc(관절원판→관절원반)
___ 11. Articular meniscus(관절반월→관절반달)
___ 12. Glenoid labrum(관절순→오목테두리)
___ 13. Ligament(인대)
___ 14. Interarticular ligament(관절내인대→관절주머니속 인대)

관절(Joint or articulation)

1) 뼈와 뼈가 서로 연결되는 곳
2) 2개 이상의 뼈가 만나는 곳
3) 뼈와 연골(cartilage)이 만나는 곳
4) 관절의 보조장치
   (1) 관절순(관절테두리 glenoid labrum) : Shoulder joint, hip joint
   (2) 관절원판(관절원반 articular disc) : T.M. joint
   (3) 관절반월(관절반달 articular meniscus) : Knee joint

※ 관절의 분류

1) 부동성 관절(immovable articulation)
   (1) 섬유성 관절(fibrous joint) : 두 뼈 사이가 결합조직 섬유로 연결되어 운동이 불가능
      ① suture(봉합), ② gymphosis(정식→못박이관절) 예) 치조관절, ③ syndesmosis(인대결합)
   (2) 연골성 관절(cartilagenous joint) : 연결되는 뼈 사이에 연골조직이 끼어 있는 관절로 약간의 운동이 가능하다.
      ① 연골결합(synchondrosis) : 태아발생중 혹은 유아기 때 볼 수 있으며, 유리연골로 연결되며 성년때는 골결합으로 대치. 예) 골단선(뼈끝선), 관골(hip bone 볼기뼈)
      ② 섬유연골결합(symphysis) : 섬유연골로 결합. 예) 척추사이원반, 두덩결합
2) 가동성 관절(movable articulation)
   일명 활막성 관절(synovial joint)=일반적인 관절에 해당

01

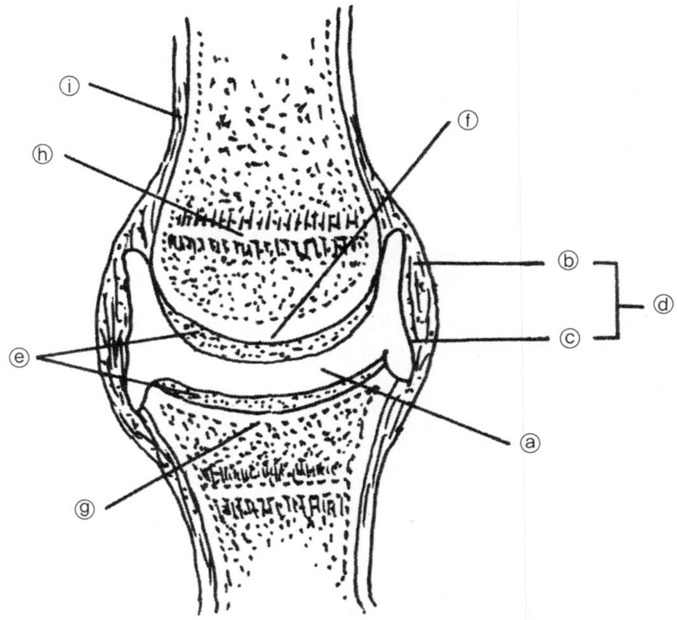

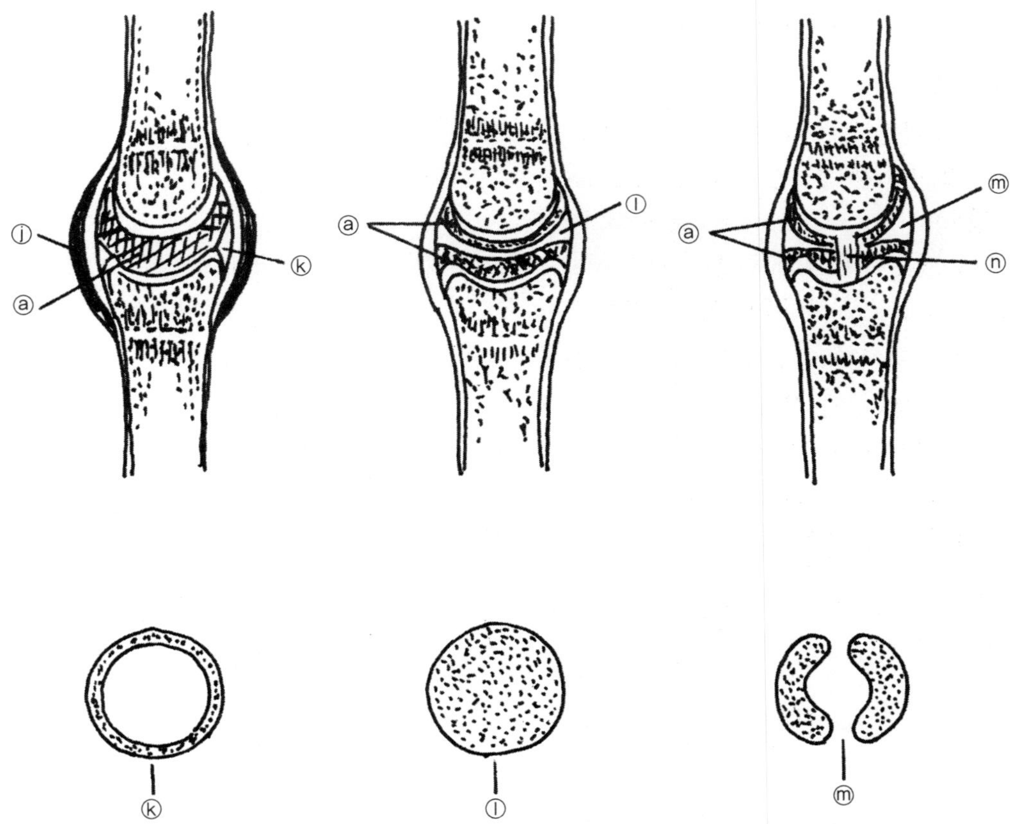

02 활막성(윤활)관절(synovial joint)과 연골(cartilage)

___ 1. Suture(봉합)
___ 2. Syndesmosis(인대결합)
___ 3. Symphysis(섬유연골결합)
___ 4. synchondrosis(연골결합)
___ 5. Sutural ligment(봉합인대)
___ 6. Periosteum(골막→뼈막)
___ 7. Sagittal suture(사상봉합)
___ 8. Fibrous ring(섬유륜→섬유테)
___ 9. Ligamenr(인대)
___ 10. Nucleus pulposus(수핵→속질핵)
___ 11. Body of vertebra(추골체→척추몸통)
___ 12. Intervertebral disc(추간원판→척추사이원반)
___ 13. Epiphysis(골단→뼈끝)
___ 14. Epiphyseal line(골단선→뼈끝선)
___ 15. Diaphysis(골간→뼈몸통)

활막성 관절의 종류

1) Plane joint(gliding joint, 평면관절)
2) Hinge joint(ginglymus joint, 접번관절→경첩관절)
3) Condyloid joint(ovoid joint, 과상관절→타원관절)
4) Pivot joint(trochoid joint, 차축, 활차관절→중쇠관절)
5) Saddle joint(안관절→안장관절)
6) Ball and socket joint(sphenoid joint, 구상관절→절구(공이)관절)

※ 활막성관절의 특징

① 결합하는 두 뼈의 관절면에 반드시 연골로 되어 있어야 한다.
② 연골 사이에는 일정한 간격의 관절강(articular cavity)이 있고
③ 관절강은 관절주머니(articular capsule)로 싸여 있다.
④ 관절주머니의 속면은 윤활막(syovial memnrane)이며 그 속에 윤활액(synovial fluid)이 있다.
⑤ Intraarticular ligament(관절속인대) : 관절주머니 보강인대. 예) 넙다리뼈머리인대나 무릎십자인대

※ **Cartilage(연골)** : 연골세포(cartilage cell) + matrix로 구성
관절연골의 기능 : 마모방지, 운동에 따른 충격방지 및 예방, 관절의 맞춤을 원활하게 하며 탈구방지
연골의 종류 : ① 유리연골(hyaline cartilage) 예) 관절연골, 기관, 방패연골
② 탄력연골(elastic cartilage) 예) 귓바퀴연골, 후두덮개연골
③ 섬유연골(fibro cartilage) 예) 척추사이원반, 두덩사이원반

02

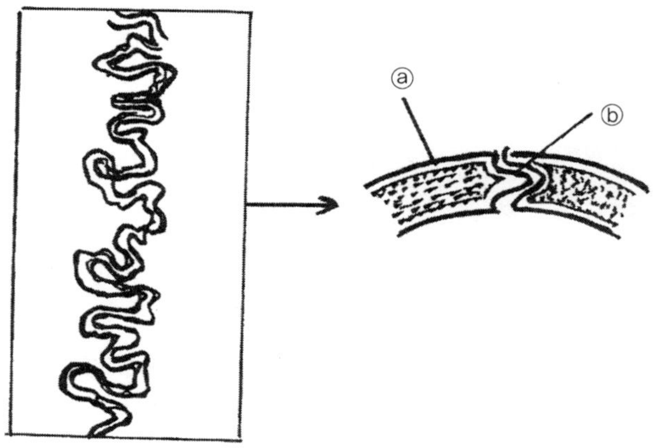

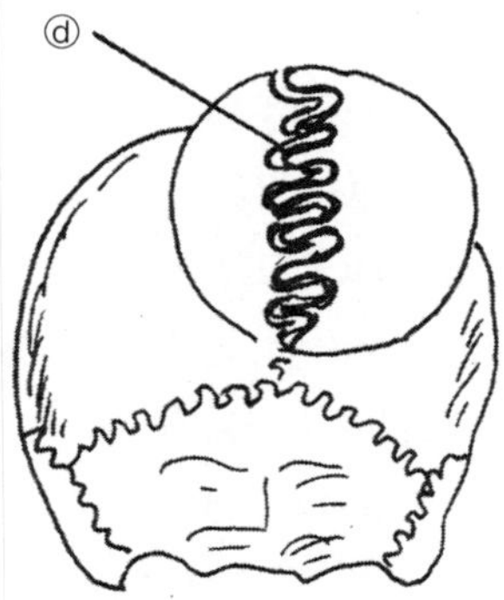

A

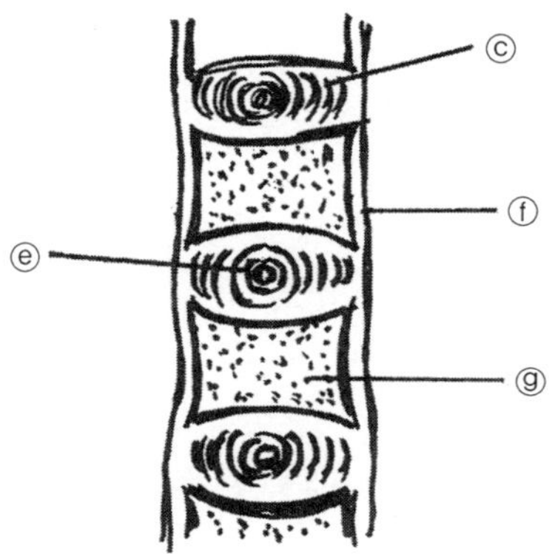

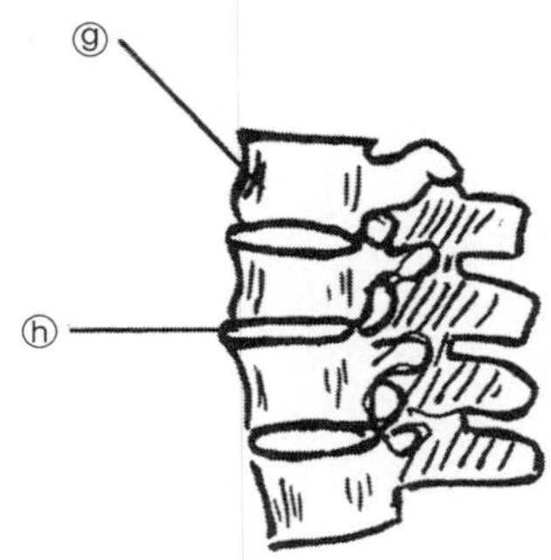

B

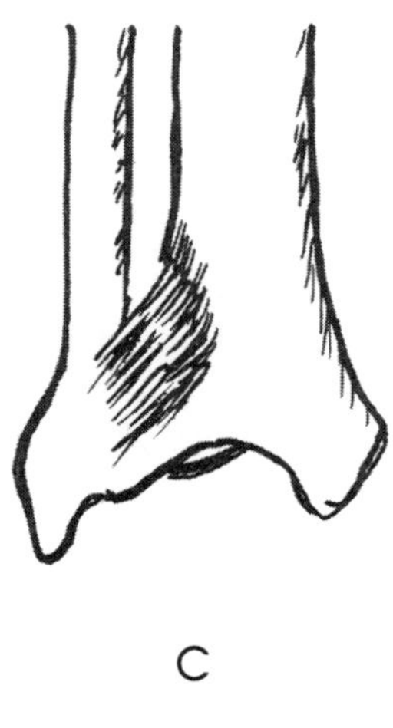

C

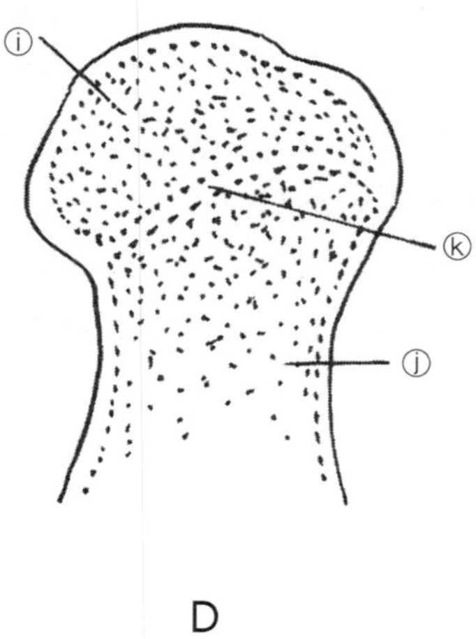

D

03 관절의 운동(Movement of the joint)

___ 1. Flexion(굴곡→굽힘)
___ 2. Extension(신전→폄짐)
___ 3. Adduction(내전→모음)
___ 4. abduction(외전→벌림)
___ 5. Circumduction(원회전→휘돌림)
___ 6. Medial rotation(내측회전→안쪽돌림)
___ 7. Lateral rotation(외측회전→가쪽돌림)
___ 8. Pronation(회내→엎침)
___ 9. Supination(회외→뒤침)
___ 10. Elevation(거상→올림)
___ 11. Depression(하체→내림)
___ 12. Retraction(퇴축→들임)
___ 13. Protraction(안면돌출→내밈)
___ 14. Dorsiflexion(배굴→발등쪽굽힘)
___ 15. Plantarflexion(족척굴→발바닥쪽굽힘)
___ 16. Inversion(내번→안쪽번짐)
___ 17. Eversion(외번→가쪽번짐)

1) Sliding movement(활주)…관절면의 한면이 다른면 위로 미끄러지는 운동.
2) Angular movement(각운동)…2개의 인접한 뼈사이의 각이 커지거나 작아지는 운동.
① Flexion
② Extension
③ Adduction
④ Abduction
⑤ Circumduction
3) Rotational movement(회전운동)…뼈가 세로축을 따라 회전하는 운동.
① Medial rotation
② Lateral rotation
4) Special movement(특수한 운동)
① Elevation(거상→올림)…신체의 일부분을 높이는 운동
② Depression(하체→내림)…신체의 일부분을 낮추는 운동
③ Pronation(회내→엎침)…손을 편 상태에서 손등이 위로 향하는 운동
④ Supination(회의→뒤침)…손을 편 상태에서 손바닥이 위로 향하는 운동
⑤ Retraction(퇴축)…수평선상에서 뒤쪽으로 움직이는 운동
⑥ Protraction(안면돌출)…수평선상에서 앞쪽으로 움직이는 운동
⑦ Inversion(내번)…발바닥이 안쪽으로 향하게 하는 운동
⑧ Eversion(외번)…발바닥이 바깥쪽으로 향하게 하는 운동

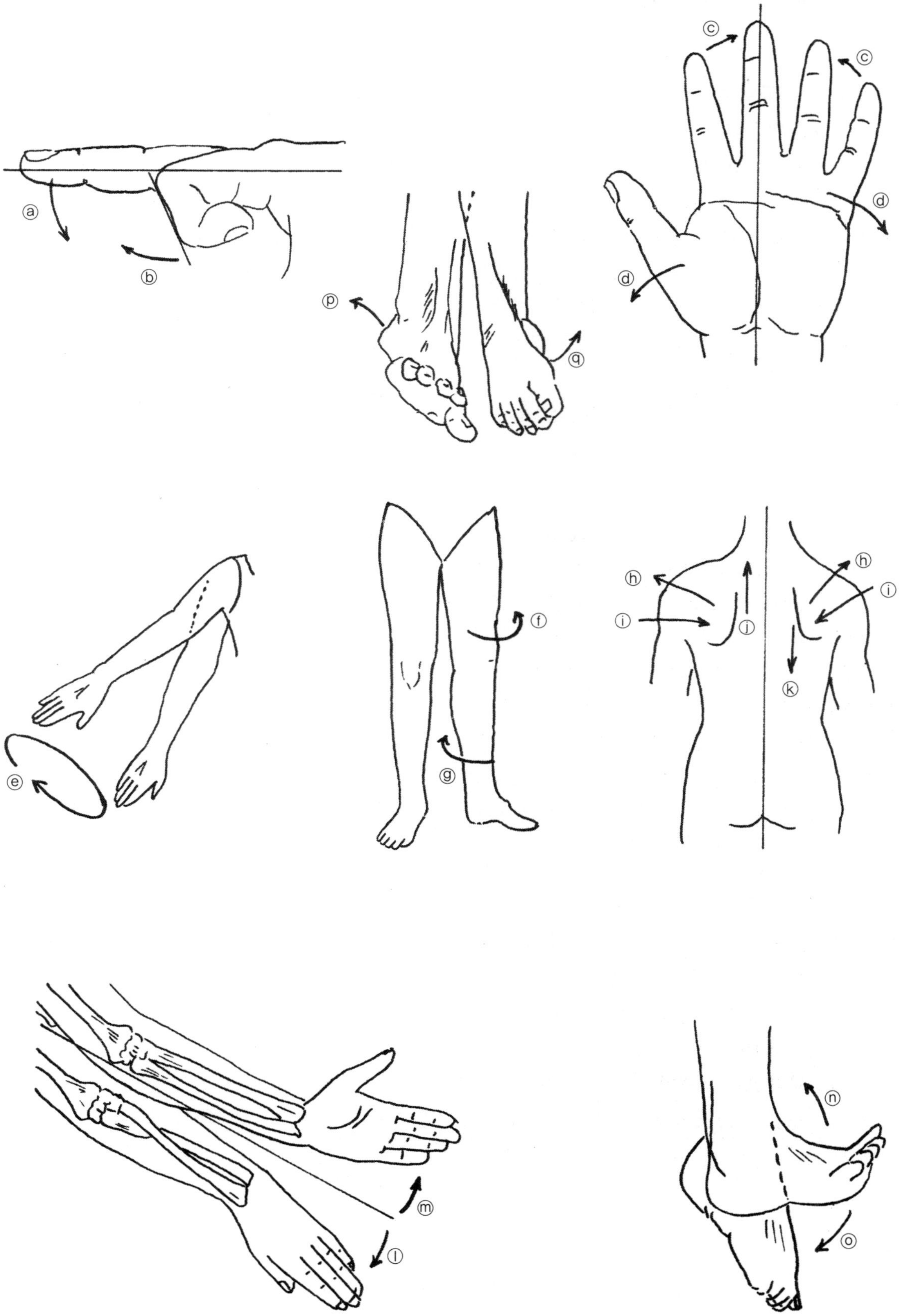

04 두개척추관절(머리뼈척추관절 Cranio vertebral joint)

___ 1. Occipital bone(후두골→뒤통수뼈)
___ 2. Atlas(환추→고리뼈)
___ 3. Axis(축추→중쇠뼈)
___ 4. Transverse lig. of atlas(환추 횡인대→고리뼈가로인대)
___ 5. Fasciculi longitudinales(종속→세로다발)
___ 6. Alar ligament(익상인대→날개인대)
___ 7. Nucleus pulp(수핵→속질핵)
___ 8. Fibrous ring(섬유륜→섬유테)
___ 9. Intervertebral disc(추가원판→척추사이원반)
___ 10. Body of vertebra(추체→척추뼈몸통)
___ 11. Transverse process(횡돌기→가로돌기)
___ 12. Spinous process(극돌기→가시돌기)
___ 13. Intervertebral foramen(추간공→척추사이구멍)
___ 14. Vertebral canal(척추관)
___ 15. Ant. longitudianl lig.(전종인대→앞세로인대)
___ 16. Post. longitudinal lig.(후종인대→뒤세로인대)
___ 17. Yellow ligament(황색인대)
___ 18. Interspinal lig.(극간인대→가시사이인대)
___ 19. Supraspinous lig.(극상인대→가시위인대)

1) 두개척추관절(머리뼈척추관절 craniopvertebral joint)… 머리뼈와 척추를 잇는 관절로 3종류가 있다.
   ① Atlantooccipital joint(환추후두관절→고리뒤통수관절)
   ② Median atlantoaxial joint(정중환축관절→정중고리중쇠관절)
   ③ Lateral atlantoaxial joint(외측환축관절→가쪽고리중쇠관절)

2) 추간원판(intervertebral disk→척추사이원반)
   ① Vertebral column의 1/4 길이
   ② 성인의 경우 23개
   ③ 척추사이원반의 구성… ㉠ 섬유연골판
      ㉡ 섬유륜(fibrous ring)(1/4 압력 받음)
      ㉢ 속질핵(nucleus pulp)(3/4 압력 받음)
   ④ 기능…㉠ 충격, 흡수장치
      ㉡ 척추에 가해지는 압력을 받는다.

3) **추간판탈출증(intervertebral disc herniation)** 또는 **속질핵탈출증(hernia of nucleus pulposus)**
   원인 : ① 척추사이원반의 속질핵이 뒤로 밀려나는 경우 생긴다.
   ② 척추사이원반이 압박을 받게되면 뒤세로인대쪽으로 나가 뒤가쪽에 있는 spinal nerve(lumbar n., sacral n.)를 나가 누르는 경우 해당신경의 지배부위에 통증과 운동불편이 나타난다.
   ③ 체중과다 또는 과격한 운동으로 허리에 요통(lumbar pain)이 나타난다.
   ④ 발생지점 : Lumbar vertebrae 4~5 또는 L5~S1 사이에 다발.

04

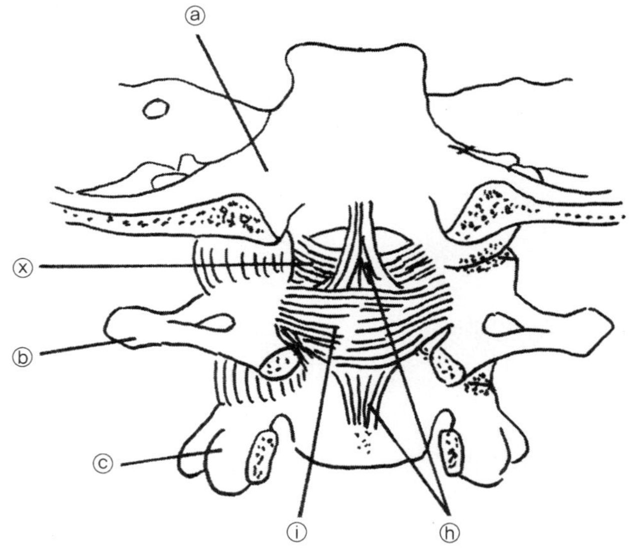

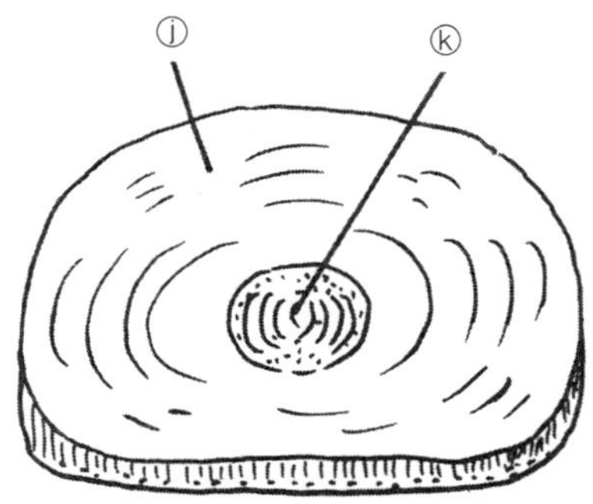

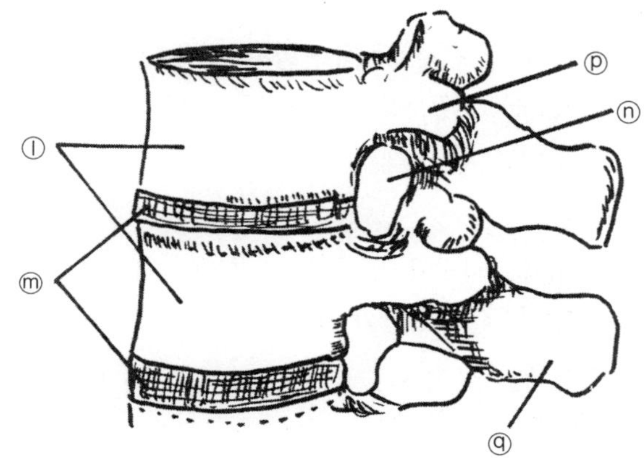

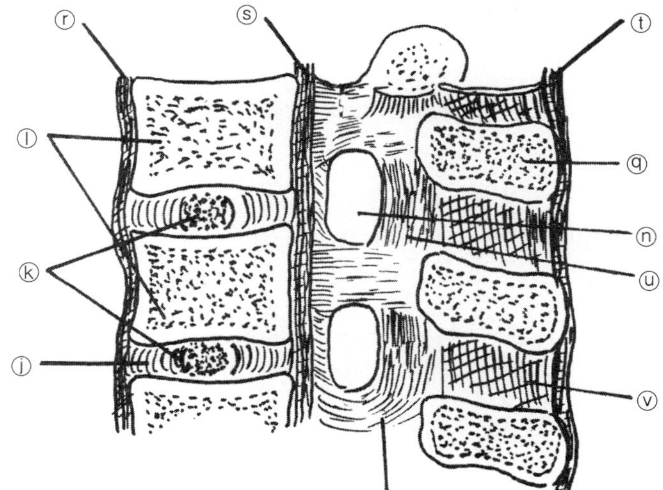

05 흉골(복장뼈)·늑골(갈비뼈)·쇄골(빗장뼈)·골반의 관절

___ 1. Clavicle(쇄골→빗장뼈)

___ 2. Manubrium(흉골병→복장뼈자루)

___ 3. Articular disk(관절원판→관절원반)

___ 4. Inguinal lig(서혜인대→샅고랑인대)

___ 5. 1st rib(제1늑골→제1갈비뼈)

___ 6. Sternal synchondrosis(흉골결합→복장뼈결합)

___ 7. Ant. sternoclavicular lig.(전흉쇄인대→앞복장빗장인대)

___ 8. Costoclavicular lig.(전늑쇄인대→앞갈비빗장인대)

___ 9. Interclavicular lig.(쇄골간인대→빗장뼈사이인대)

___ 10. Radiate sternocostal lig.(방사상 흉늑인대→부채살복장갈비인대)

___ 11. Presacral foramen(전천골공→앞엉치뼈구멍)

___ 12. Greater sciatic foramen(대좌골공→큰궁둥구멍)

___ 13. Obturator membrane(폐쇄막)

___ 14. Ant. longitudinal lig.(전종인대→앞세로인대)

___ 15. Ant. sacroiliac lig.(전천장인대→앞엉치엉덩인대)

___ 16. Iliolumbar lig.(장요인대→엉덩허리인대)

___ 17. Iliofemoral lig.(장골대퇴인대→엉덩넙다리인대)

___ 18. Pubofemoral lig.(치골대퇴인대→두덩넙다리인대)

___ 19. Dorsal sacral foramen(후천골공→뒤엉치뼈구멍)

___ 20. Post. sacrococcygeal lig.(후천미인대→뒤엉치꼬리인대)

___ 21. Sacrotuberous lig.(천결절인대→엉치결절인대)

___ 22. Iliolumbar lig.(장요인대→엉덩허리인대)

___ 23. Ischiofemoral lig.(좌골대퇴인대→궁둥넙다리인대)

___ 24. Lesser sciatic foramen(소좌골공→작은궁둥구멍)

1) **Sternocostal joint**(흉늑관절→복장갈비 관절)
   ① Location … 7쌍의 갈비연골과 복장뼈의 갈비뼈패임 사이.
   ② Type … Plane joint
2) **Sternoclavicular joint**(흉쇄관절→복장빗장관절)
   ① Location … 복장뼈의 clavicular notch와 빗장뼈의 sternal end 사이.
   ② Type … Saddle joint
   ③ Movement … Scapula의 retraction과 protraction

※ 몸통과 팔을 연결하는 유일한 관절. 복장뼈자루의 빗장뼈패임과 빗장뼈의 복장뼈끝 사이에 관절원반이 있어 운동 범위는 작지만 자유운동이 가능하다.

3) **Sacroiliac joint**(천장관절→엉치엉덩관절)
   ① Location … 엉치뼈의 귀모양면(auricular surface)과 엉덩뼈의 귀모양면 사이.
   ② Type … Plane joint
   ③ Movement … 극히 제한
   ④ Ligament … 엉덩허리뼈인대, 엉치결절인대, 엉치가시인대, 뼈사이 엉치엉덩인대는 sacroiliac joint를 고정한다.

05

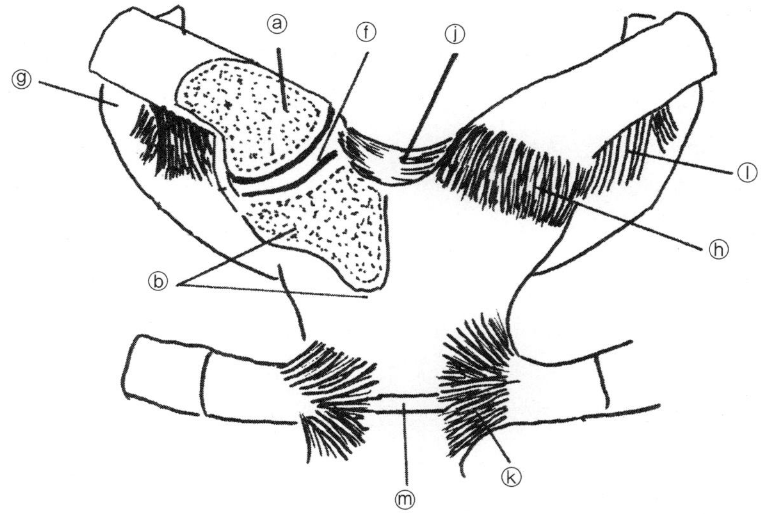

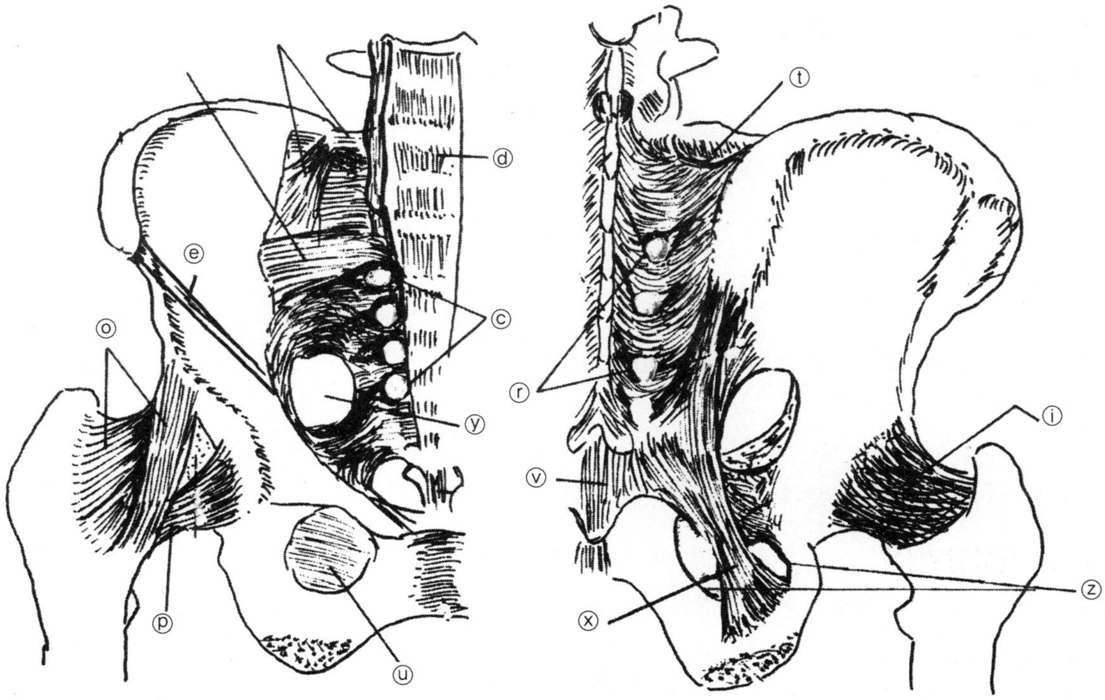

06 상지(팔뼈)의 관절(Joint of upper limb)

___ 1. Humerus(상완골→위팔뼈)
___ 2. Scapula(견갑골→어깨뼈)
___ 3. Synovial sheath(활액초→윤활집)
___ 4. Articular cartilage(관절연골)
___ 5. Glenoid lip(관절순→오목테두리)
___ 6. Coracoacromial lig.(오훼견봉인대→부리봉우리인대)
___ 7. Coracohumeral lig.(오훼상완인대→부리위팔인대)
___ 8. Glenohumeral lig.(관절상완인대→오목위팔인대)
___ 9. Trapezoid lig.(능형인대→마름모인대)
___ 10. Conoid lig.(원추인대→원뿔인대)
___ 11. Joint cavity(관절강→관절공간)
___ 12. Long head triceps brachii(상완이두근장두→위팔두갈래근 긴갈래)
___ 13. Ulna(척골→자뼈)
___ 14. Radius(요골→노뼈)
___ 15. Humeroradial joint(완요관절→위팔노관절)
___ 16. Humeroulnar joint(완척관절→위팔자관절)
___ 17. Proximal radioulnar joint(근위요척관절→몸쪽노자관절)
___ 18. Annular lig.(윤상인대→고리인대)
___ 19. Med. collateral lig.(내측측부인대→안쪽곁인대)
___ 20. Lat. collateral lig.(외측측부인대→가쪽곁인대)
___ 21. Triangular bone(삼각골→세모뼈)
___ 22. Scaphoid bone(주상골→손배뼈)
___ 23. Distal radioulnar joint(하요척관절→먼쪽노자관절)
___ 24. Radiocarpal joint(요골수근관절→손목관절)
___ 25. Articular disc(관절원판→관절원반)
___ 26. Hamate bone(유구골→갈고리골)
___ 27. Trapezium(대능형골→큰마름골)
___ 28. Mediocarpal joint(수근중앙관절→손목뼈중간관절)
___ 29. 5th metacarpal bone(제5중수골→다섯손허리뼈)
___ 30. 1st metacarpal bone(제1중수골→첫째손허리뼈)
___ 31. Saddle joint of thumb(무지의 수근중수관절→엄지의 손목손허리관절)
___ 32. Carpal interosseus lig.(수근간인대→손목사이인대)
___ 33. Carpometacarpal joint(수근중수관절→손목손허리관절)
___ 34. Metacarpal interosseus joint(중수간관절→손허리뼈사이관절)
___ 35. Articular capsule(관절낭→관절주머니)

Shoulder joint

1) Location…Scapula의 glenoid cavity와 humerus의 head 사이.
2) Type…Ball and soket joint
3) Movement…인체에서 가장 운동범위가 넓다.

Glenoid lip(관절순)…Glenoid cavity는 humerus head에 비해 작아 탈구하기 쉬운데 이것을 보강하기 위해 존재.

Elbow joint(복합관절)

1) Humeroulnar joint…위팔뼈 도르래와 자뼈의 도르래패임 사이.
   Type…Hinge joint
2) Humeroradius joint…위팔뼈 작은머리와 노뼈머리 사이.
   Type…Hinge joint
3) Proximal radioulnar joint…자뼈의 노뼈패임과 노뼈머리 사이.
   Type…Pivot joint
   Movement…Flexion과 extension

06

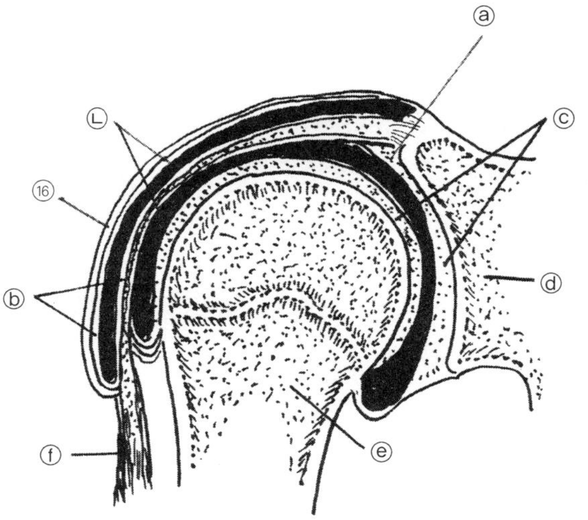

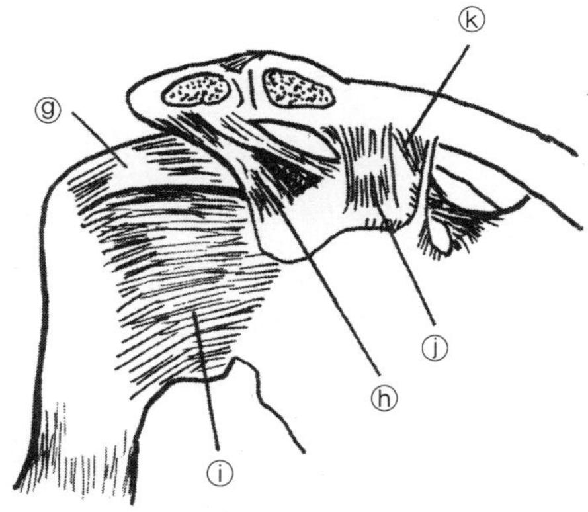

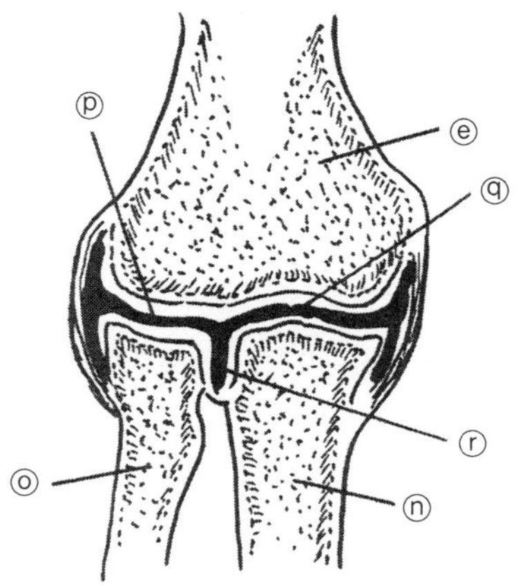

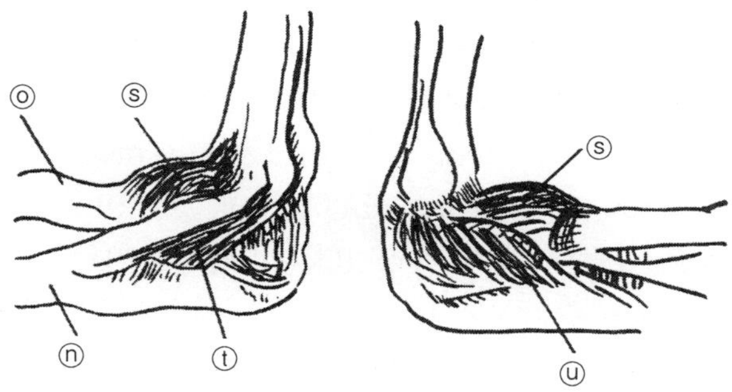

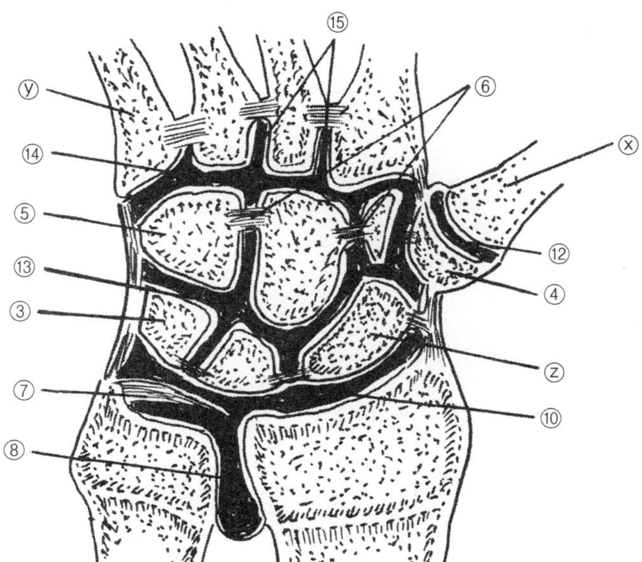

07 고관절(대퇴관절 Hip joint)

___ 1. Hip bone(관골→볼기뼈)
___ 2. Femur(대퇴골→넙다리뼈)
___ 3. Acetabular labrum(관절순→절구테두리)
___ 4. Orbicular zone(윤대→둘레띠)
___ 5. Articular cartilage(관절연골)
___ 6. Articular cavity(관절강→관절공간)
___ 7. Articular capsule(관절낭→관절주머니)
___ 8. Lig. of Head of femur(넙다리뼈머리인대)
___ 9. Ilium(장골→엉덩이뼈)
___ 10. Ischial tuberosity(좌골결절→궁둥뼈결절)
___ 11. Pubic bone(치골→두덩뼈)
___ 12. Ischium(좌골→궁둥뼈)
___ 13. Obturator foramen(폐쇄공→폐쇄구멍)
___ 14. Pubofemoral lig.(치골대퇴인대→두덩넙다리인대)
___ 15. Iliofemoral lig.(장골대퇴인대→엉덩넙다리인대)
___ 16. Lunate surface(반월면→반달모양면)
___ 17. Acetabular fossa(관골구와→절구오목)
___ 18. Head of femur(대퇴골두→넙다리뼈머리)

Hip joint

1) Location…Hip bone의 acetabulum(절구)과 femur의 head 사이.
2) Type…Ball and socket joint
3) Movement…Shoulder joint와 같이 운동범위가 넓다.
(flexion, extensin, adduction, abduction, med. lat. rotation)
※ Acetabulum 모저리에 acetabular lip이 있어 hip joint를 보강.
4) Ligament of head of femur(넙다리뼈머리인대)…Head of femur와 acetabulum 사이에 있으며 head of femur의 이탈을 방지한다.
5) Acetabulum(절구)…Lunate surface(반달면)와 acetabular fossa(절구오목)로 되어 있다.

07

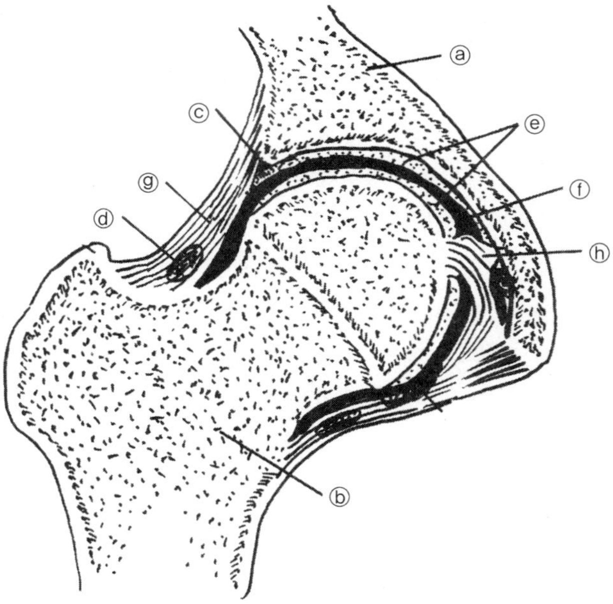

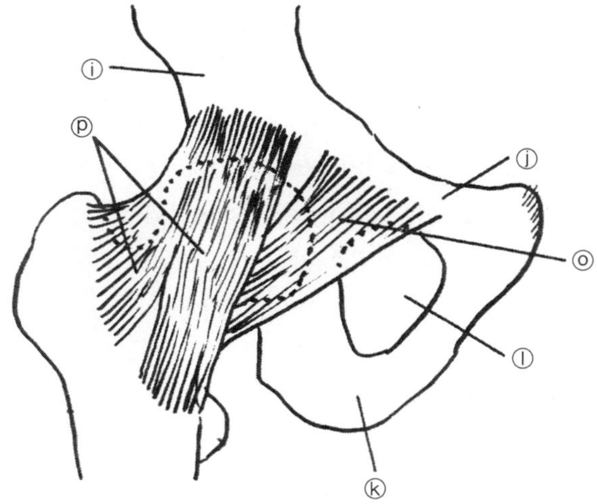

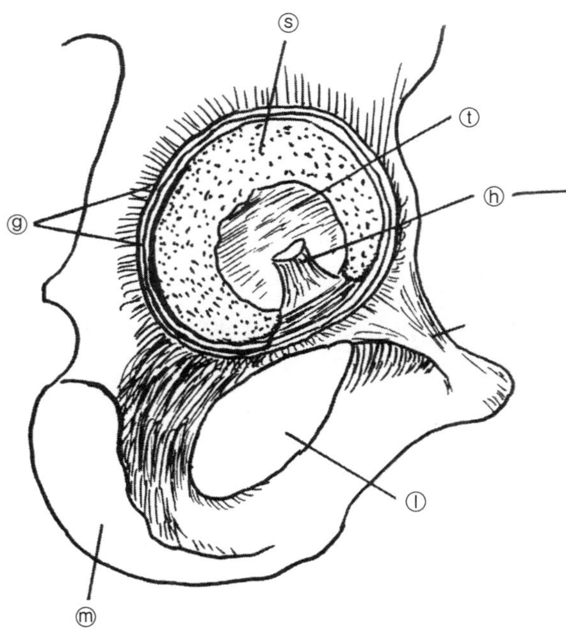

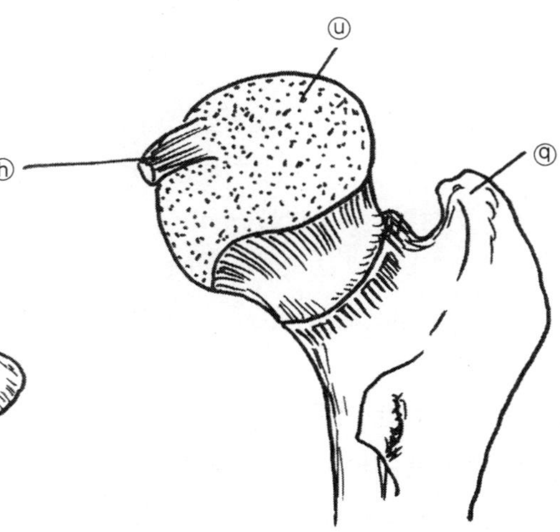

08 슬관절(무릎관절 Knee joint)

___ 1. Femur(대퇴골 → 넙다리뼈)
___ 2. Tibia(경골 → 정강뼈)
___ 3. Articular cartilage(관절연골)
___ 4. Articular capsule(관절낭 → 관절주머니)
___ 5. Articular cavity(관절강 → 관절공간)
___ 6. Patella(슬개골 → 무릎골)
___ 7. Tendoquadriceps femoris(대퇴사두근건 → 넙다리네갈래근의 힘줄)
___ 8. Articular meniscus(관절반월 → 관절반달)
___ 9. Synovial fold(윤활막주름[지방체])
___ 10. Patellar lig.(슬개인대 → 무릎인대)
___ 11. Cruciate lig.(슬개십자인대 → 무릎십자인대)
___ 12. Ant. cruciate lig.(전십자인대 → 앞십자인대)
___ 13. Post. cruciate lig.(후십자인대 → 뒤십자인대)
___ 14. Lat. meniscus(외측반월 → 외측반달)
___ 15. Med. meniscus(내측반월 → 내측반달)
___ 16. Transverse genicular lig.(횡슬인대 → 무릎가로인대)
___ 17. Fibular collateral lig.(비골쪽곁인대 → 종아리쪽곁인대)
___ 18. Tibial collateral lig.(경골쪽곁인대 → 정강쪽곁인대)
___ 19. Fibula(비골 → 종아리뼈)
___ 20. Med. condyler(내측과 → 안쪽관절융기)
___ 21. Lat. condyler(외측과 → 가쪽관절융기)
___ 22. Subcutaneous prepatellar bursa(슬개전피하낭 → 무릎앞피부밑주머니)
___ 23. Subcutaneou infrapatellar bursa (슬개하피하낭 → 무릎아래피부밑주머니)

Knee joint

1) Location … Femur의 distal end와 tibia의 medial condyle과 lateral condyle사이.
2) Type … Femur와 tibia사이에 hinge joint. Femur와 patella사이에 plane joint.
3) Movement … Femur와 tibia사이는 flexion, extension, rofation이 가능. Femur와 patella 사이는 sliding movement.
4) Ligament
   십자인대(cruciate ligament) - ① 앞십자인대(ant. cruciate lig.)
   ② 뒤십자인대(post. cruciate lig.)
   반달(meniscus) - ① 안쪽반월(medial meniscus)(C자형)
   ② 가쪽반월(lateral meniscus)(O자형)
※ Femur의 distal end와 tibia의 proximal end의 관절면의 곡면이 일치가 잘되지 않아 두 뼈 사이에 발달. 관절반월은 관절의 보조장치.
5) Synovial fold … 관절반달(안·가쪽반월)과 십자인대 주위에 지방조직(지방체)이 있어 무릎관절공간을 보호.
6) **Articular capsule**(무릎관절주머니) … 윤활액 주머니
   ① 무릎앞피부밑주머니(subcutaneous prepatellar bursa) … 넙다리네갈래근 밑에서 무릎관절주머니와 넓게 연락하며 무릎뼈 위쪽 5cm까지 이른다. 관절에 염증이 있을 때 삼출액이 이 주머니에 고이고 이때 슬개골이 붓게 된다.
   ② 무릎아래피부밑주머니(subcutaneou infrapatellar bursa) … 무릎을 꿇은 상태에서 일하는 부인들에게 빈발하며 종종 염증을 일으키고 일명 housemaids knee(주부의 무릎)이라고 한다.

08

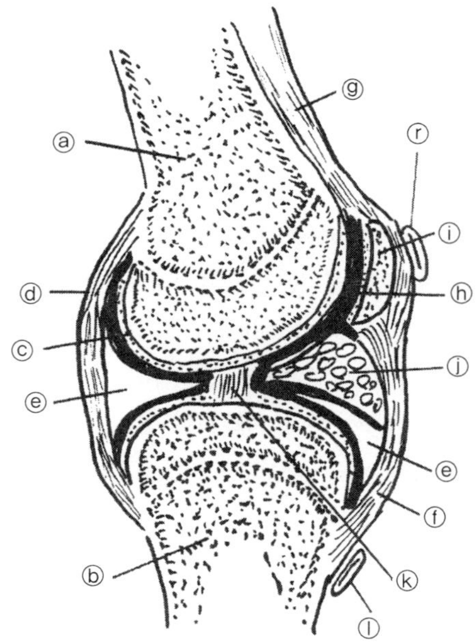

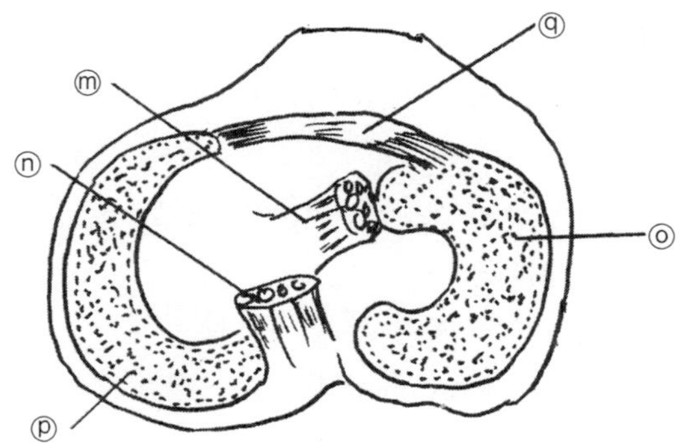

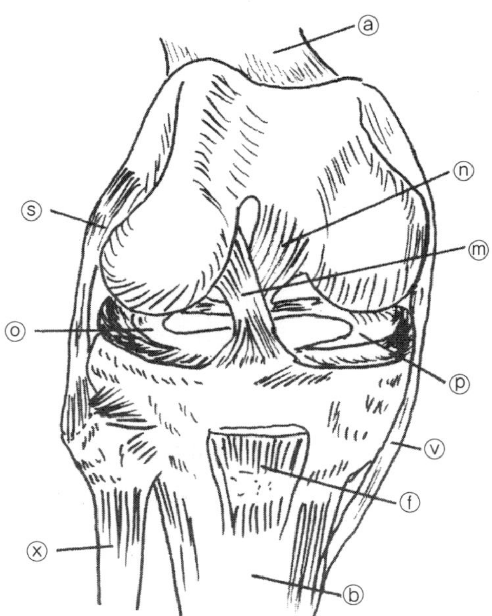

전면(무릎을 구부린 상태)

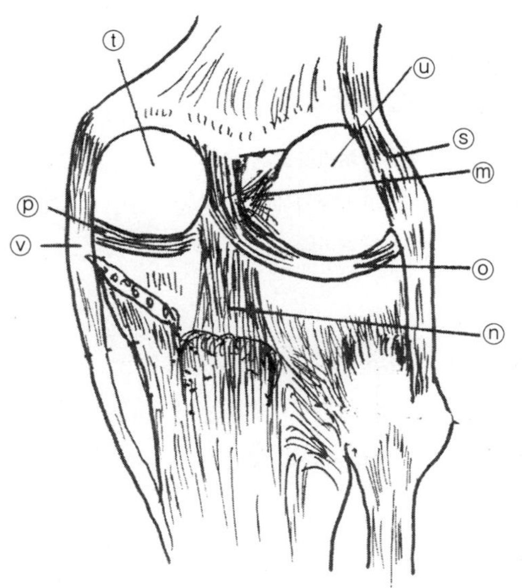

후면(무릎을 편 상태)

09 발목관절(Ankle joint)

___ 1. Med. cuneiform(내측설상골→안쪽쐐기뼈)

___ 2. 5th metatarsal bone(제5중족골→다섯째 발허리뼈)

___ 3. Navicular bone(주상골→발배뼈)

___ 4. Cuboid bone(입방골→입방뼈)

___ 5. Talus(거골→목말골)

___ 6. Calcaneus(종골→발꿈치뼈)

___ 7. Tarsometatarsal joint(족근중족골관절→발목발허리관절)

___ 8. Intermetatarsal joint(중족간관절→발허리뼈사이관절)

___ 9. Cuneonavicular joint(설주관절→쐐기발배관절)

___ 10. Calcaneocuboid joint(종입방관절→발꿈치입방관절)

___ 11. Subtalar joint(거골하관절→목말밑관절)

___ 12. Interosseous talocalcaneal lig.(골간거종인대→목말발굽골사이 인대)

___ 13. Talocalcaneonavicular joint(거종주관절→목말발꿈치발배관절)

___ 14. Fibula(비골→종아리뼈)

___ 15. Tibia(경골→정간뼈)

___ 16. Membrana interossea cruris(하퇴골간막→종아리뼈사이막)

___ 17. Articulation talocruralis(거퇴관절→발목관절)

___ 18. Calcaneofibular lig.(종비인대→발꿈치종아리인대)

___ 19. Interosseus talocalcaneal lig.(골간거종인대→목말발꿈치사이인대)

___ 20. Subtalar joint(거골하관절→목말아래관절)

___ 21. Lisfranc's joint

___ 22. Chopart's joint

___ 23. Long plantar lig.(장족척인대→긴발바닥인대)

___ 24. Deltoid lig.(삼각인대→세모인대)

___ 25. Post. talofibullar lig.(후거비인대→뒤목말종아리인대)

___ 26. Ant. talofibullar lig.(전거비인대→앞목말종아리인대)

Ankle joint

1) Location … 관절오목과 목말뼈도르래 사이.

관절오목 ─ ① 정강뼈안쪽복사 관절면 / ② 종아리뼈가쪽복사 관절면 / ③ 정강뼈아래 관절면 ─ ㄷ자형 3면

2) Type … Hinge joint

3) Movement … Flexion and extension

※ Ankle joint는 체중을 지탱하는 큰 지점이 되기에 염좌(distorsion 비틀림)나 탈구(luxation)가 빈발한다.

4) Deltoid ligament … 뒤정강목말부위와 정강발꿈치부위에 있으며 안쪽복사와와 발목뼈(목말골, 발굽골, 발배골)을 연결.

5) Lisfranc's joint … 먼 발목뼈와 발허리뼈바닥 사이의 연결로 거의 일직선.

6) Chopart's joint … 거종주관절(목말발꿈치 발배관절)과 종입방관절(발꿈치입방관절)은 가로방향으로 거의 일직선.

09

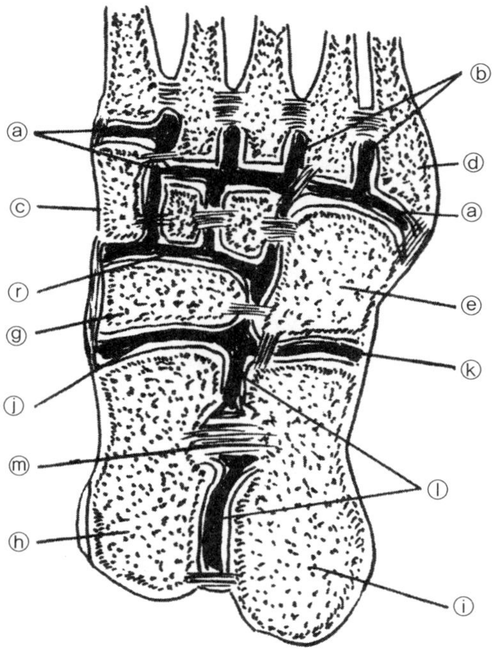

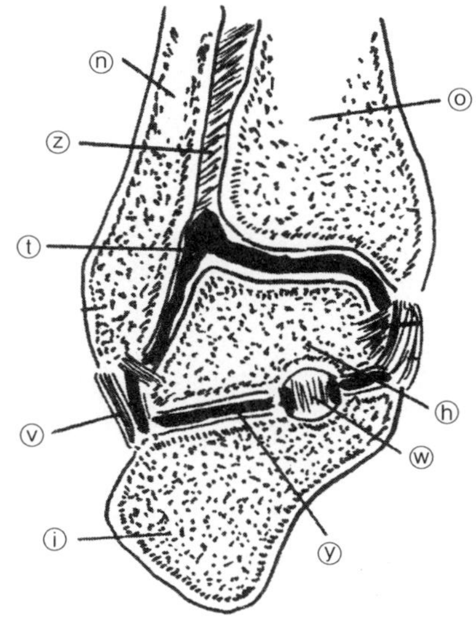

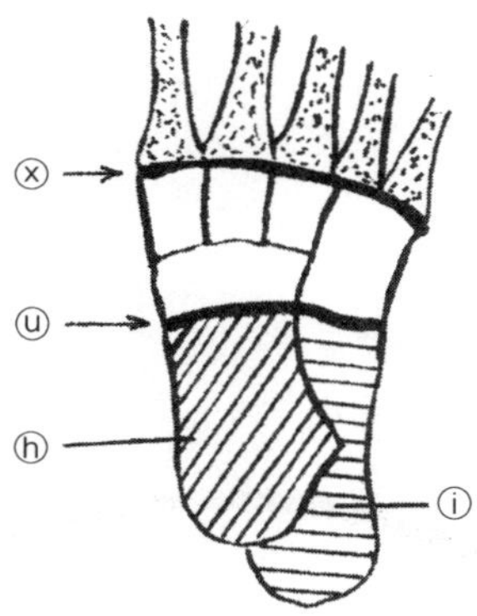

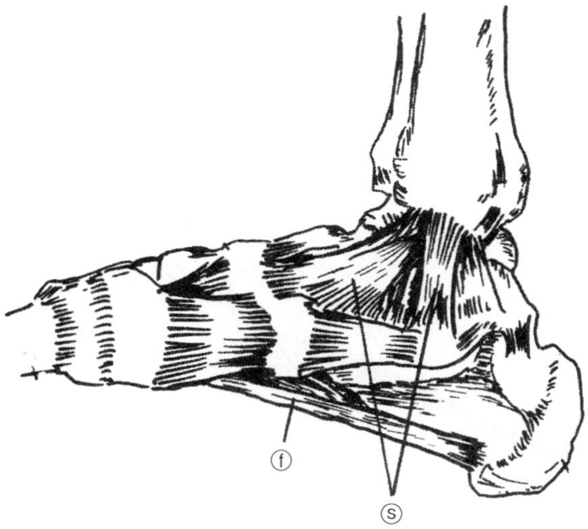

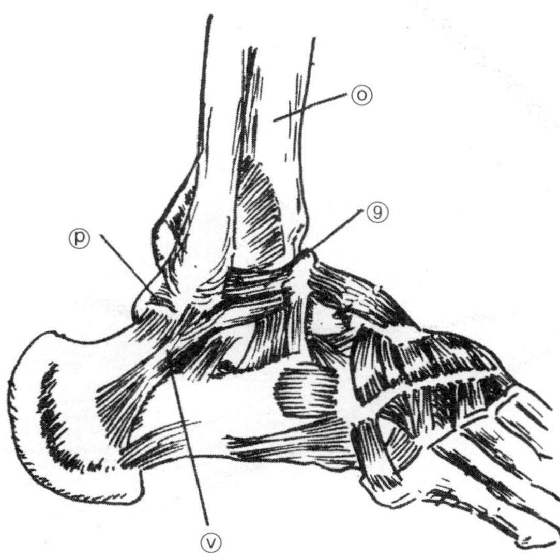

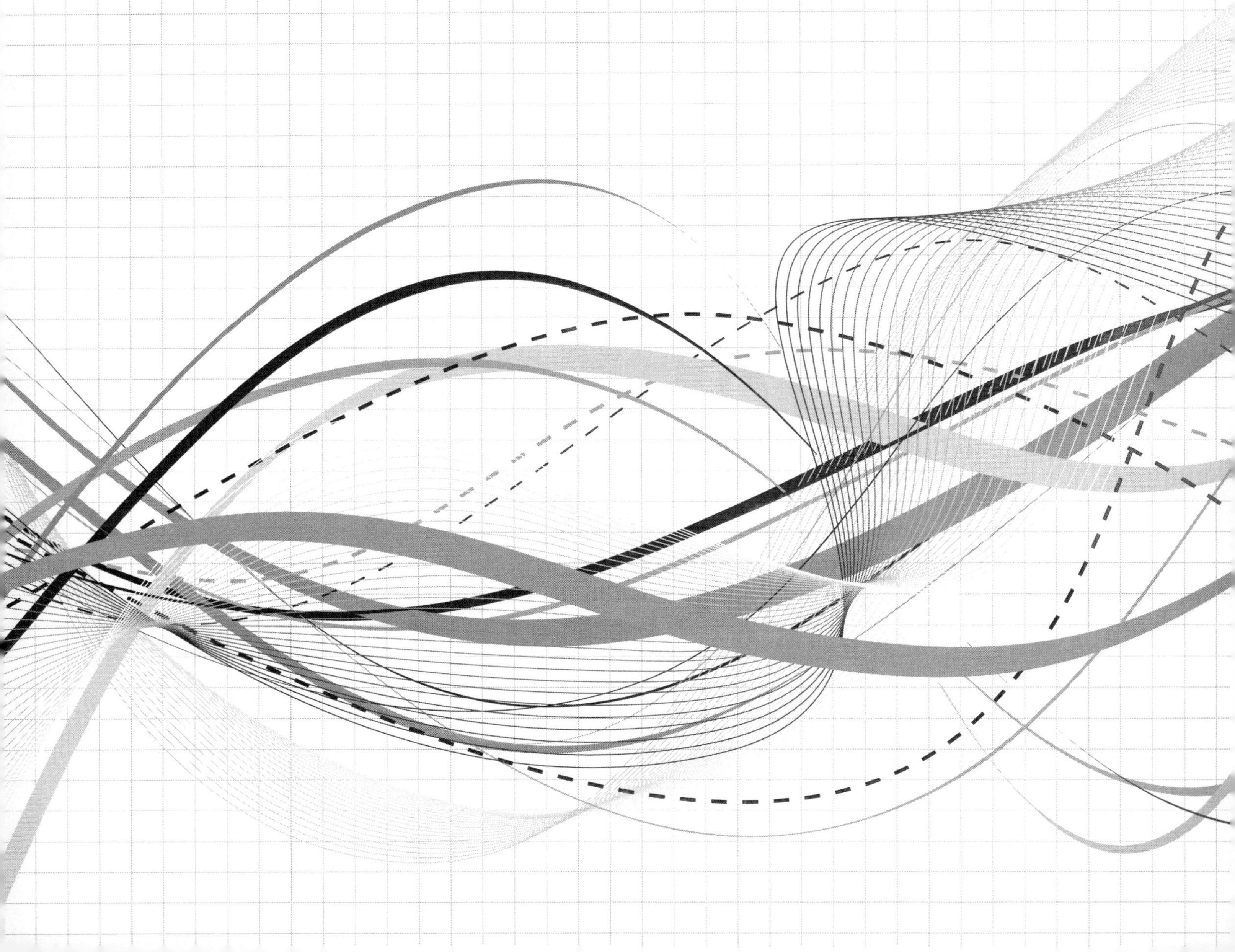

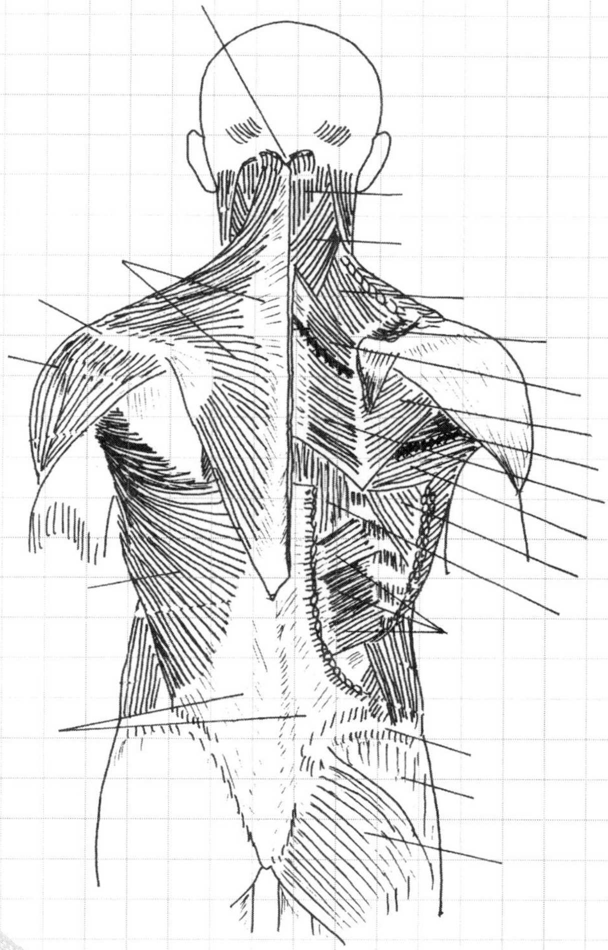

Chapter 4
근육계통
Muscular system

01 근육조직(Muscular tissues)

___ 1. Smooth muscle(평활근→민무늬근)
___ 2. Skeletal muscle(골격근→뼈대근)
___ 3. Cardiac muscle(심장근)
___ 4. Muscle(근육)
___ 5. Muscle fiber(근섬유→근육섬유)
___ 6. Muscle bundle(근속→근육다발)
___ 7. A band(암대, A대→어두운띠, A띠)
___ 8. H band(H대→투명띠(H띠))
___ 9. Z line(Z선→마디끝격막, 선)
___ 10. M line(M선→마디중간격막(M선))
___ 11. I bnad(명대, I대→밝은띠, I띠)
___ 12. Myofibril(근원섬유→근육원섬유)
___ 13. Myosin filament(미오신근사→미오신근세사)
___ 14. Actin filament(액틴근사→액틴근세사)
___ 15. Sarcomere(근절→근육분절)
___ 16. Myofilament(근사→근육미세섬유)
___ 17. Cross striation(황문→가로무늬)
___ 18. Nucleus(핵)

Mussle
- Striated muscle
  - Skeletal muscle — Voluntray movement
  - Cardiac muscle ┐
- Smooth muscle ┘ — Involuntary movement

Skeletal muscle 근섬유와 결합조직구성. 근세포의 특징은 근원섬유. 근형질, 근집아래끝에 핵이 있다.

1) 모양…원주상, 핵은 다핵.
2) 근원섬유(myofibrils)는 light band와 dark bnad. 가로무늬를 형성.
   Light bnad→단굴절성 물질인 actin
   Dark band→증굴절성 물질인 myosin
3) 수근육이며 뼈에 부착.
4) 뇌척수신경 지배하에 있다.
5) 신체운동근이며 수축기간이 짧다.

Smooth muscle

1) 모양…방추형, 핵은 단핵으로 중앙에 있다.
2) 근형질에 근섬유가 빽빽히 차있다.
3) 민무늬이며 불수의근육, 주로 내장이나 혈관.
4) 자율신경 지배하에 있다.
5) 수축은 완만하며 가소성이다.

Cardiac muscle

1) 모양…원주상, 핵은 단핵이며 중앙에 있다.
2) 근원섬유는 light band와 dark band가 있어 가로무늬형성.
3) 불수의 근육이며 심장에 있다.
4) 자율신경 지배하에 있다.
5) 자동능이 있다.

01

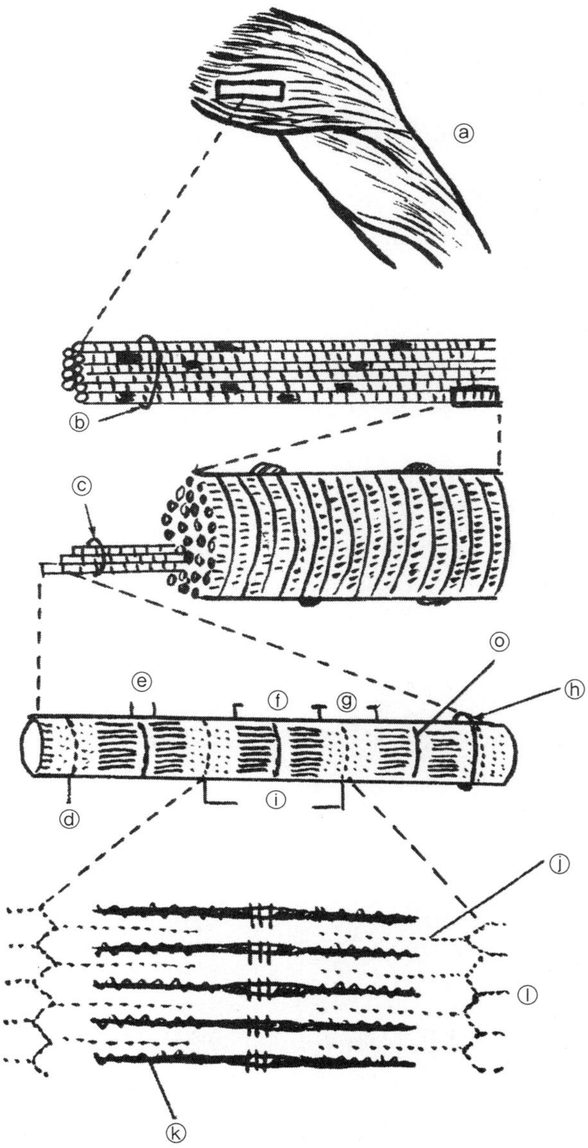

A

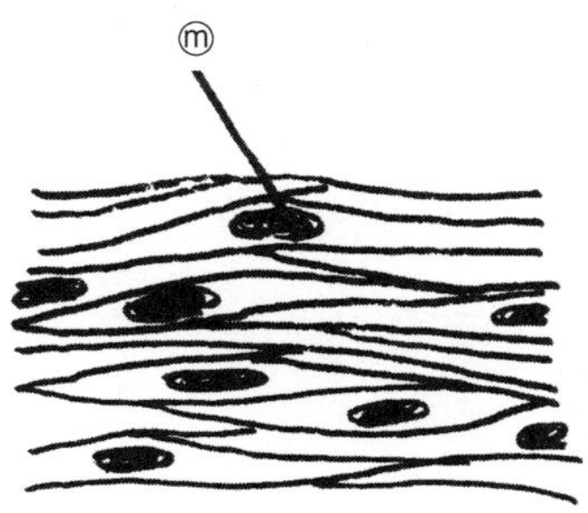

B

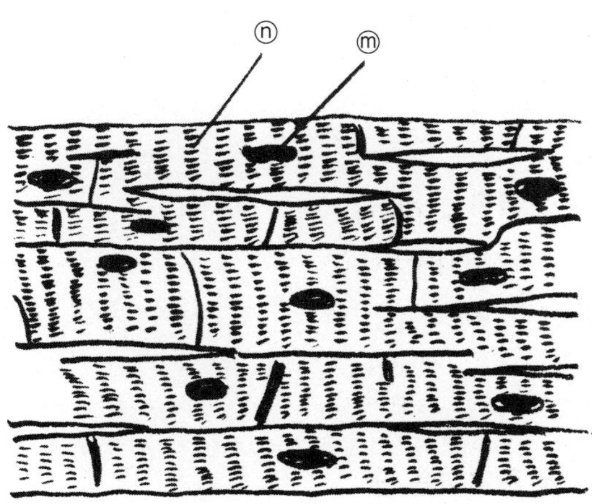

C

02 안면부(얼굴부위)와 경부(목부위)의 근육(Muscles of face and neck)

___ 1. Frontal belly of M. occipitofrontalis (후두전두근의 전두근→뒤통수이마근의 이마힘살)
___ 2. Galea aponeurotica(모상건막→머리덮개널힘줄)
___ 3. Temporalis(측두근→관자근)
___ 4. Occipital belly of M. occipitofrontalis(후두전두근의 후두근→뒤통수이마근의 뒤통수힘살)
___ 5. Temporal fascia(측두근막→관자근막)
___ 6. Masster(교근→깨물근)
___ 7. Sternocleidomastoideus(흉쇄유돌근→목빗근)
___ 8. Orbicularis oris(구륜근→입둘레근)
___ 9. Platysma(광경근→넓은목근)
___ 10. Zygomaticus major(대관골근→큰광대근)
___ 11. Risorius(소근→입꼬리당김근)
___ 12. Depressor anguli oris(구각하체근→입꼬리내림근)
___ 13. Levator labii superioris(상순거근→위입술올림근)
___ 14. Orbicularis oculi(안윤근→눈둘레근)
___ 15. Nasalis(비근→코근)
___ 16. Buccinator(협근→볼근)
___ 17. Zygomaticus minor(소관골근→작은광대근)

Muscle of head and face

머리와 얼굴 근육의 안면근과 저작근으로 대별된다.
안면근은 일명 표정근(expression muscle)이라 하며 뼈에서 가시하여 피부에 정지하며, 안면신경의 지배하에 있다.
안면근은 위치에 따라 4분된다.

1) Muscle of scalp(두개표근→머리덮개근)
   a) Frontal belly(전두근→이마힘살)
   b) Occipital belly(후두근→후두힘살)
   c) Galea aponeurotica(모상건막→머리덮개널힘줄)
2) Muscle of eye(눈의 근육)
   a) Levator palpebrae superioris(상안검거근→위눈꺼풀 올림근)
   b) Orbicularis oculi(안륜근→눈둘레근)
3) Muscle of nose(코부위의 근육)
   a) Nasalis(비근→코근)
   b) Depressor septi(비중격하체근→코중격내림근)
4) Muscle of mouth(입부위의 근육)

입을 여는 데 관여하는 근육

a) Zygomaticus major(대관골근→큰광대근)… 입꼬리를 위로 당겨 웃는 표정.
b) Depressor anguli oris(구각하체근→입꼬리내림근)… 입꼬리 밑으로. 슬픈표정.
c) Levator labii sup.(alaeque nasi, 상순비익거근)… 윗입술위로 당김. 코에 주름.
d) Risorius(소근→입꼬리당김금)… 입꼬리외측으로. 보조개 형성.

입을 다무는 데 관여하는 근

a) Orbicularis oris(구륜근→입둘레근)… 휘파람. 촛불 끌 때.
b) Buccinator(협근→볼근)… 입꼬리 밖으로. 성난표정. 트럼펫.

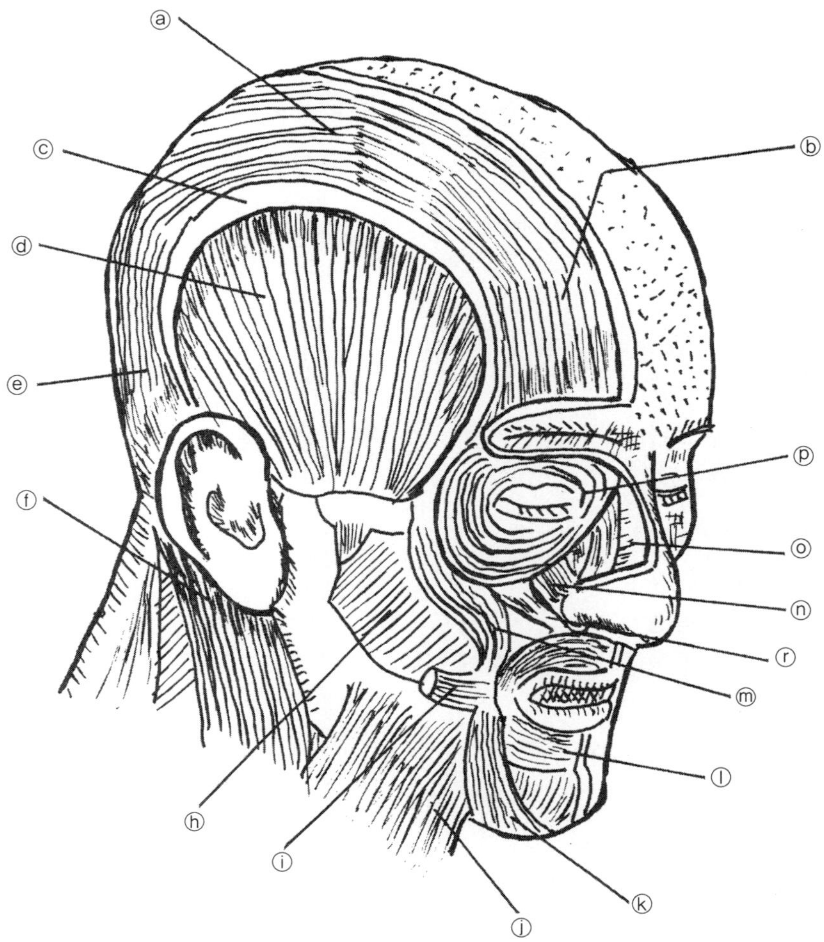

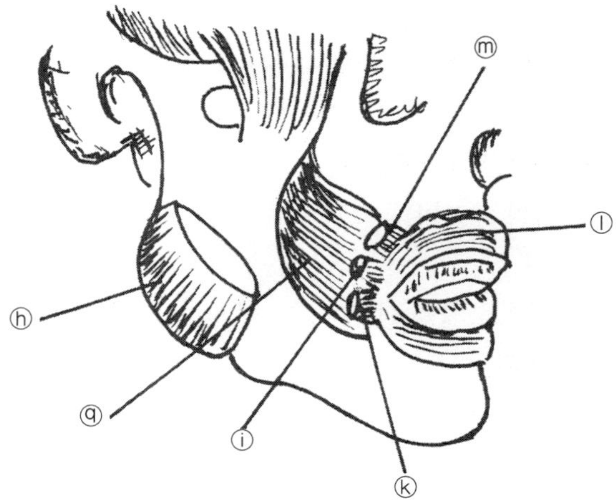

03 저작근육(씹기근육 Muscles of mastication)

___ 1. Masseter(교근→깨물근)
___ 2. Temporalis(측두근→관자근)
___ 3. Pterygoideus medialis(내측익돌근→안쪽날개근)
___ 4. Pterygoideus lateralis(외측익돌근→가쪽날개근)
___ 5. Zygomatic arch(관골궁→광대활)
___ 6. Zygomatic bone(관골→광대뼈)
___ 7. Mandibular angle(하악각→턱뼈각)

저작근

아래턱뼈를 움직여 입을 벌리고, 씹고, 갈고 하는 근육들이다.

Temporal bone, sphenoid bone, mandible에 걸쳐 있는 강인한 4개의 근육이 있으며, 전신의 근육 중 단위, 길이 면적당 가장 큰 힘을 발휘할 수 있다.

지배신경은 삼차신경의 하악신경이다.

1) Masseter muscle(교근→깨물근)

a) Origin→(관골궁→광대활)
b) Insertion→턱뼈각의 가쪽면
c) Action→아래턱을 위로 끌어올려 입을 다물게 한다.
d) Nerve→하악신경(아래턱뼈신경)

2) Temporalis muscle(측두근→관자근)

a) Origin→측두와(측두오목)
b) Insertion→아래턱뼈의 근돌기
c) Action→아래턱을 위로 끌어올려 입을 다물게 한다.
d) Nerve→ 아래턱뼈신경

3) Pterygoideus medialis muscle(내측익돌근→안쪽날개근)

a) Origin→접형골의 익상돌기(나비뼈의 날개돌기)
b) Insertion→턱뼈각의 안쪽
c) Action→아래턱을 위로 끌어올려 입을 다물게 한다.
d) Nerve→아래턱뼈신경

4) Pterygoideus lateralis muscle(외측익돌근→가쪽날개근)

a) Origin→익상돌기 외측면(날개돌기의 가쪽면)
b) Insertion→턱뼈목 앞쪽
c) Action→아래턱뼈를 앞아래쪽으로 당겨 입을 벌린다.
d) Nerve→아래턱뼈신경(삼차신경 제3지)

03

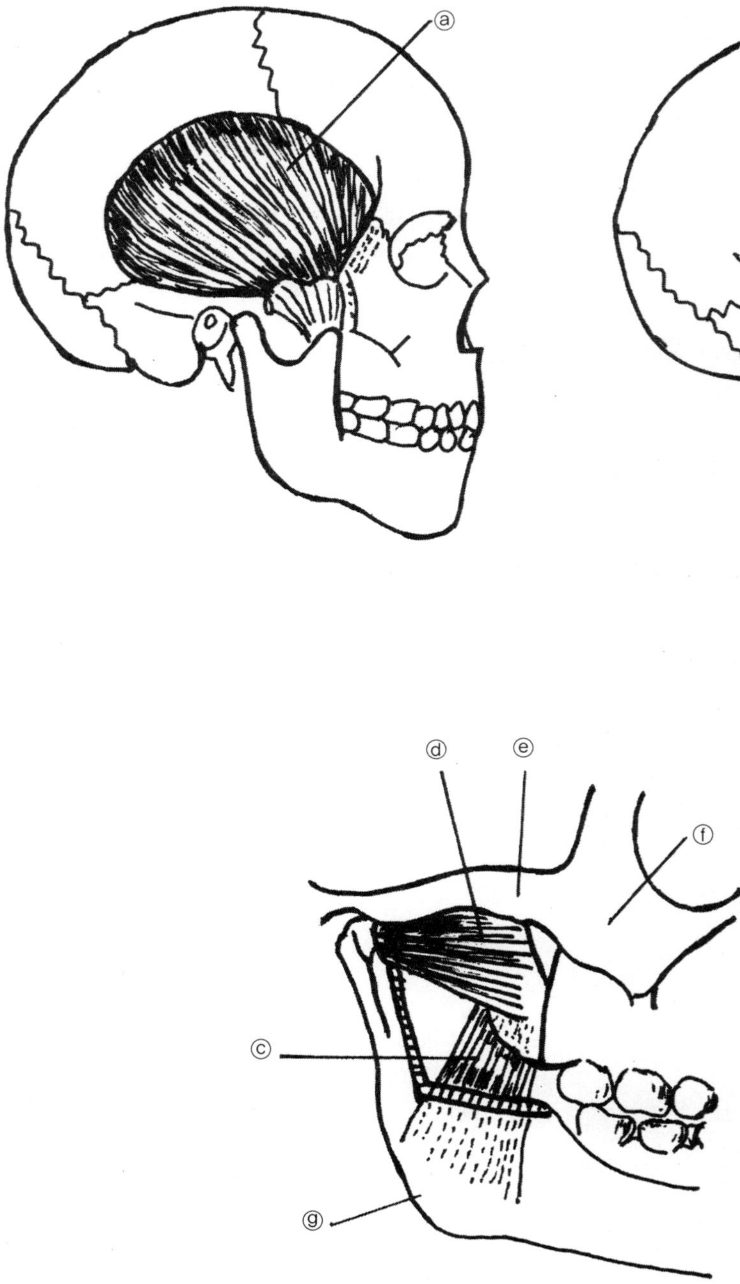

04 경부(목부위) 근육(Muscles of the neck)

___ 1. Stylohyoideus(경돌설골근→붓목뿔근)
___ 2. Mylohyoideus(악설골근→턱목뿔근)
___ 3. Digastricus(악이복근→두힘살근)
___ 4. Hyoid bone(설골→목뿔뼈)
___ 5. Sternohyoideus(흉골설골근→복장목뿔근)
___ 6. Superior belly of omohyoideus(견갑설골근 상복→어깨목뿔근 위힘살)
___ 7. Thyrohyoideus(갑상설골근→방패목뿔근)
___ 8. Sternocleidomastoideus(흉쇄유돌근→목빗근)
___ 9. Trapezius muscle(승모근→동세모근)
___ 10. Scalenus anterior(전사각근→앞목갈비근)
___ 11. Scalenus posterior(후사각근→뒤목갈비근)
___ 12. Scalenus medius(중사각근→중간목갈비근)
___ 13. Splenius(판상근→판모양근)
___ 14. Levator scapulae(견갑거근→어깨올림근)
___ 15. Inferior belly of omohyoideus(견갑설골근하복→어깨목뿔근 아래힘살)

경부의 굴근(Neck flexors muscles→목부위의 굽힘근)

1) Sternocleidomastoideus muscle(흉쇄유돌근→목빗근)

천경근(Superficial cervical muscles→얕은목근육)

1) Platysma(광경근→넓은목근)

경부의 신근(Neck extensors muscles→목부위의 펴짐근)

1) Trapezius m. sup. fibers(승모근 위부위)
2) Semispinalis capitis m.(두반극근→머리반가시근)
3) Splenius capitis m.(두판상근→머리널판근)
4) Splenius cervicis m.(경판상근→목널판근)

전경부의 근(Anterior cervical muscles→앞목부위 근육)

1) Digastricus(악이복근→두힘살근)
2) Stylohyoideus(경상설골근→붓목뿔근)
3) Mylohyoideus(하악설골근→턱목뿔근)
4) Sternohyoideus(흉골설골근→복장목뿔근)
5) Omohyoideus(견갑설골근→어깨목뿔근)

후경부의 근(Posterior cervical muscles→뒤목부의근육)

1) Scalenus anterior(전사각근→앞목갈비근)
2) Scalenus medius(중사각근→중간목갈비근)
3) Scalenus posterior(후사각근→뒤목갈비근)
4) Longus colli(경장근→긴목근)
5) Longus capitis(두장근→긴머리근)

※ 목빗근 : ⓐ 복장뼈머리, 빗장뼈머리, ⓑ 위목덜미선, ⓒ 머리를 옆으로 작용시 반대편, ⓓ 더부신경, 목신경얼기
※ 넓은목근 : ⓐ 제2갈비연골과 봉우리, ⓑ 아래턱뼈, ⓒ 목에 주름, 입꼬리를 내려 슬픈표정 연출, ⓓ 얼굴신경.

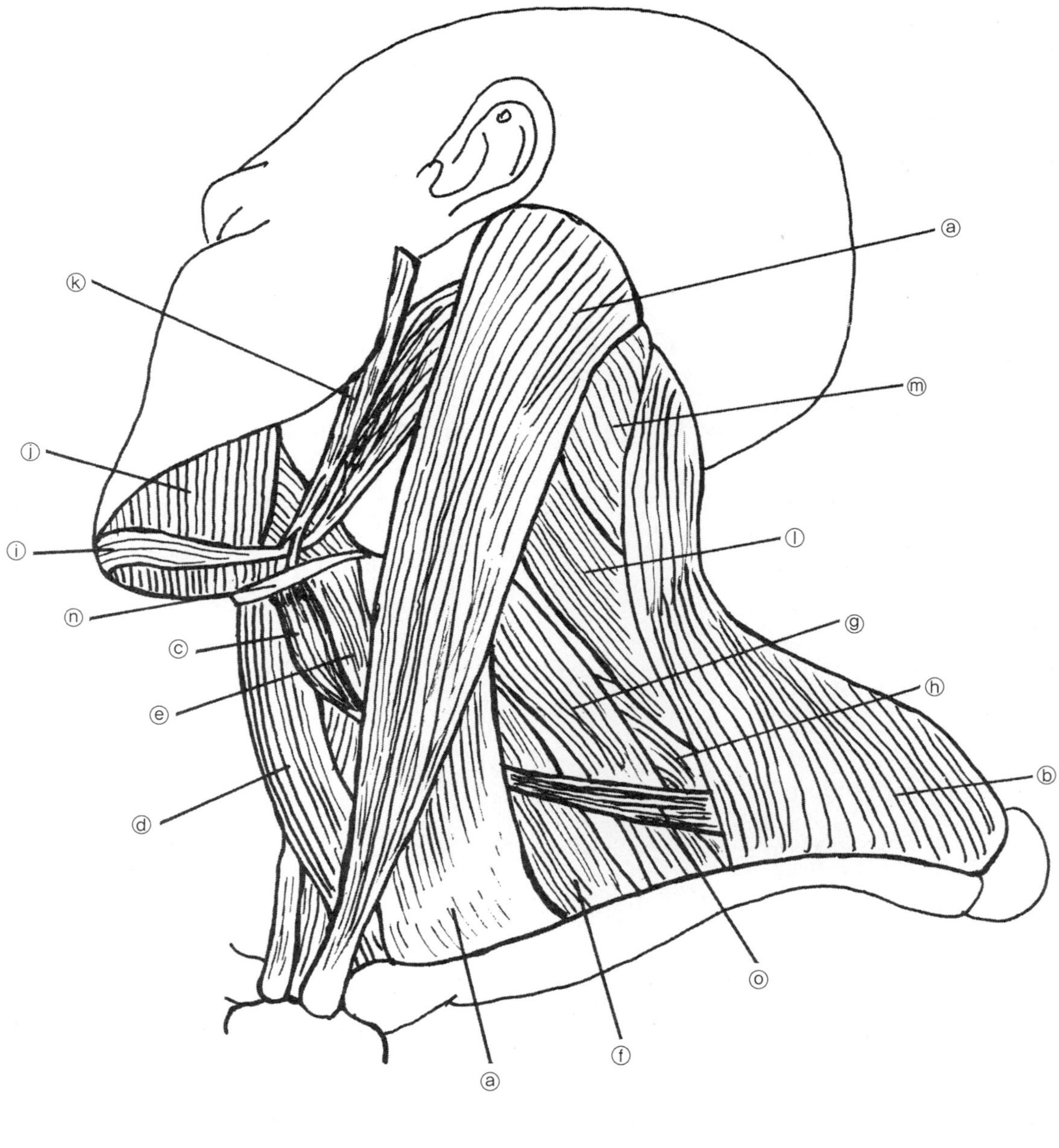

05 설골(목뿔뼈 hyoidbone)을 중심으로 한 근육들

___ 1. Lateral view(측면→옆면)
___ 2. Anterior view(전면→앞면)
___ 3. Styloid process(경상돌기→붓돌기)
___ 4. Mastoid process(유양돌기→꼭지돌기)
___ 5. Hyoid(설골→목뿔뼈)
___ 6. Venter anterior digastricus(악이복근전복→두힘살근 앞힘살)
___ 7. Venter posterior digastricus(악이복근후복→두힘살근 뒤힘살)
___ 8. Stylohyoideus(경돌설골근→붓목뿔근)
___ 9. Mylohyoideus(악설골근→턱목뿔근)
___ 10. Thyrohyoideus(갑상설골근→방패목뿔근)
___ 11. Omohyoideus(견갑설골근→어깨목뿔근)
___ 12. Sternohyoideus(흉골설골근→복장목뿔근)
___ 13. Sternothyroideus(흉골갑상근→복장방패근)
___ 14. Sup. belly of omohyoideus(견갑설골근상복)
___ 15. Inf. belly of omohyoideus(견갑설골근하복)
___ 16. Intermediate tendon(중간건→중간힘줄)

목뿔위근 Suprahyoid m.

근명	두힘살근	붓목뿔근	턱목뿔근	턱끝목뿔근
기시	(앞)알턱뼈두힘살근 (뒤)관자뼈꼭지패임	붓돌기	아래턱뼈목뿔근선	아래턱뼈 턱끝 목뿔근가시
정지	목뿔뼈큰뿔에 부착	목뿔뼈	턱목뿔근봉선과 목뿔뼈	목뿔뼈
작용	턱뼈고정, 목뿔뼈올림 목뿔뼈고정, 턱뼈내림	목뿔뼈를 뒤로 당긴다	목뿔뼈올림, 목뿔뼈고정, 턱뼈내림	목뿔뼈앞으로 턱뼈올림
신경지배	(앞)턱뼈신경 (뒤)얼굴신경	얼굴신경	아래턱뼈신경	혀밑신경

목뿔아래근 Infrahyoid m.

근 명	방패목뿔근	어깨목뿔근	복장목뿔근	복장방패근
기 시	방패연골	(위)중간힘줄 (아래)어깨뼈패임	복장뼈자루, 빗장뼈(안쪽)	복장뼈자루, 제1갈비연골
정 지	목뿔뼈큰뿔	(위)목뿔뼈몸통 (아래)목뿔뼈몸통밑	목뿔뼈몸통아래모서리	방패연골
작 용	목뿔뼈를 위 또는 밑으로	목뿔뼈를 아래로	목뿔뼈와 혀를 밑으로	방패연골을 밑으로
신 경	목신경	목신경	목신경	목신경

05

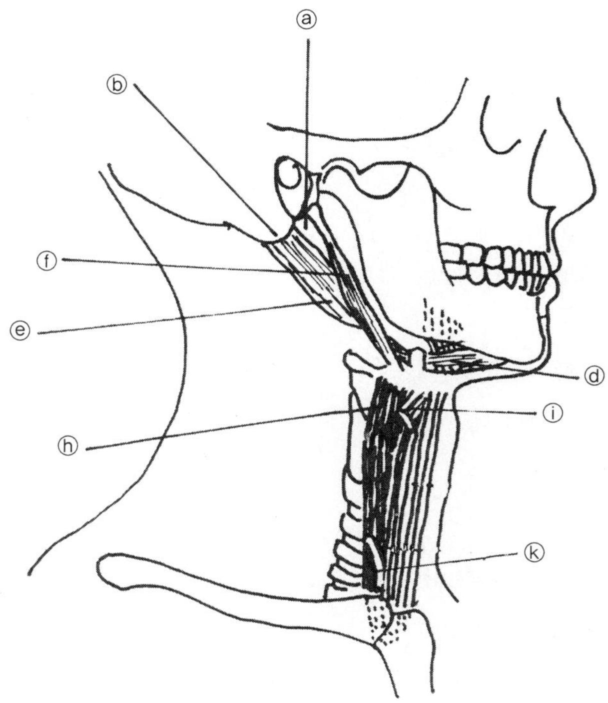

A

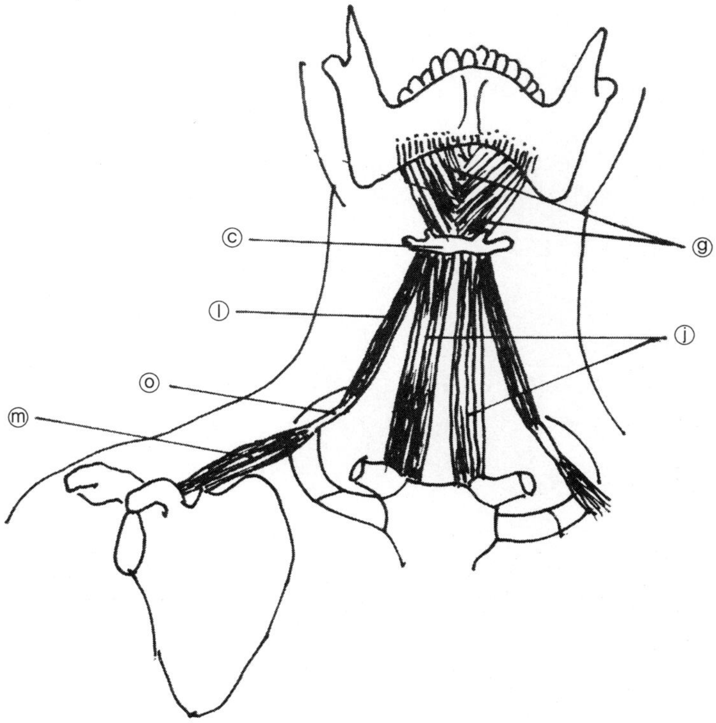

B

06 몸통(Torso)의 근육, 앞면(Anterior view)

___ 1. Platysma(광경근→넓은목근)
___ 2. Pectoralis major(대흉근→큰가슴근)
___ 3. Obliquus externus abdominis(외복사근→배바깥빗근)
___ 4. Linea alba(백선)
___ 5. Saphenous opening(복재열공→두렁정맥구멍)
___ 6. Pyramidalis(추체근→배세모근)
___ 7. Obliquus internus abdominis(내복사근→배속빗근)
___ 8. Tendinous intersection(건획→나눔힘줄)
___ 9. Sheath of rectus abdominis(복직근 →배곧은근집)
___ 10. Spermatic cord(정삭)
___ 11. Inguinal canal(서혜관→샅굴)
___ 12. Inguinal ligament(서혜인대→샅고랑인대)
___ 13. Rectus abdominis(복직근→배곧은근)
___ 14. Intercostales(늑간근→갈비사이근)
___ 15. Serratus anterir(전거근→앞톱니근)
___ 16. Pectoralis minor(소흉근→작은가슴근)
___ 17. Subclavius(쇄골하근→빗장밑근)

가슴부의의 근육(Muscles of thorax)

1. 얕은가슴근(Superficial thoracic muscles)

1) Pectoralis major(대흉근→큰가슴근)
   a) 빗장뼈의 안쪽끝, 복장뼈의 가쪽면, 제1~제6갈비연골에서 기시하여 위팔뼈의 큰결절능선에 정지
   b) 위팔의 모음과 안쪽돌림 그리고 위팔을 고정하면 복장뼈 및 갈비뼈를 올린다.
   c) 앞가슴신경 지배
2) Pectoralis minor(소흉근→작은가슴근)
   a) 제2~제5갈비뼈에서 기시하여 어깨뼈 부리돌기에 정지
   b) 어깨뼈를 바깥아래쪽으로 당긴다.
   c) 앞가슴신경 지배.
3) Serratus anterior(전거근→앞톱니근)
   a) 제1~제8갈비뼈에서 기시하여 어깨뼈 안쪽모서리에 정지
   b) 어깨뼈를 앞으로 당기고 돌림.
   c) 어깨신경 지배.

2. 깊은가슴근(Deep thoracic muscles)

1) Intercostales externi(외늑간근→바깥갈비사이근)
   a) 제1~제11갈비뼈의 위모서리에서 기시. 갈비뼈의 아래모서리에 정지.
   b) 가슴안을 넓히고 흡기운동에 기여.
   c) 갈비사이신경 지배.
2) Intercostales interni(내늑간근→속갈비사이근)
   a) 제1~제11갈비뼈의 아래모서리에서 기시하여 갈비뼈 위모서리에 정지.
   b) 가슴안을 좁히고 호기운동에 기여.
   c) 갈비사이신경 지배.
3) Subcostales(늑하근→갈비밑근)
   a) 아래갈비뼈의 갈비뼈각 안쪽면에서 기시하여 1~3개 아래쪽의 갈비뼈 안쪽면 정지.
   b) 속갈비사이근을 도와 호기운동에 관여.
   c) 갈비사이신경 지배.

06

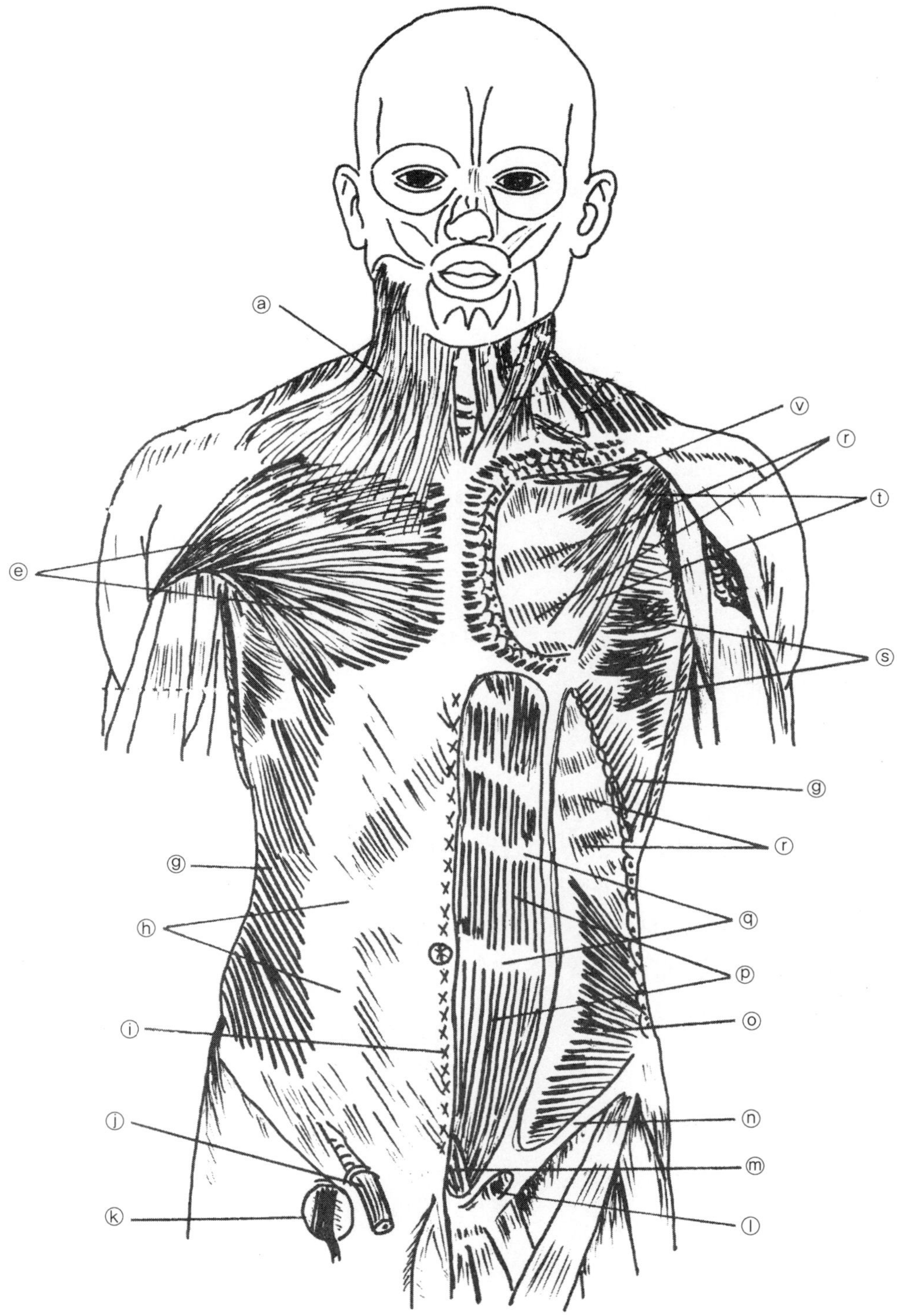

07 흉부(가슴부위)의 근육(Muscles of thorax)

___ 1. Anterior longitudinal lig.(전종인대→앞세로인대)
___ 2. Radiate lig. of costal capitula(늑골두방사인대→갈비뼈머리부채살인대)
___ 3. Fifth rib(제5갈비뼈)
___ 4. Ext. intercostal m.(외늑간근→바깥갈비사이근)
___ 5. Int. intercostal m.(내늑간근→속갈비사이근)
___ 6. 11th rib(제11갈비뼈)
___ 7. Subcostalis m.(늑하근→갈비밑근)
___ 8. Cartilage of first rib(첫째늑갈비골)
___ 9. Manubrium of sternum(흉골병→복장뼈자루)
___ 10. Body of sternum(흉골체→복장뼈몸통)
___ 11. Seventh rib(제7갈비뼈)
___ 12. Sternohyoid m.(흉골설골근→복장목뿔근)
___ 13. Sternothyroid m.(흉골갑상근→복장방패근)
___ 14. Int. intercostal m.(내늑간근→속갈비사이근)
___ 15. Transversus thoracic m.(흉횡근→가슴가로근)
___ 16. Diaphragm(횡격막→가로막)

가슴근육(Muscles of thorax)

1. 흡기에 관여하는 근

1) Intercostales externi(외늑간근→바깥갈비사이근)
2) Levatores costarum(늑골거근→갈비올림근)
   a) 제7목뼈, 제1~11 등뼈의 가로돌기에서 기시, 갈비뼈에 정지.
   b) 바깥갈비사이근을 도와 흡기운동에 관여.
   c) 척수신경지배.

2. 호기에 관여하는 근

1) Intercostales interni(내늑간근→속갈비사이근)
2) Subcostales(늑하근→갈비밑근)…속갈비사이근을 도와 흡기운동에 관여.
3) Transversus thoracis(흉횡근→가슴가로근)
   a) 복장뼈몸통 아래 칼돌기에서 기시, 제 2~6 갈비연골에 정지.
   b) 갈비뼈를 아래로 당겨 가슴안을 좁혀 호기운동에 관여.
   c) 갈비사이신경지배.

07

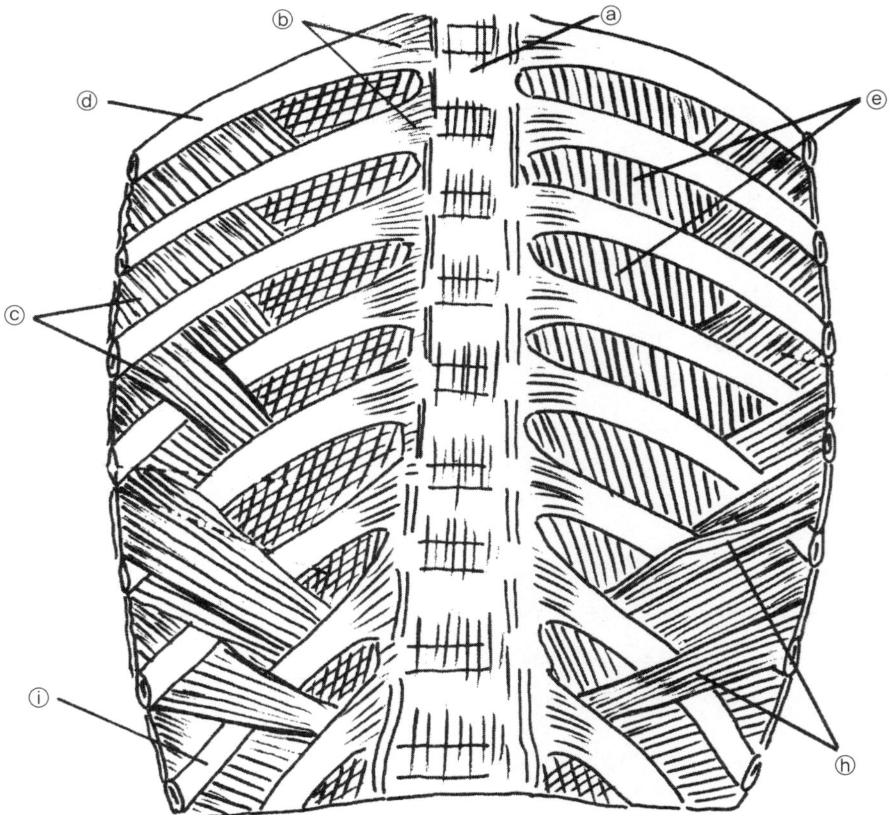

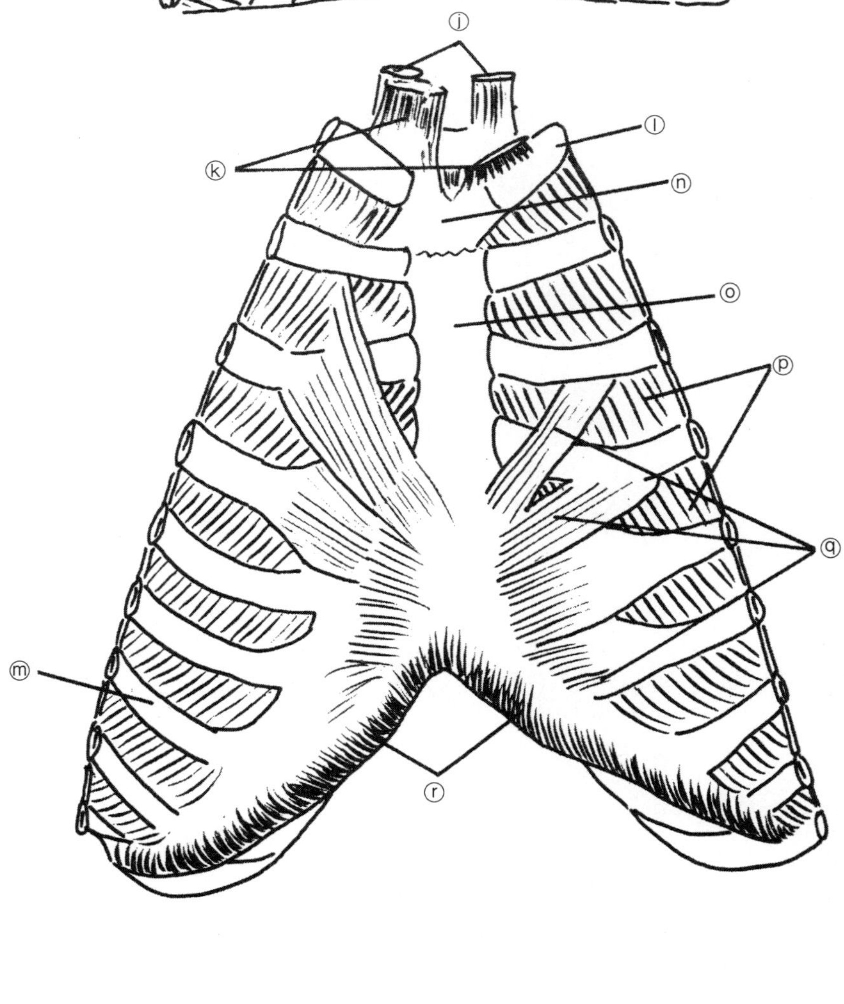

08 횡격막(가로막 Diaphragm)

___ 1. Sternal part(흉골부→복장부분)
___ 2. Lumber part(요추부→허리뼈부분)
___ 3. Costal part(늑골부→갈비부분)
___ 4. Central tendon(건중심→중심널힘줄)
___ 5. Inferior vena cava(하대정맥→아래대정맥)
___ 6. Esophagus(식도)
___ 7. Azygos vein(기정맥→홀정맥)
___ 8. Esophageal plexus(식도신경총)
___ 9. L. vagus nerve(왼미주신경)
___ 10. Truncus sympathicus(교감신경간→교감신경줄기)
___ 11. Vena caval foramen(대정맥공→아래대정맥구멍)
___ 12. Aortic hiatus(대동맥열공→대동맥구멍)
___ 13. Esophageal hiatus(식도열공→식도구멍)
___ 14. Diaphragm(횡격막→가로막)
___ 15. Sternum(흉골→복장뼈)
___ 16. Celiac artery(복강동맥→배안동맥)
___ 17. Aorta(대동맥)

Diaphragm은 호흡에 중요한 구실을 할 뿐만 아니라 가슴안과 배안을 경계짓고 있다.

1) Origin은
- Lumbar part … 제1~제3허리뼈부위
- Costal part … 제7~제12갈비연골 속면
- Sternal part … 칼돌기 속면

2) 평상시 dome 현상이며 수축과 이완에 의해 가슴우리를 넓히거나 좁혀서 호흡에 관여.
3) 수축시→흡기운동, 이완시→호기운동
4) 가로막에는 가슴안과 배안으로 연락하는 큰 구멍이 있는데
   a) **Aortic hiatus**(대동맥열공→대동맥구멍) … 가장 뒤쪽. 좌우각 사이 제12등뼈 높이, 하행대동맥, 홀정맥, 가슴림프관, 교감신경 통과.
   b) **Vena caval foramen**(대정맥공→큰정맥공) … 가장 윗쪽 제8등뼈 높이로, 아래대정맥, 오른가로막신경 통과.
   c) **Esophageal hiatus**(식도열공→식도구멍) … 왼쪽 제10등뼈 높이이며, 식도, 좌우 미주신경 통과.
5) 가로막은 전체적으로 원개 dome 상으로 가슴안으로 부풀어 있지만, 수축하면 그 원개(꼭대기)가 낮아져서 가슴안이 넓어지고(흡기시) 이완하면 꼭대기가 올라가서 가슴안이 좁아진다(호기시).
6) 복식호흡 abdominal respiration … 가로막에 의한 호흡(가로막 호흡)
7) 흉식호흡 thoracic respiration … 갈비사이근에 의한 호흡
8) 가로막은 배근육과 함께 복압에도 관여하며 지배신경은 가로막신경 phrenic nerve

08

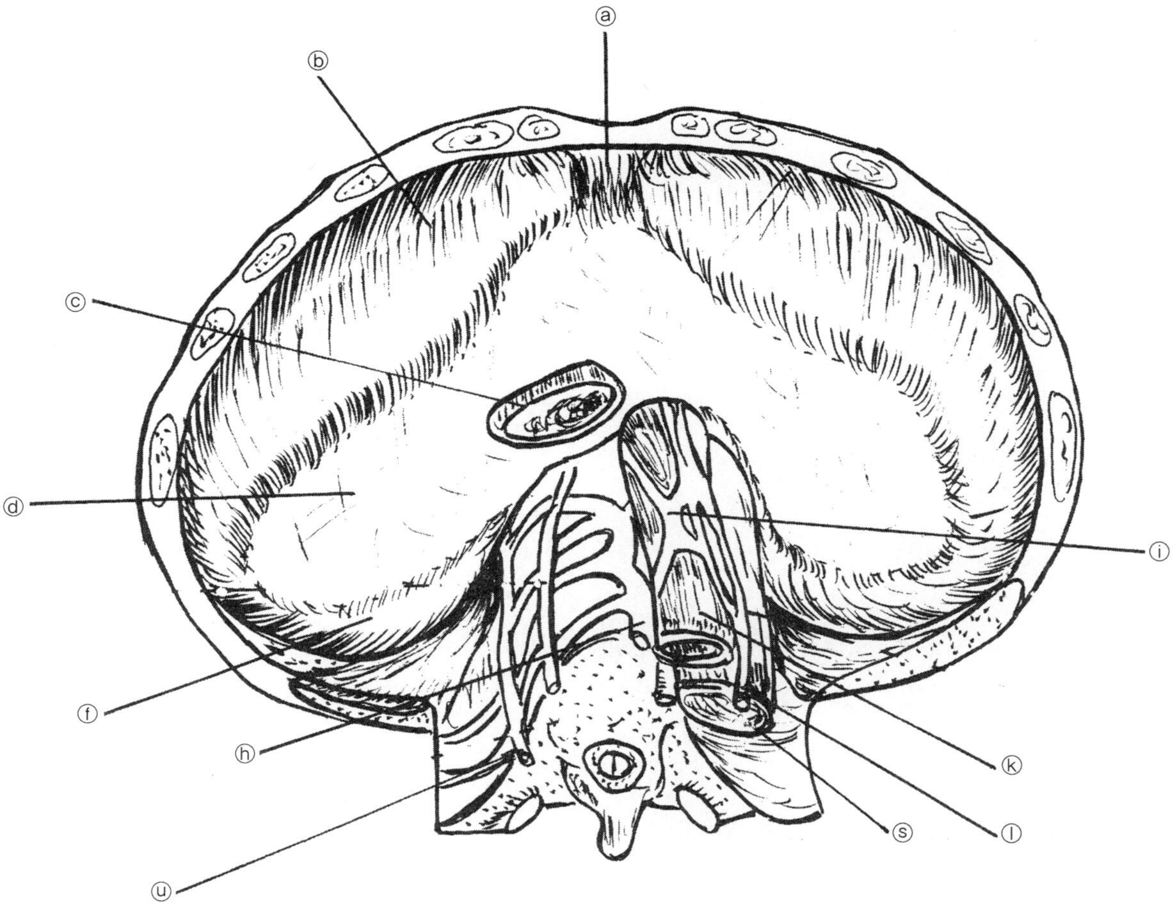

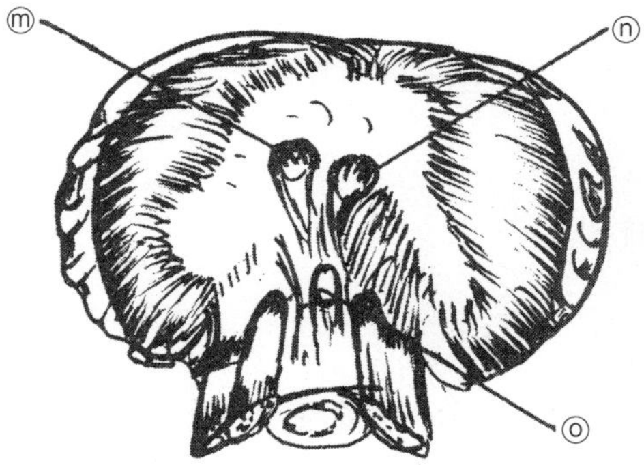

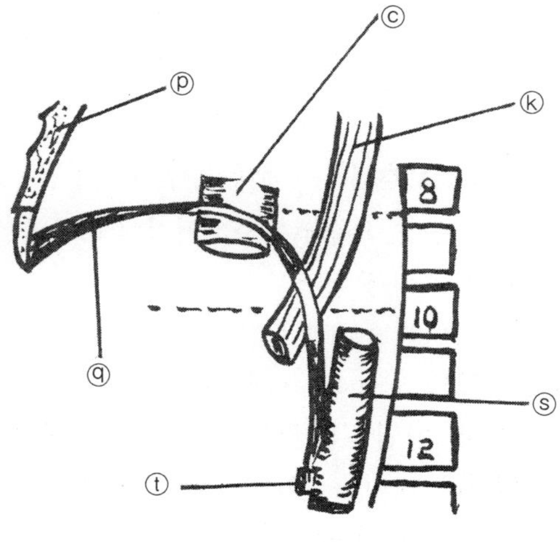

09 복부(배부위)의 근육(Muscles of the abdominal wall)

___ 1. Serratis amterior(전거근→앞톱니근)

___ 2. Pectoralis major(대흉근→큰가슴근)

___ 3. Sheath of rectus abdominis(복직근 → 배곧은근집)

___ 4. External intercostales(외늑간근→바깥갈비사이근)

___ 5. Obliquus externus abdominis(외복사근→배바깥빗근)

___ 6. Obliguus internus abdominis(내복사근→배속빗근)

___ 7. Obliguus externus abdominis(외복사근→배바깥빗근)

___ 8. Rectus abdominis(복직근→배곧은근)

___ 9. Tendinous intersections(건획→나눔힘줄)

___ 10. Superficial inguinal ring(천서혜륜→얕은샅굴구멍)

___ 11. Spermaic cord(정삭)

배부위근육은 배의 앞벽과 가쪽벽을 구성하는 5개의 근육.

1) Obliquus externus abdominis(외복사근→배바깥빗근)=(옆배근)

a) 넓고 가장 크며 제6~제10 갈비뼈의 가쪽에서 기시하여 백선과 샅고랑인대에 정지.

b) 배의 압력을 높이고, 한쪽이 작용하면 척주를 반대쪽으로 돌리고 모두 작용하면 앞으로 굽힘.

c) 갈비사이신경 지배.

2) Obliquus internus abdominis(내복사근→배속빗근)=(옆배근)

a) 엉덩뼈능선, 샅고랑인대, 배곧은근막의 가쪽에서 기시하여 제10~12 갈비뼈에 정지.

b) 복압을 높이고 한쪽이 작용하면 척주를 반대쪽으로 돌리고 모두 작용하면 앞으로 굽힘.

c) 갈비사이신경 지배.

3) Rectus abdominis(복직근→배곧은근)=(앞배근)

a) 제5~제7 갈비연골과 칼돌기에서 기시하여 두덩결합, 두덩뼈결절에 정지.

b) 배의 압력을 높이고 골반을 끌어올리며 척주를 앞으로 굽힘.

c) 갈비사이신경 지배.

4) Transversus abdominis(복횡근→배가로근)=(옆배근)

a) 제7~제10갈비연골, 엉덩뼈능선 샅고랑인대에서 기시하여 배곧은근막의 가쪽모서리 백선에 정지.

b) 배속바깥빗근을 돕는다.

c) 갈비사이신경 지배.

5) Pyramidalis(추체근→배세모근)=(앞배근)

a) 배곧은근집, 두덩뼈윗가지에서 기시하여 백선에 정지.

b) 배곧은근을 돕는다.

c) 갈비사이신경 지배.

※ **배곧은근집** rectus sheath…배곧은근을 싸는 결합조직성 초(집). 3층의 옆배근의 근막이 배곧은근 자리에서 합쳐져서 만듦. 앞엽→배바깥빗근 근막과 배속빗근 근막. 뒤엽→배속. 배가로근막이 구성.

※ **샅고랑인대** inguinal lig.…배바깥빗근 근막일부가 끈모양으로 비후하여 두덩뼈결절에 걸친다. 아래배와 다리의 경계. 샅고랑인대 바로위에 샅굴.

09

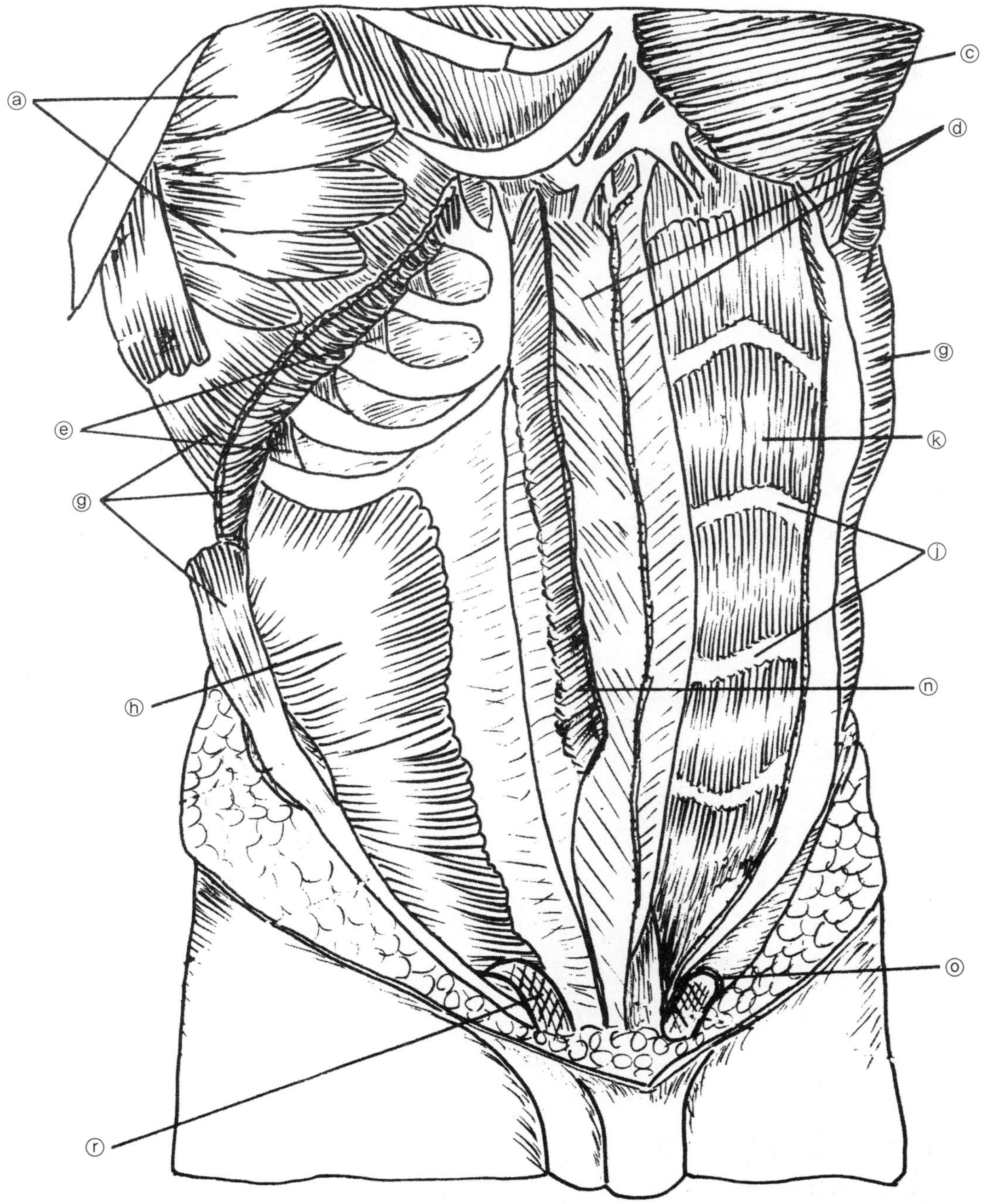

10 몸통(Torso)의 근육, 뒷면(Posterior view)

___ 1. Ext. occipital protuberance(외후두융기→바깥뒤통수뼈융기)
___ 2. Trapezius(승모근→등세모근)
___ 3. Acromion(견봉→봉우리)
___ 4. Deltoideus(삼각근→어깨세모근)
___ 5. latissimus dorsi(광배근→넓은등근)
___ 6. Thoracolumbar fascia(흉요근막→등허리근막)
___ 7. Semispinalis capitis(두반극근→머리반가시근)
___ 8. Splenius capitis(두판상근→머리널판근)
___ 9. Levator scapulae(견갑거근→어깨올림근)
___ 10. Erector spinae(척주기립근→척주세움근)
___ 11. Rhomboideus minor(소능형근→작은모름모근)
___ 12. Teres minor(소원근→작은원근)
___ 13. Supraspinatus(극상근→가시위근)
___ 14. Rhomboideus major(대능형근→큰마름모근)
___ 15. Teres major(대원근→큰원근)
___ 16. Serratus anterior(전거근→앞톱니근)
___ 17. Serratus posterior inf.(하후거근→아래뒤톱니근)
___ 18. Gluteus maximus(대둔근→큰볼기근)
___ 19. Gluteus medius(중둔근→중간볼기근)
___ 20. Iliac crest(장골능→엉덩뼈능선)
___ 21. Infraspinatus(극하근→가시아래근)

척주와 팔을 잇는 근

이에 속하는 근육은 등쪽에 있는 5개의 근육.

1) Trapezius(승모근→등세모근)

a) 뒤통수뼈의 목덜미인대, 등뼈가시돌기에서 기시하여 어깨뼈가시, 봉우리.

b) 어깨뼈를 위로 당기며 또한 어깨뼈, 어깨뼈의 가쪽끝을 밑으로 당기고 돌림이나 어깨를 펴기도 한다. 신경은 더부신경과 목신경의 지배.

2) Latissimus dorsi(광배근→넓은등근)

a) 등허리근막, 제7~12등뼈와 제1~제5허리뼈가시돌기 그리고 엉덩뼈능선에서 기시하여 작은결절능선에 정지.

b) 위팔을 안뒤쪽으로 당기고, 위팔의 안쪽돌림과 모음에 관여하며 신경은 흉배신경(가슴등신경)의 지배.

3) Levator scapulae(견갑거근→어깨올림근)

a) 제1~제4목뼈의 가로돌기에서 기시하여 어깨뼈위각에 정지.

b) 어깨뼈를 위로 당기며 견갑배신경(등쪽견갑신경) 지배.

4) Rhomboideus minor(소능형근→작은마름모근)

a) 제6~제7목뼈 가시돌기에서 기시하여 어깨뼈 안쪽모서리위부분에서 정지.

b) 어깨뼈를 속위쪽으로 당기며 견갑배시경(등쪽견갑신경) 지배.

5) Rhomboideus major(대능형근→큰마름모근)

a) 제1~제4등뼈의 가시돌기에서 기시하여 어깨뼈 안쪽모서리 아래부위에서 정지.

b) 어깨뼈를 위로 당기며 견갑배신경(등쪽견갑신경) 지배.

10

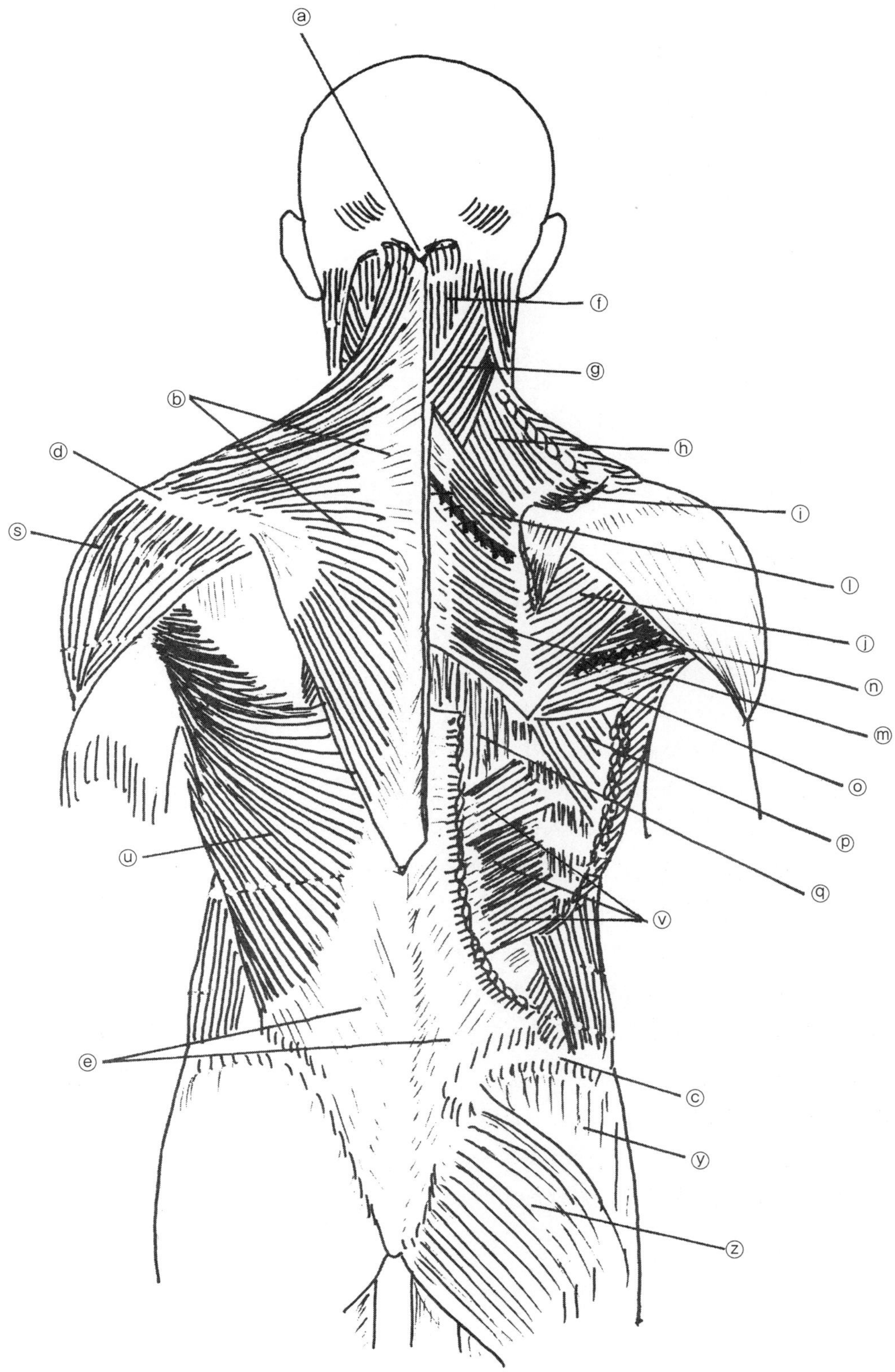

11 척추기립근[척주세움근](Erector spinae)

___ 1. Iliac crest(장골능→엉덩뼈능선)
___ 2. External occipital protuberance(바깥뒤통수뼈융기)
___ 3. Longissimus capitis(두최장근→머리가장긴근)
___ 4. Longissimus cervicis(경최장근→목가장긴근)
___ 5. Longissimus thoracis(흉최장근→가슴가장긴근)
___ 6. Iliocostalis cervicis(경장늑근→목엉덩갈비근)
___ 7. Iliocostalis lumborum(요장늑근→허리엉덩갈비근)
___ 8. Spinalis(극근→가시근)
___ 9. Semispinalis capitis(두반극근→머리반가시근)
___ 10. Iliocostalis thoracis(흉장늑근→가슴엉덩갈비근)
___ 11. Multifidus(다열근→뭇갈래근)
___ 12. Rotatores(회선근→돌림근)

척주세움근(Erector spinae)

척주 양옆을 따라서 길게 종주하는 최장근(longissimus, 가장긴근), 늑장근(iliocostalis, 엉덩갈비근), 극근(spinalis, 가시근)을 총칭하는 근. 전체적으로 척주 아래로부터 위쪽을 향해 달리는 근으로서 척주를 지지, 폄, 아래쪽으로 당기는 작용을 함. 한쪽만 수축하면 척주측만(척주옆굽음증, scoliosis). 모두 척주신경 뒷가지의 지배를 받는다.

배부위의 근막(Abdominal fascia)

1) 얕은배근막(superficial fascia)…표층의 근막→지방층구성. 두께 몇 cm 지방층하단 섬유막은 배바깥빗근과 배곧은근집 표면 덮음.
위쪽은 천얕은가슴근막 그리고 아래쪽은 넙다리근막. 깊은층근막→Scarpa's fascia
2) 가로근근막(transveralis fascia)…배안 속면의 전역을 덮는 근막.
배막과 접착하고 가로막의 아래모서리까지.
a) 가로근근막—배안속벽과 배막사이에 개재하여 이들을 접착.
b) 가슴속근막—가슴안속벽과 가슴막사이에 개재하여 이들을 접착.
ⓐ+ⓑ 모두 얇은 창호지와 같은 근막. 배막, 가슴막에 포함.

- **위팔근막**(brachial fascia)…위팔 전체를 싸는 근막. 그 연장은 안쪽·바깥쪽으로부터 위팔의 굽힘근과 폄근사이로 뻗어들어가 위팔뼈까지 이른다. 안쪽·바깥쪽 위팔근간중격 med, lat Intermuscular septum이라 한다.
- **아래팔근막**(antebrachial fascia)…아래팔 전체를 싸는 근막이며 위팔근막의 아래쪽연속. 손목부위에서 굽힘근지지띠와 폄근지지띠로 된다. 아래팔에서 손가락에 이르는 근육무리의 힘줄을 손목부위의 일정부위에 유지토록 한다.
- **손의 근막**(fascia of the hand)…손등근막→폄근지지띠로부터 손가락등힘줄막에 이행. 손바닥근막→무지구근(엄지두덩근)과 소지구근(새끼두덩근)의 표면을 덮고 있다.
- **손가락근막**(fascia of the finger)…손가락등쪽의 근막은 손가락등힘줄막에 가담.
손가락등힘줄막은 손가락폄근힘줄의 손가락등에서 막상으로 퍼진 것. 셋으로 갈라진다.

11

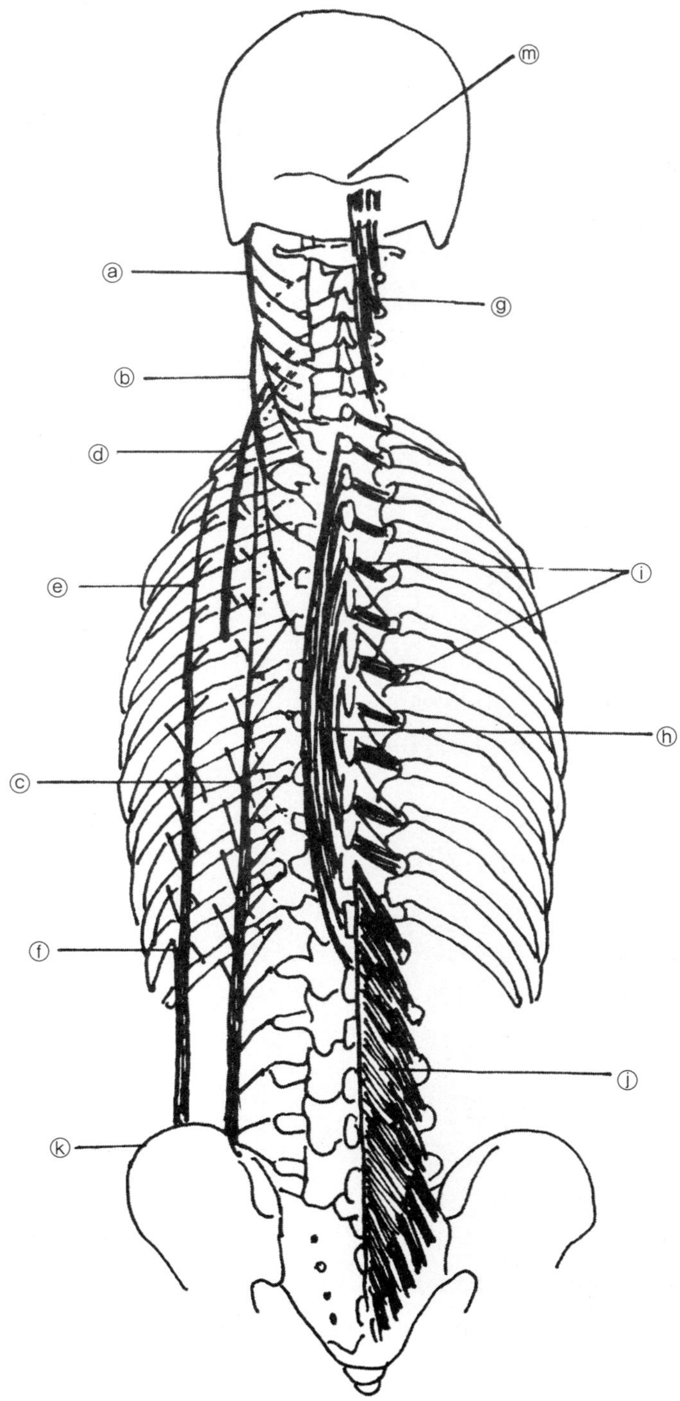

12 견갑골(어깨뼈)을 안정시키는 근육(Muscles of scapular stabilization)

___ 1. Posterior view(후면→뒤면)
___ 2. Lateral view(외측면→가쪽면)
___ 3. Protraction(신장→내밈)
___ 4. Depression(하강→내림)
___ 5. Elevation(거상→올림)
___ 6. Upward rotation(상회전→위돌림)
___ 7. Retraction(퇴축→들림)
___ 8. Superior nuchal line(상항성→위목덜미선)
___ 9. Acromion(견봉→봉우리)
___ 10. Trapezius(승모근→등세모근)
___ 11. Scapular spine(견갑극→어깨뼈가시)
___ 12. Rhomboids(능형근→마름모근)
___ 13. Serratus anterior(전거근→앞톱니근)
___ 14. Levator scapulae(견갑거근→어깨올림근)
___ 15. Pectoralis minor(소흉근→작은가슴근)
___ 16. Medial border of the scapula(견갑골의 내측연→어깨뼈의 안 모서리)
___ 17. Superior angle(상각→위각)

팔과 가슴벽을 잇는 근

1) Pectoralis major(대흉근→큰가슴근)
2) Pectoralis minor(소흉근→작은가슴근)
3) Serratus anterior(전거근→앞톱니근)… 1), 2), 3)은 p.144 참조.
4) Subclavius(쇄골하근→빗장밑근)
   a) 제1갈비뼈바깥위쪽에서 기시하여 빗장뼈아래면에 정지.
   b) 빗장뼈를 밑으로 당긴다. 신경은 빗장뼈아래신경.

어깨뼈의 운동

1) Retracion(퇴축→들림)… 수평선상에서 뒤쪽으로 움직이는 운동.
2) Protraction(신장→내밈)… 수평선상에서 앞쪽으로 움직이는 운동. Retraction의 반대.
3) Depression(하강→내림)… 신체일부인 어깨뼈를 낮추는 운동.
4) Elevation(거상→올림)… 어깨뼈를 들어올리거나 일부를 높이는 운동. Depression의 반대.
5) Upward rotation(상회전→위돌림)… 팔을 위로 들어올리거나 뻗음.

※ 등 및 어깨에 존재하는 근육들의 신경지배

1) 얕은등근육무리(등세모근, 넓은등근, 마름모근, 어깨올림근)은 팔과 척주를 잇는 근으로 등세모근 이외의 근은 모두 완신경총(팔신경얼기)으로부터 분지에 의해 지배.
2) 깊은등근육무리(널판근, 척주세움근, 가로돌기가시근)은 모두 척수신경 뒤가지의 신경지배.
3) 어깨부위근은 팔이음에서 기시하여 위팔뼈에 정지.
   어깨세모근과 작은원근→겨드랑신경, 어깨아래근과 큰원근→어깨아래신경.
   가시위근과 가시아래근→어깨위신경.

12

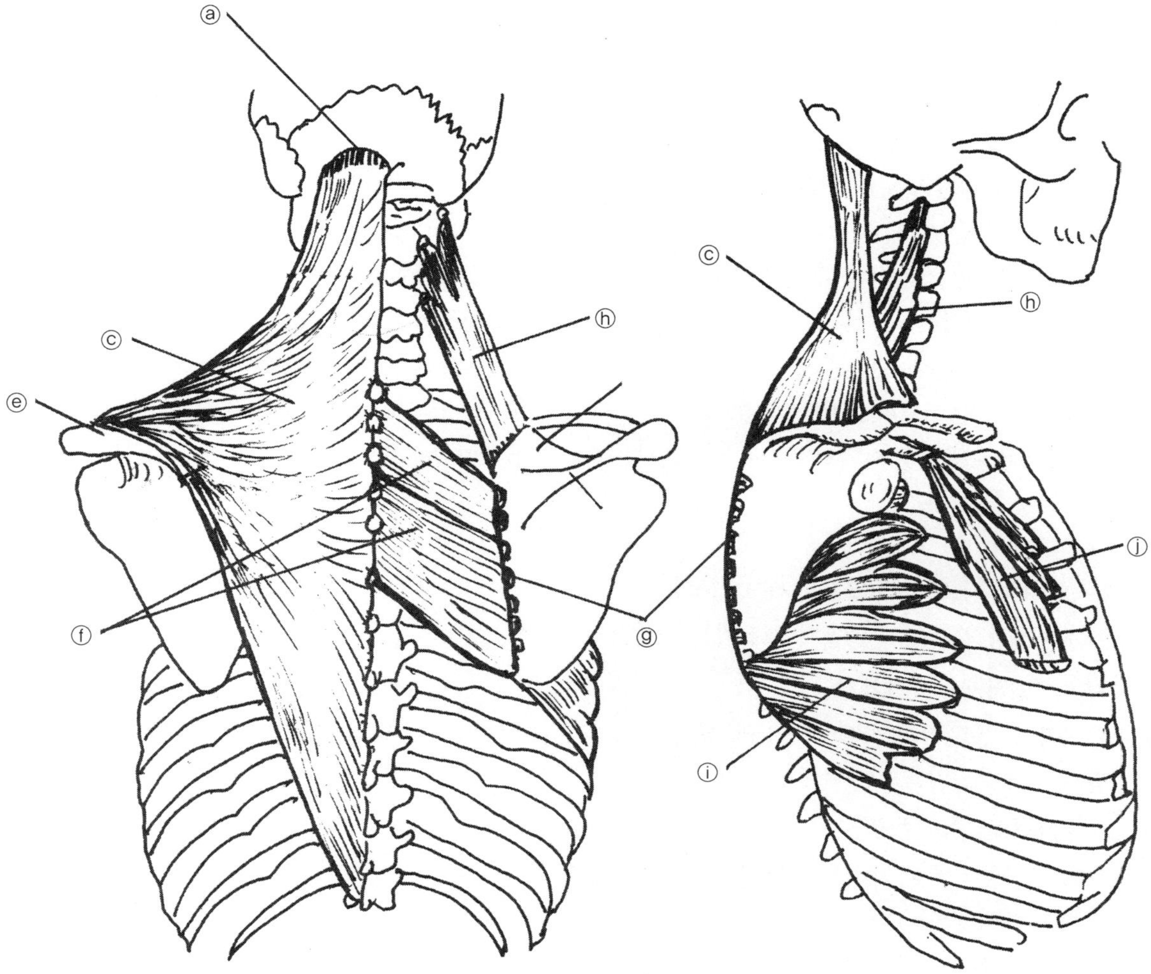

A

B

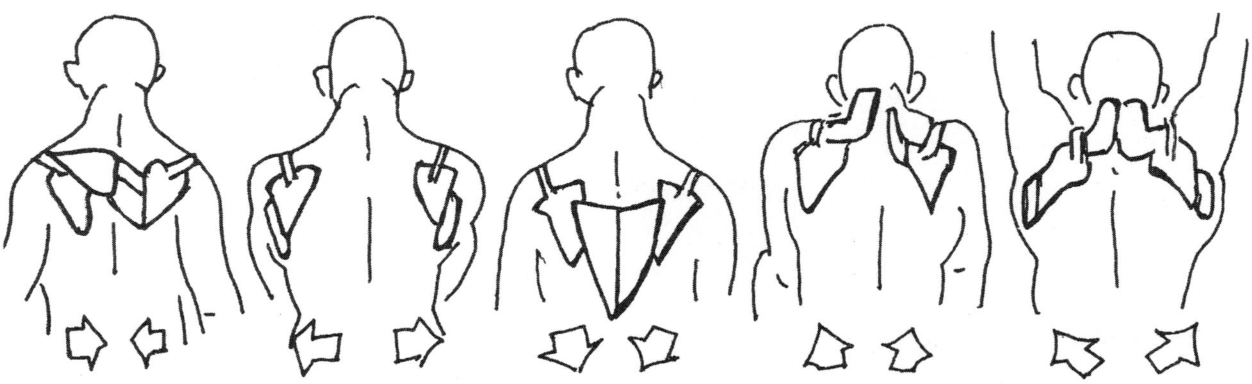

C D E F G

13 견관절(어깨관절)을 움직이는 근육(Muscles action on the shoulder joint)

___ 1. Anterior deltoideus(어깨세모근의 앞부분)
___ 3. Coracobrachialis(오훼완근→부리위팔근)
___ 4. Biceps brachii(상완이두근→위팔두갈래근)
___ 6. Teres major(대원근→큰원근)
___ 8. Long head of triceps(상완삼두근의 장두→위팔세갈래근의 긴갈래)
___ 10. Teres major(대원근→큰원근)
___ 12. Anterior deltoid(어깨세모근의 앞부분)
___ 14. Supraspinatus(극상근→가시위근)
___ 2. Clavicular head of pectoralis major (대흉근의 쇄골두→큰가슴근의 빗장뼈갈래)
___ 5. Posterior deltoid(어깨세모근의 뒤 부분)
___ 7. Latissimus dorsi(광배근→넓은둥근)
___ 9. Sternocostal portion of pectoralis major (대흉근의 흉늑부→큰가슴근의 복장갈비부분)
___ 11. Latissimus dorsi(광배근→넓은등근)
___ 13. Pectoralis major(대흉근→큰가슴근)
___ 15. Lateral deltoid(어깨세모근의 가쪽부분)

어깨부위의 근육(Muscles of shoulder)

이 근육은 어깨뼈에서 기시하여 위팔뼈에 그치는 근육으로, 어깨관절의 운동에 관여하고 있다.

1) Deltoideus(삼각근→어깨세모근)

a) 어깨뼈가시, 봉우리 및 빗장뼈의 가쪽에서 기시하여 위팔뼈의 어깨세모근거친면에 정지.
b) 위팔의 모음갓돌림과 속가쪽돌림.

2) Teres major(대원근→큰원근)

a) 어깨뼈의 아래각에서 기시하여 위팔뼈 작은결절능선에 정지.
b) 위팔의 모음과 가쪽돌림.

3) Teres minor(소원근→작은원근)

a) 어깨뼈의 가쪽모서리에서 기시하여 위팔뼈의 큰결절에 정지.
b) 위팔의 모음과 가쪽돌림.

어깨관절에 작용하는 근육

굽힘	폄	갓돌림	모음	안쪽돌림	가쪽돌림
어깨세움근(앞부분) 큰가슴근(빗장뼈부분) 부리위팔근 위팔두갈래근	어깨세움근(뒤부분) 넓은등근 큰원근 위팔세갈래근	어깨세움근(가운데) 가시위근 위팔이두근 큰가슴근(빗장뼈부분)	큰가슴근 넓은등근 큰원근 위팔삼두근 부리위팔근	어깨뼈아래근 어깨세모근(앞부분) 큰가슴근 넓은등근 대원근	가시아래근 작은원근 어깨세모근 (뒤부분)

주관절(팔꿉관절)에 작용하는 근육

굽힘	폄
위팔근, 위팔두갈래근, 위팔노근, 원엎침근	위팔세갈래근, 팔꿈치근

13

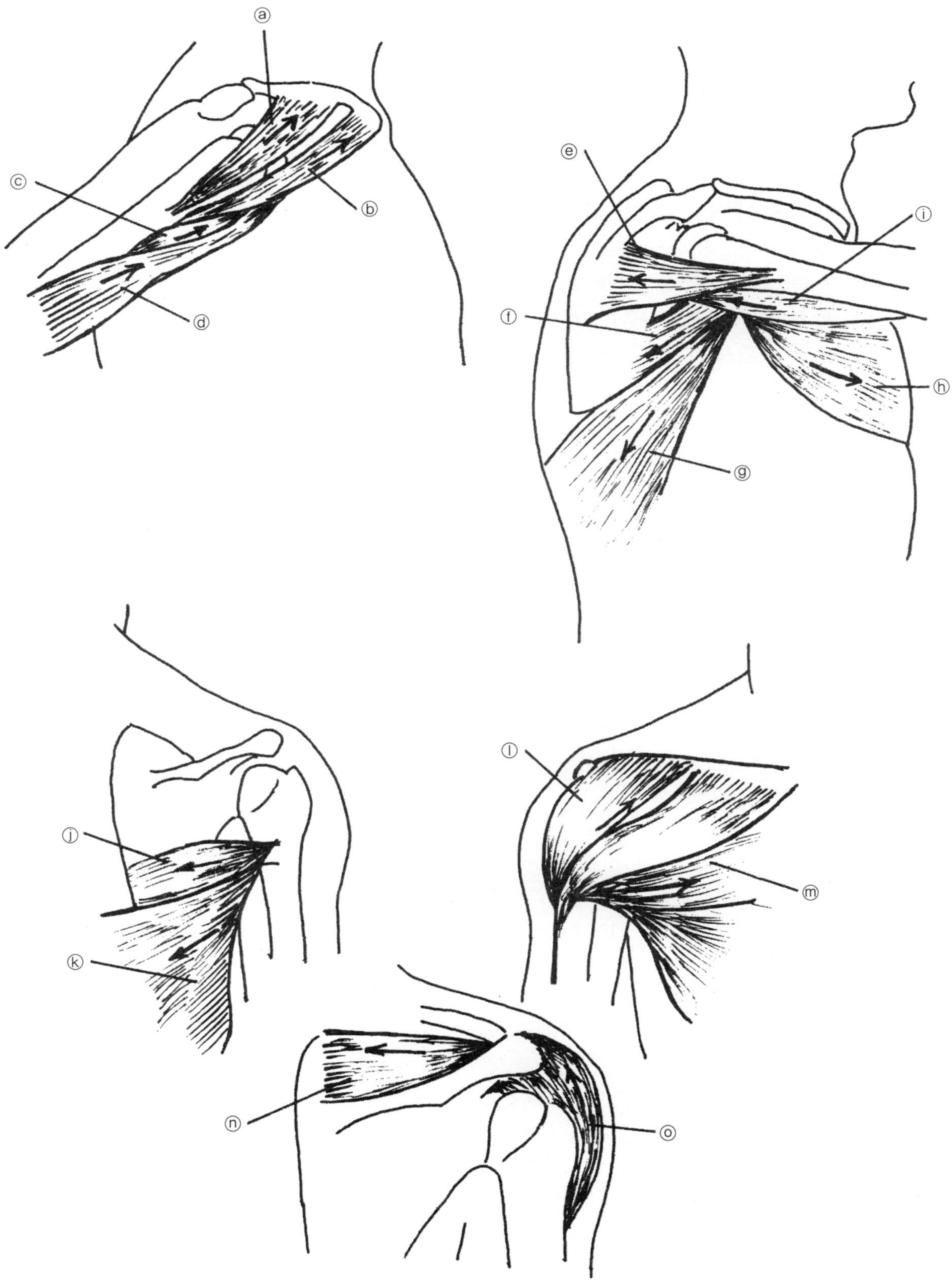

14 상지(팔)의 근육(Muscles of upper limb)

___ 1. Anterior surface(앞면)
___ 2. Posterior surface(뒤면)
___ 3. Clavicle(쇄골→빗장뼈)
___ 4. Deltoideus(삼각근→어깨세모근)
___ 5. Biceps brachii(상완이두근→위팔두갈래근)
___ 6. Pectoralis major(대흉근→큰가슴근)
___ 7. Brachialis(상완근→위팔근)
___ 8. Palmaris longus(장장근→긴손바닥근)
___ 9. Flex. carpi rad.(요측수근굴근→노쪽손목굽힘근)
___ 10. Brachio rad.(완요골근→위팔노근)
___ 11. Flexor retinaculum(굴근지대→굽힘근지지띠)
___ 12. Abd. poll. brev.(단무지외전근→짧은엄지벌림근)
___ 13. Palmar aponeurosis(수장건막→손바닥널힘줄)
___ 14. Flex. carpi ulnaris(척측수근굴근→자쪽손목굽힘근)
___ 15. Ext. carpi ulnaris(척측수근신근→자쪽손목폄근)
___ 16. interossei dorsi(배측골간근→등쪽뼈사이근)
___ 17. Ext. retinaculum(신근지대→폄근지지띠)
___ 18. Triceps brachii(상완이두근→위팔세갈래근)

상지(팔)의 근육(Muscle of the upper limb)은

① 어깨부위(팔이음뼈)의 근육.
② 위팔의 근육(굽힘근무리와 폄근무리).
③ 아래팔의 근육(굽힘근무리와 폄근무리).
④ 손의 근육(엄지두덩근, 새끼두덩근, 손허리근).

의 4군으로 구분하지만 이 밖에 가슴부위와 배부위의 근육 중 **얕은가슴근**(큰가슴근, 작은가슴근, 앞톱니근)과 **얕은 등근**(등세모근, 넓은등근, 마름모근, 어깨올림근)도 위팔을 몸통에 결합시키고 그 운동에 관여하므로 팔근무리로써 이해해 두는 것이 편리하다.

14

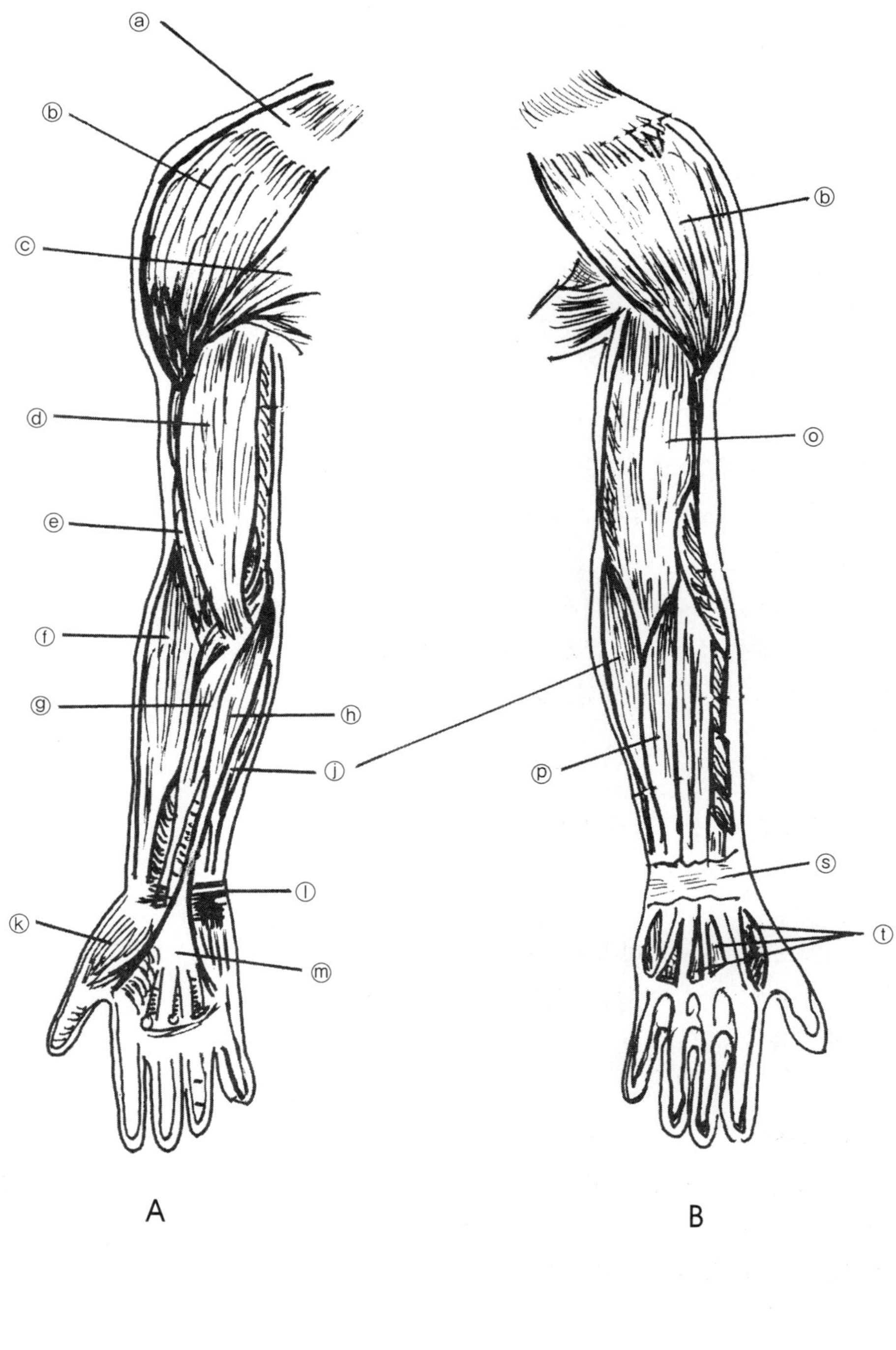

15 상완(위팔)의 근육(Muscles of the arm)

___ 1. Biceps brachii short head(상완이두근의 단두→위팔두갈래근의 짧은갈래)
___ 2. Biceps brachii long head(상완이두근의 장두→위팔두갈래근의 긴갈래)
___ 3. Biceps brachii(상완이두근→위팔두갈래근)
___ 4. Brachialis(상완근→위팔근)
___ 5. Brachioradialis(완요골근→위팔노근)
___ 6. Pronator teres(원회내근→원엎침근)
___ 7. Extensor carpiradialis longus(장요측수근신근→긴노 손목폄근)
___ 8. Triceps brachii(상완삼두근→위팔세갈래근)
___ 9. Triceps brachii long head(상완삼두근장두→위팔세갈래근 긴갈래)
___ 10. Triceps brachii lateral head(상완삼두근 외측두→위팔세갈래근 가 갈래)
___ 11. Triceps brachii medial head(상완삼두근 내측두→위팔세갈래근 안 갈래)
___ 12. Anconeus(주근→팔꿈치근)
___ 13. Radial nerve(요골신경→노신경)

위팔의 근육(Muscles of upper arm)

위팔의 근육은 팔꿉관절(elbow joint)을 굽히는 굽힘근과 펴는 폄근으로 구분된다.

1. 굽힘근(Flexor muscles)

1) Biceps brachii(상완이두근→위팔두갈래근)
   a) 긴갈래는 어깨뼈 오목위결절에서, 짧은갈래는 어깨뼈 부리돌기에서 기시하여 노뼈거친면에 정지.
   b) 아래팔의 굽힘, 긴갈래는 위팔의 벌림, 짧은갈래는 위팔의 모음.
   c) 근육피부신경 지배.
2) Brachialis(상완근→위팔근)
   a) 위팔뼈의 앞면아래부위에서 기시하여 자뼈거친면에 정지.
   b) 위팔의 굽힘과 모음.
   c) 근육피부신경 지배.
3) Coracobrachialis(오훼완근→부리위팔근)
   a) 어깨뼈 부리돌기에서 기시하여 위팔뼈몸통 안쪽면에 정지.
   b) 위팔의 굽힘과 모음.
   c) 근육피부신경 지배.

2. 신근(Extensor muscles)

1) Triceps brachii(상완이두근→위팔세갈래근)
   a) 긴갈래는 어깨뼈 관절밑 결절. 가쪽갈래는 위팔뼈 뒷면 안쪽, 안쪽갈래는 위팔뼈 뒷면 아래부위에서 기시하여 자뼈의 팔꿈치머리(olecranon)에 정지.
   b) 아래팔을 펴지게한다.
   c) 노신경.

15

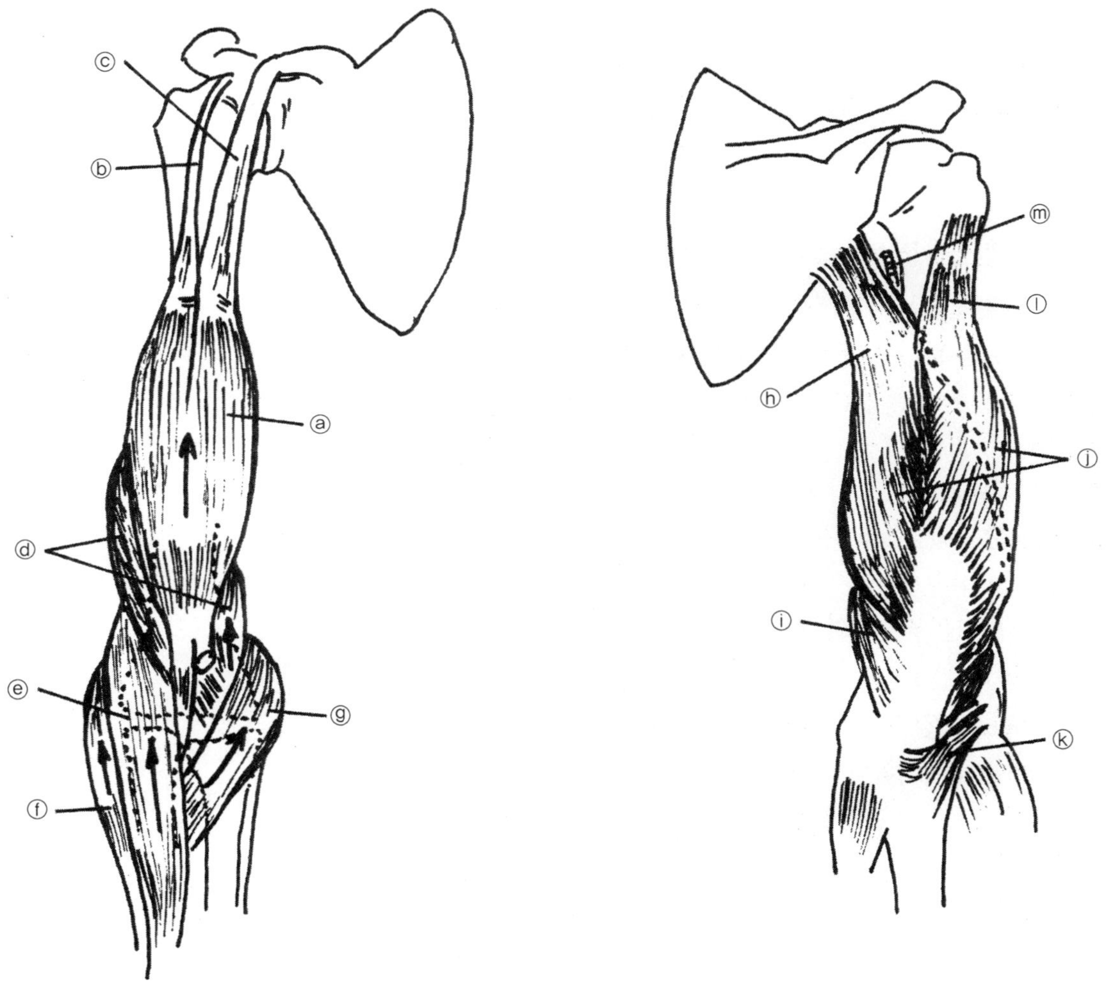

16 전완(아래팔)의 근육(Muscles of the forearm)

___ 1. Brachioradialis(완요골근→위팔노근)
___ 2. Flexor carpiradialis(요측수근굴근→노쪽손목굽힘근)
___ 3. Palmaris longus(장장근→긴손바닥근)
___ 4. Extensor carpiradialis longus(장요측수근신근→긴노쪽손목폄근)
___ 5. Flexor carpi ulnaris(척측수근굴근→자쪽손목굽힘근)
___ 6. Pronator teres(원회내근→원엎침근)
___ 7. Flexor retinaculum(굴근지대→굽힘근지지띠)
___ 8. Palmar aponeurosis(수장건막→손바닥널힘줄)
___ 9. Flexor digitorum superficialis(천지굴근→얕은손가락굽힘근)
___ 10. Flexor digitorum profundus(심지굴근→깊은손가락굽힘근)
___ 11. Flexor pollicis longus(장무지굴근→긴엄지굽힘근)
___ 12. Abductor pollicis longus(장무지외전근→긴엄지벌림근)
___ 13. Pronator quadratus(방형회내근→네모엎침근)
___ 14. Median nerve(정중신경)

아래팔의 굽힘근육(Flexors of foream)

손목관절을 굽히게 하는 노쪽 및 자뼈손목폄근 및 긴손바닥근 등이 있다.

1) Pronator teres(원회내근→원엎침근)=(얕은근무리)

a) 위팔뼈머리는 안쪽위관절융기, 자뼈머리는 갈고리돌기 아래쪽에서 각기 기시하여 요골몸통 가쪽면에 정지.
b) 아래팔의 굽힘근, 손목근의 굽힘과 벌림.
c) 정중신경 지배.

2) Flexor carpiradialis(요측수근굴근→노쪽손목굽힘근)=(얕은근무리)

a) 안쪽위관절융기에서 기시하여 제2~3 손허리뼈에 정지.
b) 아래팔의 굽힘근, 손목근의 굽힘과 벌림.
c) 정중신경 지배.

3) Palmaris longus(장장근→긴손바닥근)=(얕은근무리)

a) 안쪽위관절융기 기시하여 수장건막에 정지.
b) 손목의 굽힘. 손바닥 피부 긴장.
c) 정중신경 지배.

※ 아래팔의 굽힘근 중 깊은근무리…깊은손가락굽힘근, 긴엄지굽힘근, 방형회내근 모두 정중신경지배.

16

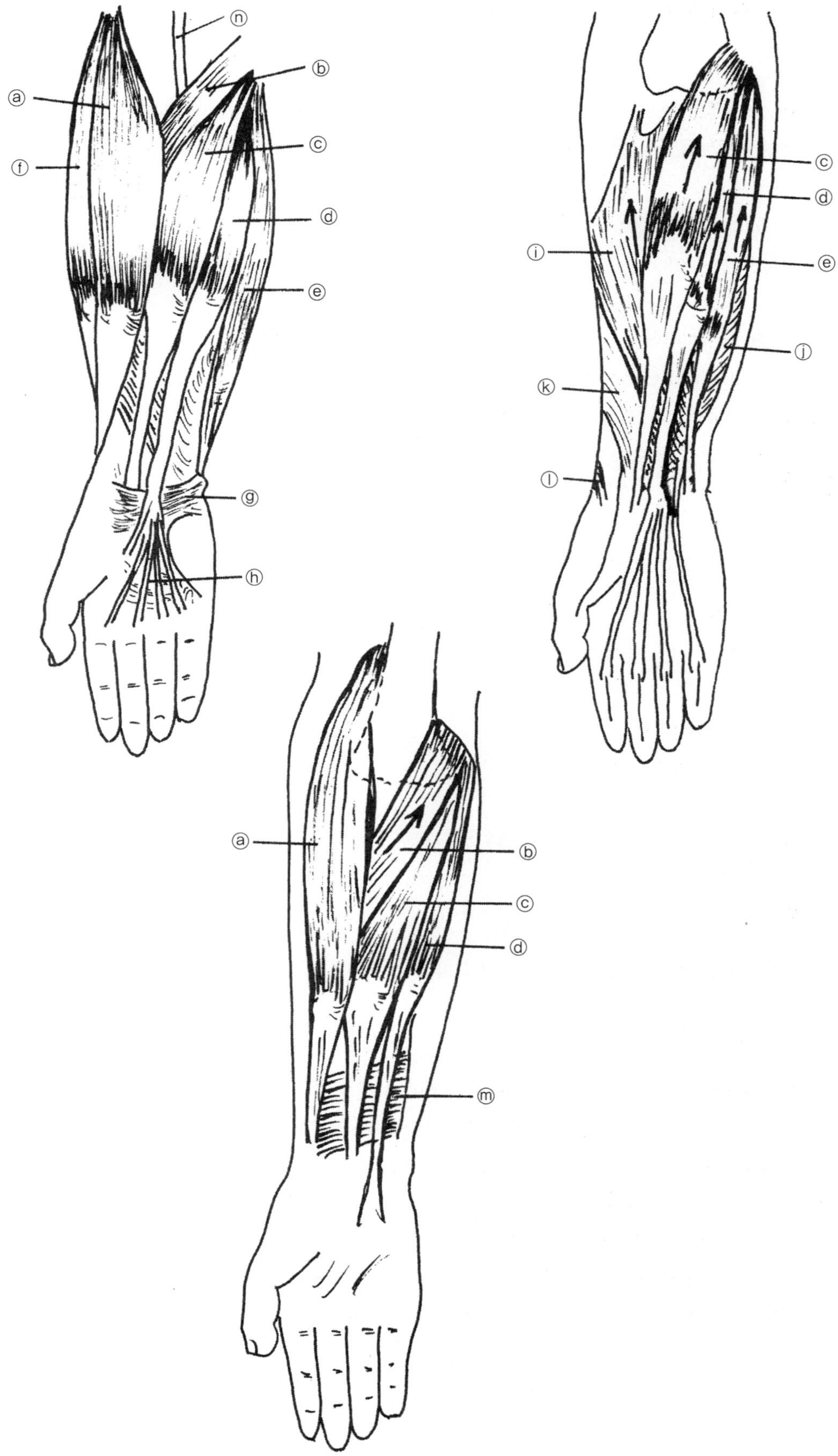

17 손의 근육(Muscles of the hand)

___ 1. Palmar surface(수장면→손바닥면)
___ 2. Dorsal surface(배면→등면)
___ 3. Flexor pollicis brevis(단무지굴근→짧은엄지굽힘근)
___ 4. Abductor pollicis brevis(단무지외전근→짧은엄지벌림근)
___ 5. Opponens pollicis(무지대립근→엄지맞섬근)
___ 6. Abductor digiti minimi(소지외전근→새끼벌림근)
___ 7. Opponens digiti minimi(소지대립근→새끼맞섬근)
___ 8. Flexor digiti minimi brevis(단소지굴근→짧은새끼굽힘근)
___ 9. Adductor pollicis(무지내전근→엄지모음근)
___ 10. Lumbricals(충양근→벌레근)
___ 11. Extensor retinaculum(신근지대→펴짐근지지띠)
___ 12. Tendon of Extensor digitorum(지신근건→손가락폄근힘줄)
___ 13. Adductor pollicis(무지내전근→엄지모음근)
___ 14. Dorsal interosseus(배측골간근→등쪽뼈사이근)

손의 근육(Muscles of hand)

1) 엄지두덩근(Thenar m.)

근명 : 짧은엄지굽힘근. 짧은엄지벌림근. 엄지맞섬근. 엄지모음근
엄지모음근(자신경)을 제외한 나머지 근은 정중신경지배.

2) 새끼두덩근(Hypothenar m.)

근명 : 새끼벌림근. 짧은새끼굽힘근. 새끼맞섬근
모두 자신경지배.

3) 벌레근(Lumbricales)…4개의 근으로 깊은손가락굽힘근힘줄에서 기시하여 제2~5지 첫마디뼈바닥부위에 정지.

작용 : 제2지~5지 첫마디의 굽힘과 중간마디와 끝마디의 폄.
신경 : 1~2 벌레근→정중신경. 3~4 벌레근→자신경.

손의 중간근육(Intermediate muscles of hand)

4) 뼈사이근(Interossei)

(1) 바닥쪽뼈사이근(Interossei palmares)
a) 제2손허리뼈의 안쪽. 제4, 5손허리뼈의 가쪽에서 기시.
b) 제2지 첫마디뼈의 자쪽과 제4, 5지 첫마디뼈의 엄지쪽에 정지.
c) 첫마디뼈를 굽힘. 중간마디와 끝마디를 폄. 자신경 지배.

(2) 등쪽뼈사이근(Interossei dorsales)
a) 제1~5 손허리뼈의 마주보는 면에서 기시.
b) 제2지는 노쪽, 제3지는 양쪽, 제4지는 자쪽의 첫마디뼈바닥에 정지.
c) 첫마디뼈를 굽힘, 중간마디와 끝마디를 폄, 자신경 지배.

17

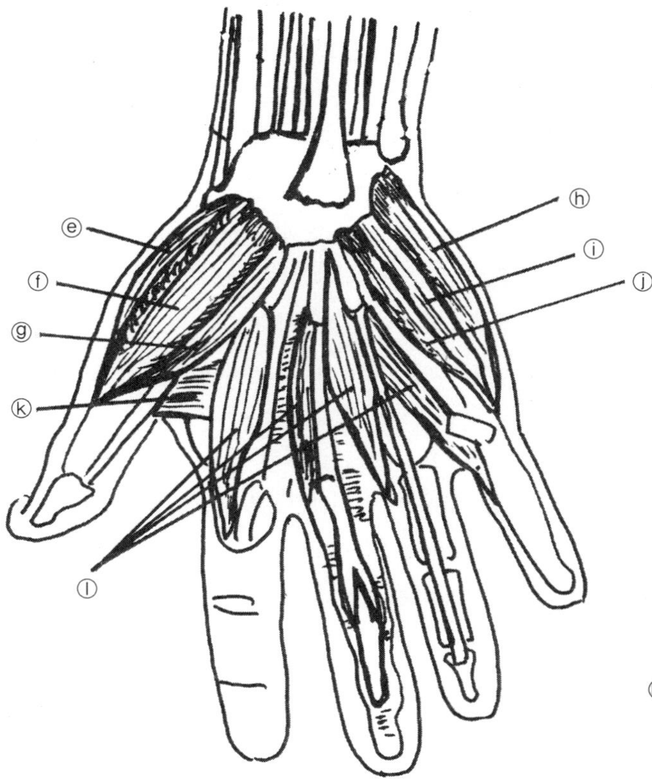

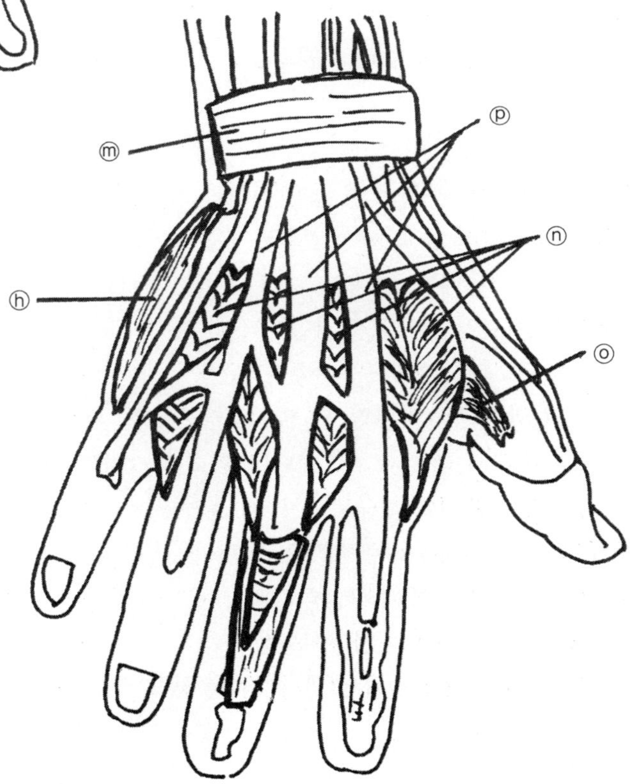

18 하지(다리)의 근육(Muscles of the lower limb)

___ 1. Iliac crest(장골능→엉덩뼈능선)
___ 2. Iliacus(장골근→엉덩근)
___ 3. Psoas major(대요근→큰허리근)
___ 4. Psoas minor(소요근→작은허리근)
___ 5. Rectus femoris(대퇴직근→넙다리곧은근)
___ 6. Vastus lateralis(외측광근→가쪽넓은근)
___ 7. Vastus medialis(내측광근→안쪽넓은근)
___ 8. Quadricep femoris(대퇴사두근→넙다리네갈래근)
___ 9. Sartorius(봉곤근→넙다리빗근)
___ 10. Pectineus(치골근→두덩근)
___ 11. Adductor longus(장내전근→긴모음근)
___ 12. Gracilis(박근→두덩정강근)
___ 13. Tibialis anterior(전경골근→앞정강근)
___ 14. Peroneus longus(장비골근→긴종아리근)
___ 15. Extensor digitorum longus(장지신근→긴발가락폄근)
___ 16. Gastrocnemius(비복근→장딴지근)
___ 17. Soleus(넙치근→가자미근)
___ 18. Superior extensor retinaculum(상신근지대→위폄근지지띠)
___ 19. Inferior extensor retinaculum(하신근지대→아래폄근지지띠)
___ 20. Gluteus medius(중둔근→중간볼기근)
___ 21. Gluteus maximus(대둔근→큰볼기근)
___ 22. Biceps femoris(대퇴이두근→넙다리두갈래근)
___ 23. Semitendinosus(반건양근→반힘줄모양근)
___ 24. Semimembranosus(반막양근→반막모양근)
___ 25. Calcaneal tendon(종골건→발꿈치힘줄)
___ 26. Tuberosity of calcaneus(종골융기→발꿈치뼈융기)
※ Achilles Tendon(아킬레스 건)

하지(다리)의 근육은 몸을 안전하게 유지하고 지상에서 적합하게 되어 있으며, 특히 볼기부위, 넙다리부위, 종아리 뒷부위에 관한 근육들이 발달되어 있다.

① 골반부(다리이음뼈근) 근육.
② 넙다리의 근육(앞넙다리근, 뒤넙다리근).
③ 종아리의 근육(앞종아리근, 뒤종아리근).
④ 발의 근육(발등근과 발바닥근 : 엄지두덩근무리, 새끼두덩근무리, 발허리근무리).

※ 다리의 근육주사 때 안정부위-볼기부위의 바깥위쪽 1/4 영역, 중간볼기근부위에 해당
볼기부위의 안쪽영역은 궁둥신경, 위·아래볼기신경의 통과로 손상위험.

※ **엉덩허리근 iliopsoas** = 큰허리근+엉덩근
큰허리근 = ⓐ 제12등뼈~제4허리뼈 ┐
엉 덩 근 = ⓐ 엉덩뼈와 엉덩뼈능선 ┘ ⓑ 작은돌기
ⓒ 엉덩관절굽힘(넙다리뼈를 앞쪽으로 들어올림) 큰볼기근근과는 길항, ⓓ 넙다리신경 지배.

18

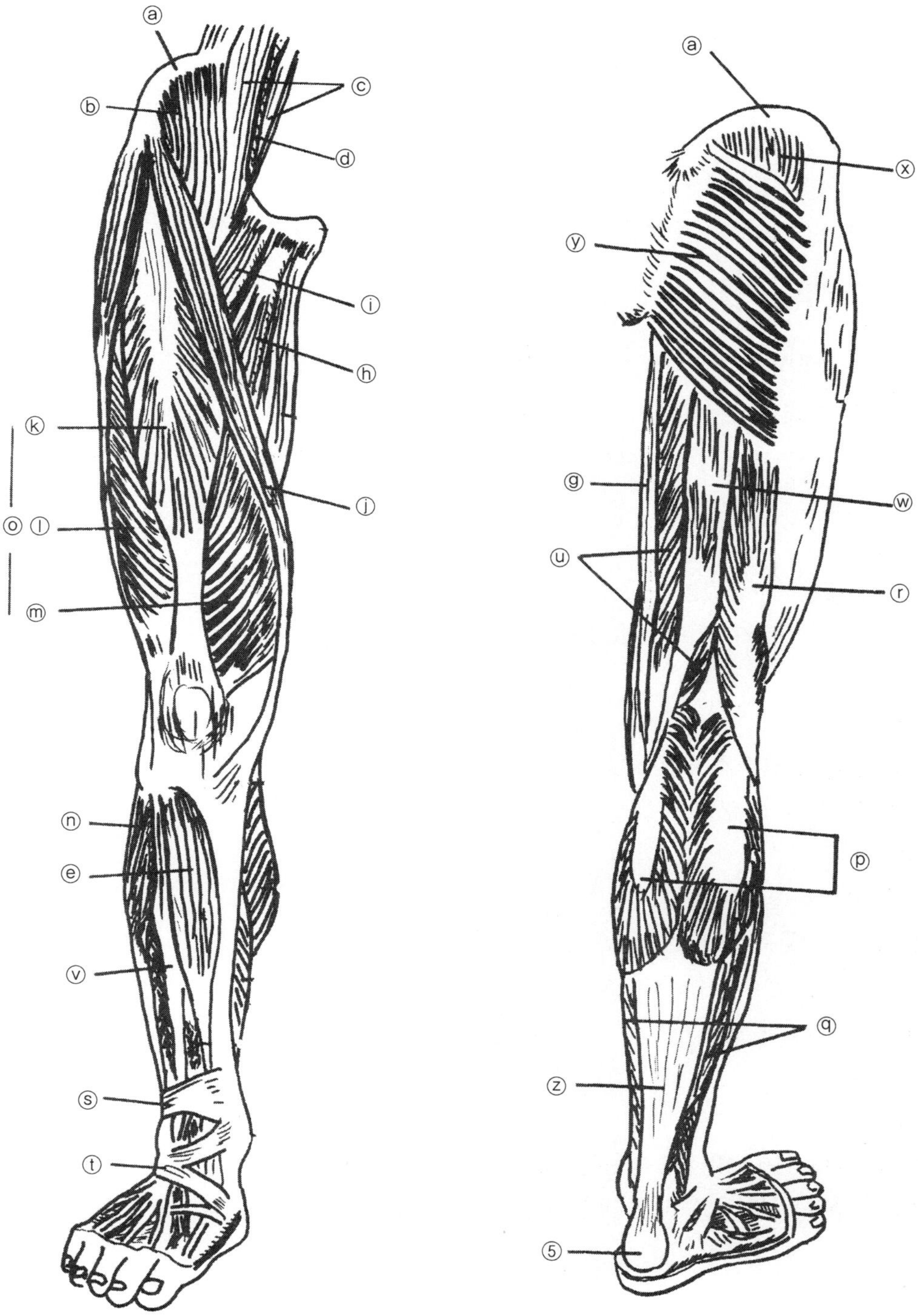

19 둔부(볼기)의 근육(Muscles of the gluteal region)

___ 1. Gluteus minimus(소둔근→작은볼기근)
___ 2. Gluteus medius(중둔근→중간볼기근)
___ 3. Gluteus maximus(대둔근→큰볼기근)
___ 4. Piriformis(이상근→궁둥구멍근)
___ 5. Semimembranosus(반막양근→반막모양근)
___ 6. Semitendinosus(반건양근→반힘줄모양근)
___ 7. Biceps femoris(대퇴이두근→넙다리두갈래근)
___ 8. Tensor fasciae latae(대퇴근막장근→넙다리근막긴장근)
___ 9. Obturator internus(내폐쇄근→속폐쇄근)
___ 10. Iliotibial tract(장경인대→엉덩정강띠)
___ 11. Quadratus femoris(대퇴방형근→넙다리네모근)
___ 12. Rectus femoris(대퇴직근→넙다리곧은근)
___ 13. Vastus lateralis(외측광근→가쪽넓은근)
___ 14. Gemellus inf.(하쌍자근→아래쌍동이근)

볼기부위의 근육(Muscles of gluteal region)

1) Gluteus maximus(대둔근→큰볼기근)

a) 엉치뼈, 꼬리뼈의 뒷면과 엉덩뼈날개의 가쪽면에서 기시하여 넙다리뼈의 볼기근거친면, 엉덩정강띠에 정지.
b) 넙다리관절의 폄.
c) 아래볼기신경 지배.

2) Gluteus medius(중둔근→중간볼기근)

a) 엉덩뼈의 볼기근면에서 기시하여 큰돌기에 정지.
b) 넙다리뼈의 벌림.
c) 위볼기신경 지배.

3) Gluteus minimus(소둔근→작은볼기근)

a) 엉덩뼈의 볼기근면에서 기시하여 큰돌기에 정지
b) 넙다리뼈의 외향.
c) 위볼기신경 지배.

4) Pirformis(이상근→궁둥구멍근)

a) 엉치뼈앞면에서 기시하여 큰돌기에 정지
b) 넙다리뼈의 가쪽돌림과 벌림.
c) 엉치신경 지배.

5) 골반부의 근육

a) 속볼기근…엉덩허리근(큰허리근, 엉덩근)
b) 바깥볼기근…볼기부위의 근육(큰볼기근, 중간볼기근, 작은볼기근)

19

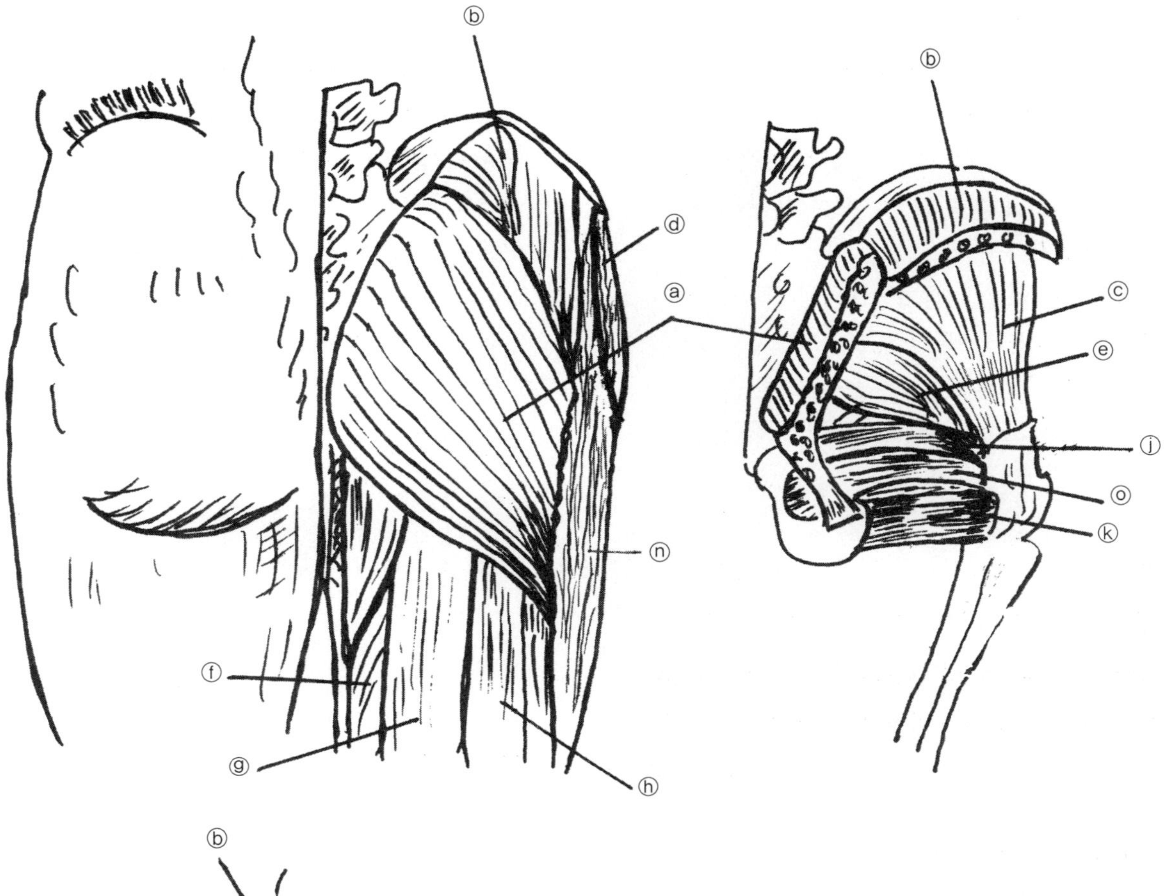

20 전대퇴근(앞넙다리근육 Muscles of the anterior thigh)

___ 1. Sartorius(봉공근→넙다리빗근)
___ 2. Vastus medialis(내측광근→안쪽넓은근)
___ 3. Vastus lateralis(외측광근→가쪽넓은근)
___ 4. Vastus intermedius(중간광근→중간넓은근)
___ 5. Rectus femoris(대퇴직근→넙다리곧은근)
___ 6. Patella(슬개골→무릎뼈)
___ 7. Anterior superior iliac spine(상전장골극→앞위엉덩뼈가시)
___ 8. Anterior inferior iliac spine(하전장골극→아래앞엉덩뼈)
___ 9. Paterllar ligament(슬개인대→무릎인대)
___ 10. Iliopsoas muscle(장요근→엉덩허리근)
___ 11. Adductor magnus(대내전근→큰모음근)
___ 12. Gracilis(박근→두덩정강근)
___ 13. Iliotibial tract(장경인대→장골경골근막)
___ 14. Adductor longus(장내전근→긴모음근)
___ 15. Pectineus(치골근→두덩근)
___ 16. Tensor fasciae latae(넙다리근막긴장근)
___ 17. Gluteus medius(중둔근→중간볼기근)

넙다리의 근육은 앞넙다리근(폄근무리), 안쪽넙다리근(모음근무리), 뒤넙다리근(굽힘근무리)으로 되어 있다.

앞넙다리근(Anterior femoral muscle)

1) Quadriceps femoris(대퇴사두근→넙다리네갈래근)

① Rectus femoris(대퇴직근→넙다리곧은근)

a) 아래앞엉덩뼈가시에서 기시하여 공동힘줄(넙다리네갈래근)이 되며 무릎뼈의 앞면을 지나 무릎인대가 되어 정강거친면에 붙는다.

b) 넙다리의 굽힘과 종아리의 폄.

c) 넙다리신경.

② Vastus lateralis(외측광근→가쪽넓은근)

a) 큰돌기와 넙다리뼈의 가쪽위끝에서 기시하여 정지는 넙다리곧은근과 동일.

b) 종아리의 폄.

c) 넙다리신경.

③ Vastus intermedius(중간광근→중간넓은근)

a) 넙다리뼈의 앞면에서 기시하여 정지는 넙다리곧은근과 동일.

b) 종아리의 폄.

c) 넙다리신경.

④ Vastus medialis(내측광근→안쪽넓은근)

a) 큰돌기사이선과 넙다리뼈의 안쪽에서 기시하여 정지는 넙다리곧은근과 동일.

b) 종아리의 폄.

c) 넙다리신경.

2) Sartorius(봉공근→넙다리빗근)

a) 위앞엉덩뼈가시에서 기시하여 정강거친면에 정지.

b) 넙다리의 굽힘과 종아리의 굽힘.

c) 넙다리신경.

20

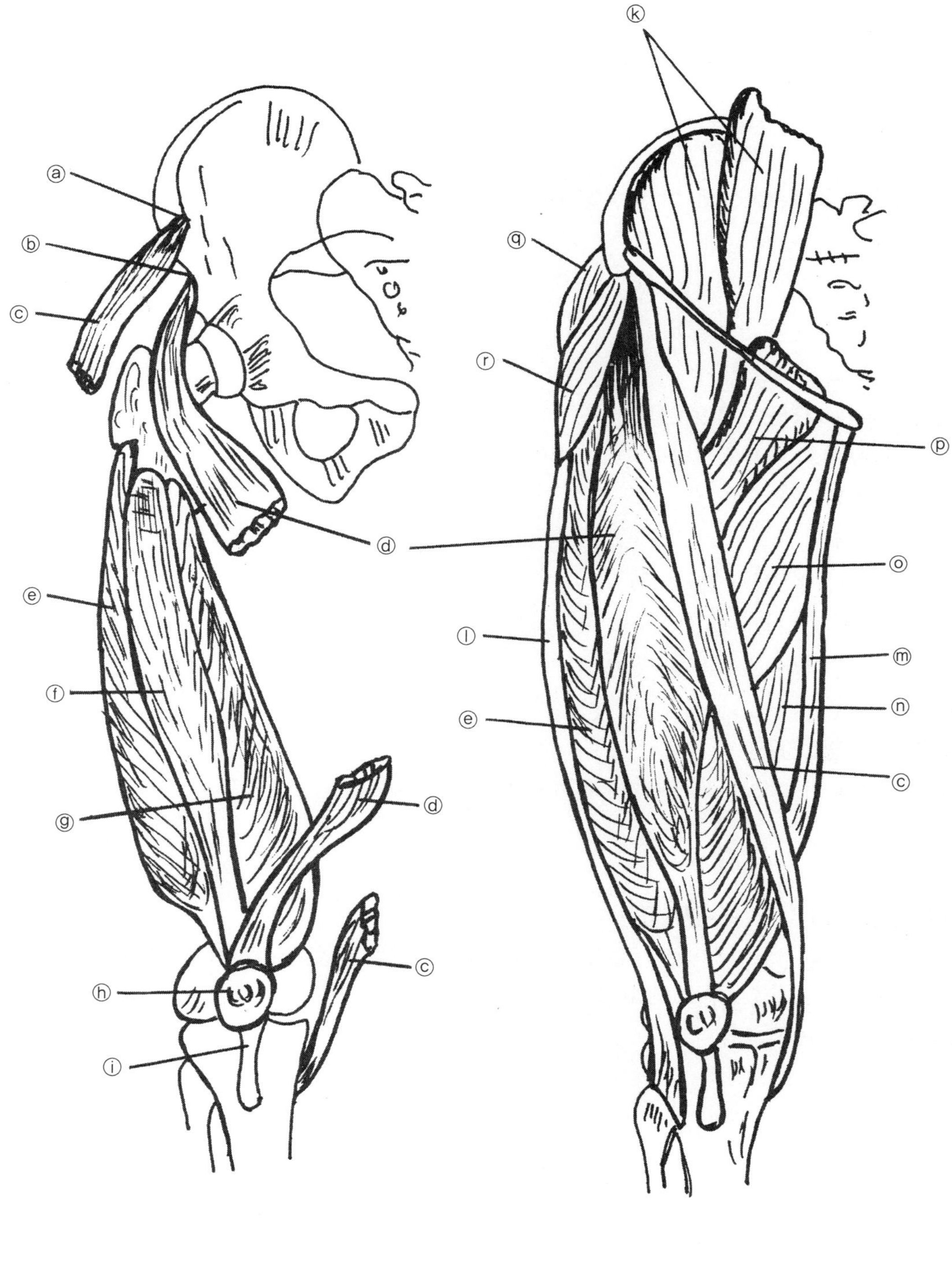

21 내전근(모음근육 Muscles of the medial thigh[adductors])

___ 1. Anterior surface(앞면)
___ 2. Posterior surface(뒤면)
___ 3. Pectineus(치골근→두덩근)
___ 4. Adductor longus(장내전근→긴모음근)
___ 5. Gracilis(박근→두덩정강근)
___ 6. Linea aspera(조선→거친선)
___ 7. Adductor brevis(단내전근→짧은모음근)
___ 8. Adductor magnus(대내전근→큰모음근)

넙다리의 내향근육(Adductor group of thigh)

1) Pectineus(치골근→두덩근)

a) 두덩뼈위가지에서 기시하여 넙다리뼈 작은돌기 아래부위에 정지.
b) 넙다리의 굽힘, 모음 및 안쪽돌림.
c) 폐쇄신경, 일부는 넙다리신경.

2) Adductor brevis(단내전근→짧은모음근)

a) 두덩뼈아래가지에서 기시하여 넙다리뼈 조선에 정지.
b) 넙다리의 굽힘과 모음.
c) 폐쇄신경.

3) Adductor longus(장내전근→긴모음근)

a) 두덩뼈결절과 두덩뼈아래가지에서 기시하여 넙다리뼈 조선에 정지.
b) 넙다리의 모음, 굽힘과 안쪽돌림.
c) 폐쇄신경.

4) Gracilis(박근→두덩정강근)

a) 두덩뼈아래가지에서 기시하여 정강뼈거친면에 정지.
b) 넙다리의 모음.
c) 폐쇄신경.

5) Adductor magnus(대내전근→큰모음근)

a) 궁둥뼈결절과 궁둥뼈아래가지에서 기시하여 넙다리뼈거친선에 정지. 넙다리뼈 안쪽위관절융기에 정지.
b) 윗부분—대뇌의 모음과 굽힘. 아래부위—넙다리의 폄과 안쪽돌림.
c) 폐쇄신경, 일부 궁둥신경.

21

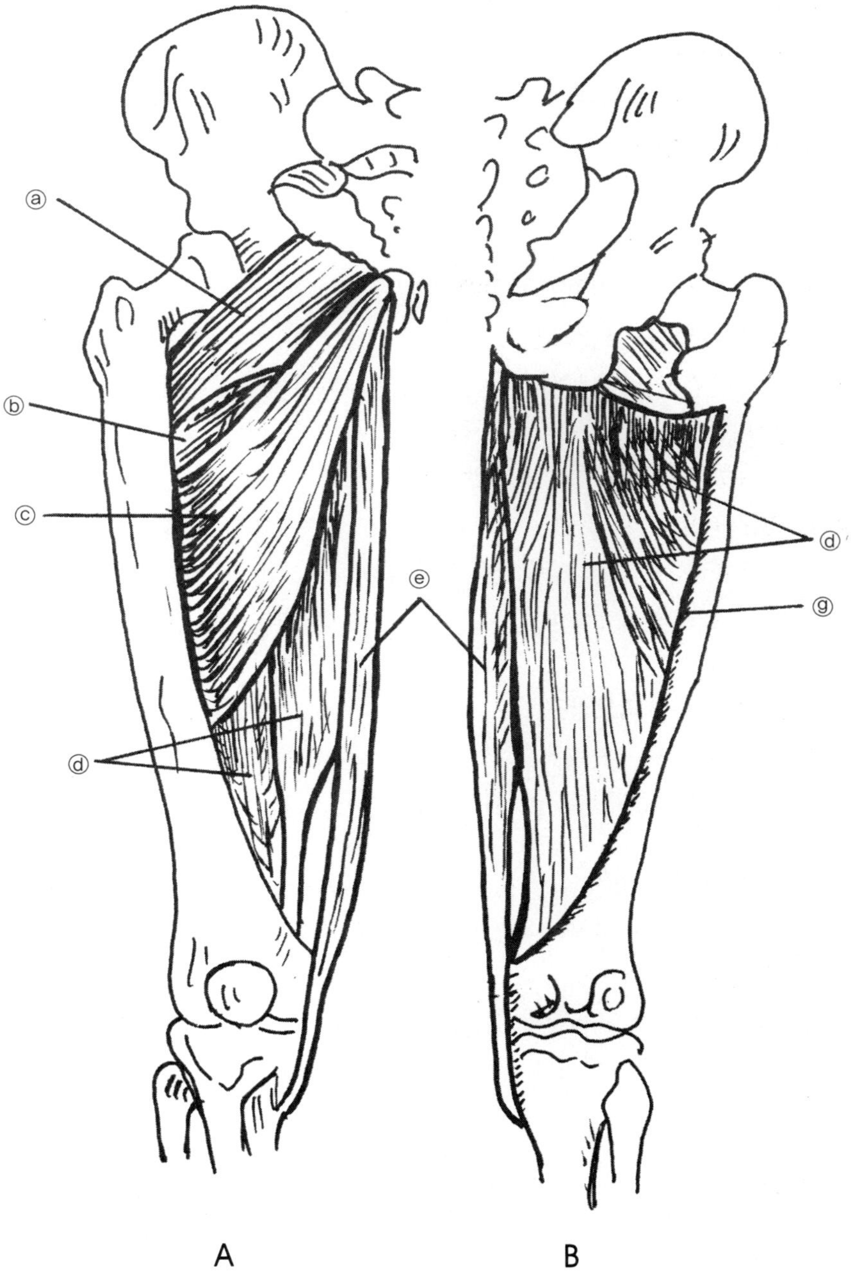

22 후대퇴근(뒤넙다리근육 Muscles of the posterior thigh)

___ 1. Ischial tuberosity(좌골결절 → 궁둥뼈결절)
___ 2. Semitendinosus(반건양근 → 반힘줄모양근)
___ 3. Semimembranosus(반막양근 → 반막모양근)
___ 4. Biceps femoris(대퇴이두근 → 넙다리두갈래근)
___ 5. Popliteal fossa(슬와 → 다리오금)
___ 6. Gluteus medius(중둔근 → 중간볼기근)
___ 7. Gluteus maximus(대둔근 → 큰볼기근)
___ 8. Tensor fasciae latae(대퇴근막긴장근)
___ 9. Iliotibial tract(장경인대 → 엉덩정강띠)
___ 10. Gracilis(박근 → 두덩정강근)
___ 11. Adductor magus(대내전근 → 큰모음근)
___ 12. Vastus lateralis(외측광근 → 가쪽넓은근)
___ 13. Gastrocnemius(비복근 → 장딴지근)

후대퇴근(뒤넙다리근)(Posterior femoral muscle)

1) Biceps femoris(대퇴이두근 → 넙다리두갈래근)

a) 긴갈래는 궁둥뼈결절, 짧은갈래는 넙다리뼈거친선에서 기시하여 종아리뼈머리에 정지.
b) 무릎관절의 굽힘, 넙다리관절의 폄, 종아리의 가쪽돌림.
c) 궁둥신경, 긴갈래 — 정강신경, 짧은갈래 — 온종아리신경.

2) Semitendinosus(반건양근 → 반힘줄모양근)

a) 궁둥뼈결절에서 기시하여 정강뼈 위쪽 안쪽면에 정지(정강뼈거친면).
b) 넙다리의 굽힘, 종아리의 굽힘과 안쪽돌림.
c) 정강신경 지배.

3) Semimembranosus(반막양근 → 반막모양근)

a) 궁둥뼈결절에서 기시하여 정강뼈거친면에 정지.
b) 넙다리의 폄과 모음, 종아리의 굽힘과 안쪽돌림.
c) 정강신경 지배.

4) 뒤넙다리근에 속하는 1), 2), 3)의 근육을 일명 **hamstring muscle**이라고 하며, 굽힘근무리에 속한다. 특히 무릎관절에 관여하며 앞으로 달릴 때 굽힘을 관장하여 뛰는 것을 돕는 근육이다.
넙다리두갈래근의 발꿈치힘줄은 오금(popliteal fossa)의 가쪽모서리가 되고 반힘줄모양근과 반막모양근의 발꿈치힘줄은 안쪽모서리가 되기 때문에 이 3개의 힘줄을 넙다리뒤인대(hamstring)라고 한다. 인공적으로 절단하면 무릎이 굽혀지지 않아서 보행이 불가능해진다.

22

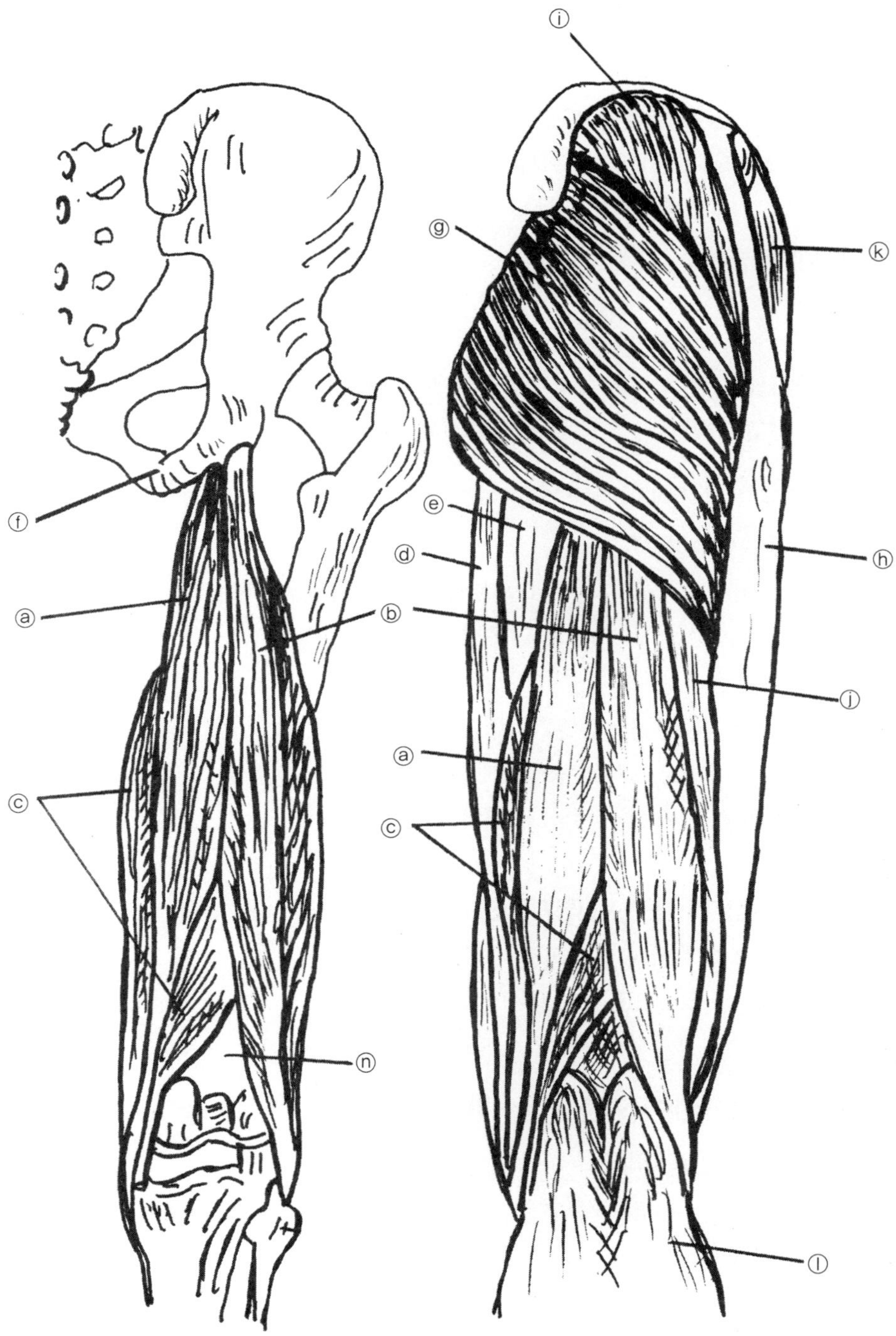

23 전하퇴근(앞종아리근육)과 비골근(종아리근육)(Anterior and fibular muscles of legs)

___ 1. Anterior view(앞면)
___ 2. Lateral view(가쪽면)
___ 3. Tibia(경골 → 정강뼈)
___ 4. Extensor digitorun m(장지신근 → 긴발가락폄근)
___ 5. Peroneus longus m(장비골근 → 긴종아리근)
___ 6. Tibialis anterior m(전경골근 → 앞정강근)
___ 7. Peroneus brevis m(단비골근 → 짧은종아리근)
___ 8. Superior retinaculum(상신근지대 → 위폄근지지띠)
___ 9. Inferior retinaculum(하신근지대 → 아래폄근지지띠)
___ 10. Gastrocnemius m(비복근 → 장딴지근)
___ 11. Soleus(가자미근)
___ 12. Extensor hallucis longus m(장무지신근 → 긴엄지폄근)
___ 13. Peroneus tertius m(제3비골근 → 셋째종아리근)

종아리의 근육은 앞종아리근(폄근무리), 가쪽종아리근(종아리근무리), 뒤종아리근(굽힘근무리).
앞종아리근육은 앞정강근, 긴발가락폄근, 종아리근, 긴엄지폄근의 4개근으로 구성.

앞종아리근(Anterior crural muscles) = (신근군 → 펴짐근육무리)

1) Tibialis anterior(전경골근 → 앞정강근)

a) 정강뼈몸통 바깥면 윗부위 2/3에서 기시하여 안쪽쐐기뼈와 제1발허리뼈 바닥부위에 정지.
b) 발목관절 발등굽힘(ankle dorsi flexion)과 안쪽번짐(inversion)
c) 깊은종아리신경.

2) Extensor digitorum longus(장지신근 → 긴발가락펴짐근)

a) 종아리뼈 앞면에서 기시하여 제2~5지의 중간 및 끝마디에 정지.
b) 제2~5지의 폄과 발등굽힘(ankle dorsi flexion)의 연속작용.
c) 깊은종아리신경.

3) Extensor hallucis longus(장무지신근 → 긴엄지폄근)

a) 종아리뼈 앞면의 중앙에서 기시하여 엄지의 끝마디 아래에 정지.
b) 엄지의 폄과 발등굽힘(ankle dorsi flexion)의 연속작용.
c) 깊은종아리신경.

종아리근(Fibular muscles) = (비골근군 → 종아리근무리)

1) Peroneus longus(장비골근 → 긴종아리근)

a) 종아리뼈머리와 종아리뼈 윗부분의 가쪽면에서 기시하여 제1~2발허리뼈 아래와 안쪽쐐기뼈에 정지.
b) 발의 발바닥굽힘. 가쪽번짐(ankle plantarflexion, eversion)
c) 얕은종아리신경.

2) Peroneus brevis(단비골근 → 짧은종아리근)

a) 종아리뼈가쪽면의 아리부위에서 기시하여 제5발허리뼈저 바깥면에 정지.
b) 발의 발바닥굽힘. 가쪽번짐(ankle plantarflexion, eversion)
c) 얕은종아리신경.

23

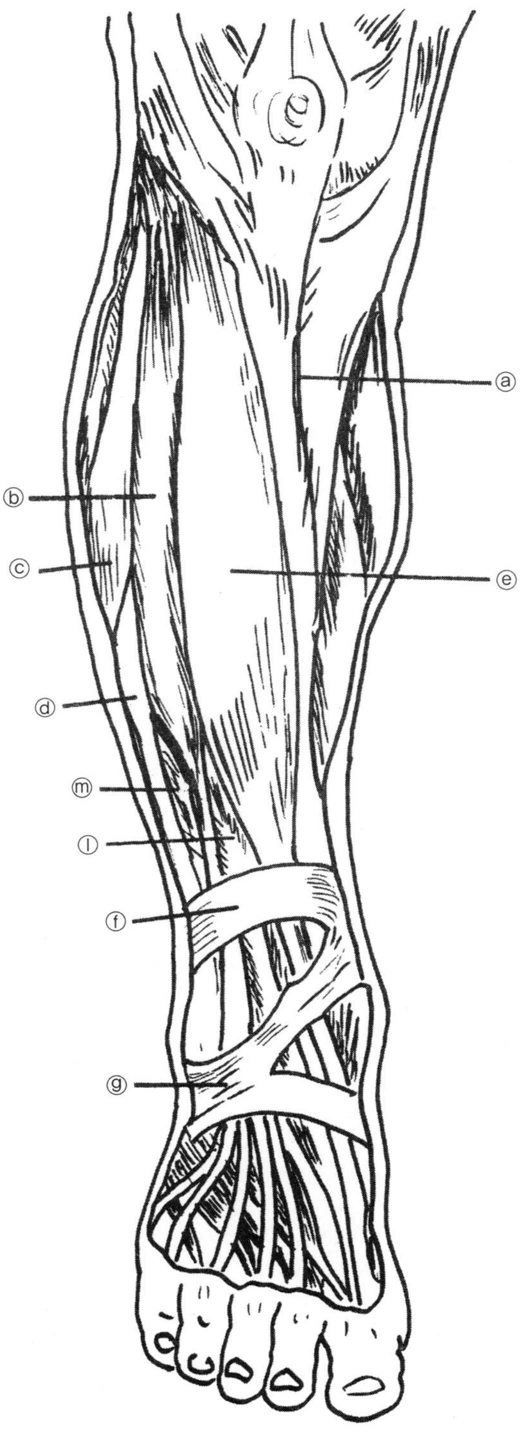

A

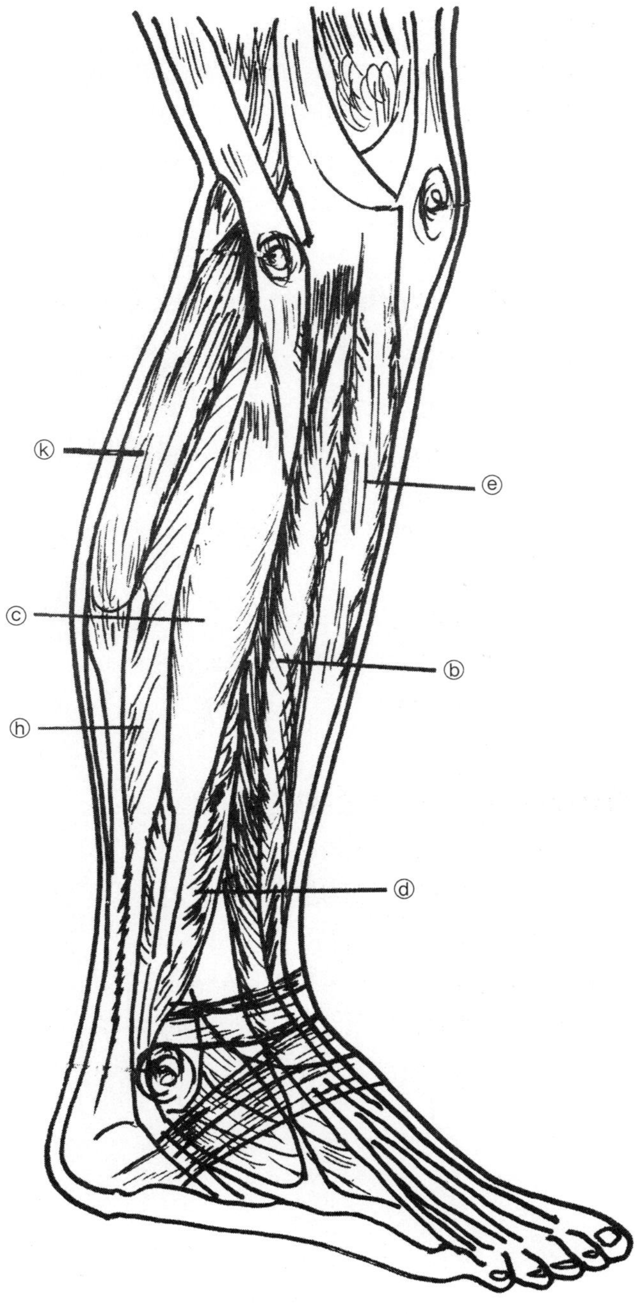

B

24 후하퇴근(뒤종아리근육)(Muscles of the posterior leg)

___ 1. Gastrocnemius(비복근→장딴지근)
___ 2. Soleus(넙치근→가자미근)
___ 3. Lateral malleolus(외과→가쪽복사)
___ 4. Medial malleolus(내과→안쪽복사)
___ 5. Plantaris(족척근→장딴지빗근)
___ 6. Popliteus(슬와근→오금근)
___ 7. Flex. digitorum longus(장지굴근→긴발가락굽힘근)
___ 8. Calcaneus(종골→발꿈치뼈)
___ 9. Tibialis posterior(후경골근→뒤정강근)
___ 10. Tendocalcaneus(아킬레스건→아킬레스힘줄)
___ 11. Flex. hallucis longus(장무지굴근→긴엄지굽힘근)

뒤종아리근(Posterior crural muscles) = (굴근군→굽힘근무리)

1) Triceps surae(하퇴삼두근→종아리세갈래근)

① Gastrocnemius(비복근→장딴지근)

a) 안쪽갈래는 넙다리뼈 안쪽위관절융기에서, 가쪽갈래는 넙다리뼈 가쪽위관절융기에서 기시하여 발꿈치뼈융기에 정지.

b) 발의 발바닥굽힘과 무릎관절의 굽힘. 발을 고정하면 종아리를 뒤쪽으로 당긴다.

c) 정강신경

② Soleus(가자미근=넙치근)

a) 정강뼈 뒷면과 종아리뼈 안쪽모서리에서 기시하여 발꿈치뼈융기에 정지.

b) 비복근(장딴지근)과 같은 작용.

c) 정강신경

2) Plantaris(족척근→장딴지빗근)

① Gastrocnemius(비복근→장딴지근)

a) 넙다리뼈 가쪽위관절융기에서 기시하여 발꿈치뼈융기에 정지.

b) 종아리세갈래근을 돕는다.

※ 종아리세갈래근은 발꿈치힘줄(tendocalcaneus=Achilles tendon)을 이룸.
종아리세갈래근은 일상 보행시에 발뒤꿈치를 올리는 작용을 하고 있는데, 발끝으로 서는 자세를 취하면 힘살의 수축, 비후가 명확히 관찰된다.

24

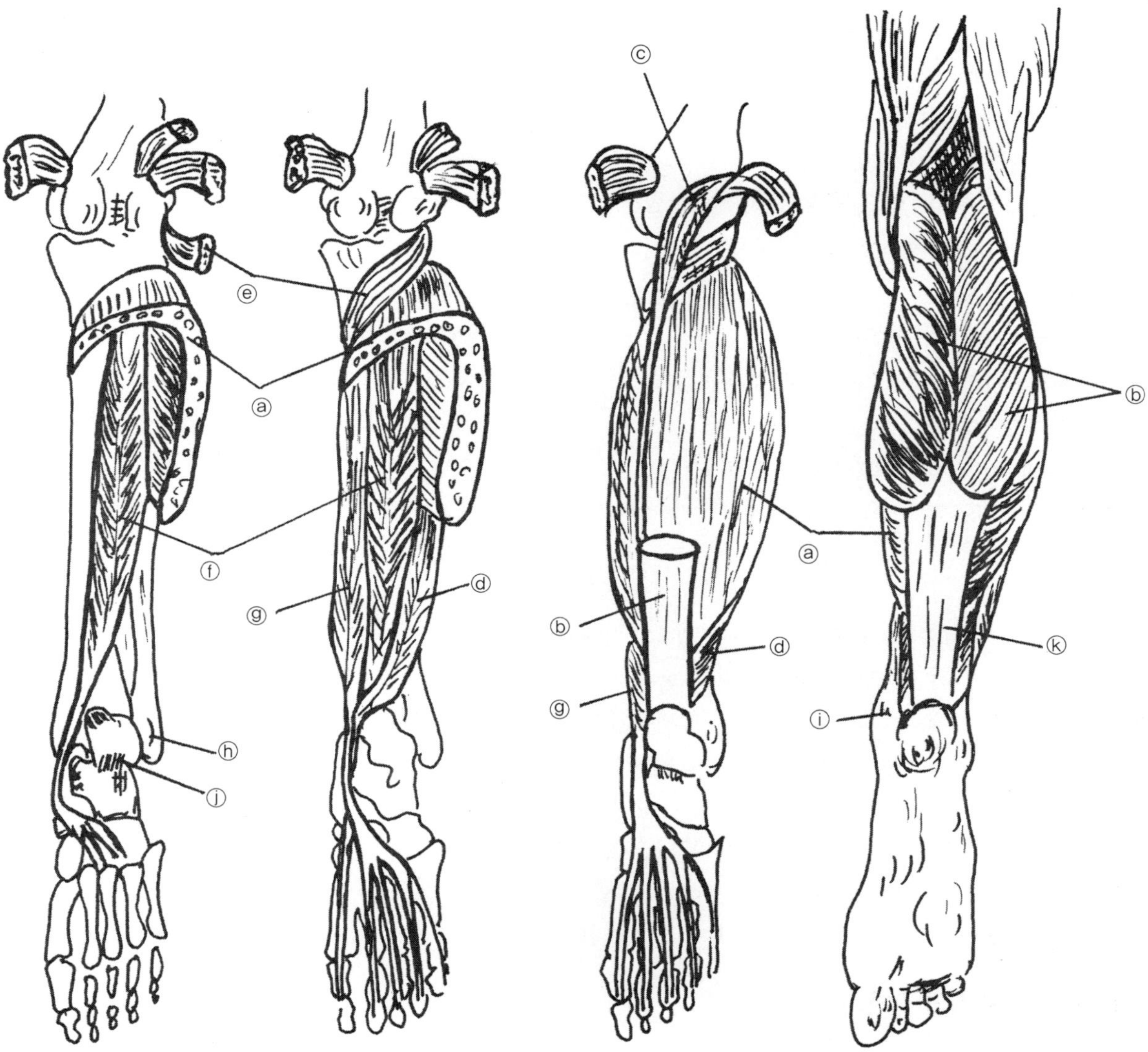

25 발의 근육(Muscles of the foot)

___ 1. Doraal surface(족배면→발등면)
___ 2. Plantar surface first layer(족저면 제1층→발바닥면첫째층)
___ 3. Plantar surface second layer(족저면 제2층→발바닥면 둘째층)
___ 4. Plantar surface third layer(족저면 제3층→발바닥면셋째층)
___ 5. Plantar surface fourth layer(족저면 제4층→발바닥면 넷째층)
___ 6. Inferior extensor retinaculum(하신근지대→아래폄근지지띠)
___ 7. Extensor digitorum brevis(단지신근→짧은발가락폄근)
___ 8. Abductor hallucis(무지외전근→엄지벌림근)
___ 9. Extensor hallucis brevis(단무지신근→짧은엄지폄근)
___ 10. Abductor digiti minimi(소지외전근→새끼벌림근)
___ 11. Interosseus(골간근→뼈사이근)
___ 12. Flexor digitorum(단지굴근→짧은발가락굽힘근)
___ 13. Tendon of flexor hallucis longus(장무지굴근건→긴엄지굽힘근힘줄)
___ 14. Tendon of peroneus longus(장비골근건→긴종아리근힘줄)
___ 15. Plantar aponeurosis(족척건막→발바닥널힘줄)
___ 16. Lumbricals(충양근→벌레근)
___ 17. Adductor hallucis(무지내전근→엄지모음근)
___ 18. Tendon of flexor digitorum longus(장지굴근건→긴발가락굽힘근힘줄)
___ 19. Flexor hallucis brevis(단무지굴근→짧은엄지굽힘근)
___ 20. Flexor digiti minimi brevis(단소지굴근→짧은새끼굽힘근)
___ 21. Dorsal interossei(배측골간근→등쪽뼈사이근)
___ 22. Long plantar ligament(장족척인대→긴발바닥인대)
___ 23. Plantar interossei(척측골간근→바닥쪽뼈사이근)

발의 근육 구분 … 발등근무리(짧은엄지폄근, 짧은발가락폄근)
발바닥근무리(엄지두덩근무리, 새끼두덩근무리, 발허리근무리)

발바닥의 4개 근층 … 제1층 — 엄지벌림근, 짧은발가락굽힘근, 새끼벌림근.
제2층 — 발바닥네모근, 벌레근.
제3층 — 짧은엄지굽힘근, 엄지모음근, 짧은새끼굽힘근, 새끼맞섬근.
제4층 — 발바닥뼈사이근, 등쪽뼈사이근.

가쪽번짐근(eversion) … 긴종아리근, 짧은종아리근, 발가락폄근.
안쪽번짐근(inversion) … 앞정강근, 뒤정강근, 발가락굽힘근.

뼈사이근의 위치와 작용

① 발바닥뼈사이근=ⓐ 3~5 발허리뼈 안쪽모서리, ⓑ 3~5 첫마디뼈바닥부, ⓒ 2지를 중심으로 3, 4, 5지 모음.
② 등쪽뼈사이근=ⓐ 1, 2, 3, 4, 5 발허리뼈 상대면, ⓑ 제1은 제2첫마디뼈 안쪽. 제2~4 첫마디뼈 가쪽, ⓒ 2지를 중심으로 3, 4, 5지 벌림.

넙다리삼각과 모음근과의 관계

넙다리삼각 - 넙다리앞면 윗부분에는 샅고랑인대, 넙다리빗근안쪽모서리, 긴모음근 안쪽모서리로 구성. 가쪽으로부터 넙다리신경 및 동·정맥이 지난다. 앞면에 엉덩두덩오목(넙다리동·정맥과 신경통과)

모음근관 - 긴모음근, 안쪽넓은근, 넙다리빗근으로 구성. 넙다리동·정맥과 두덩신경 통과.

25

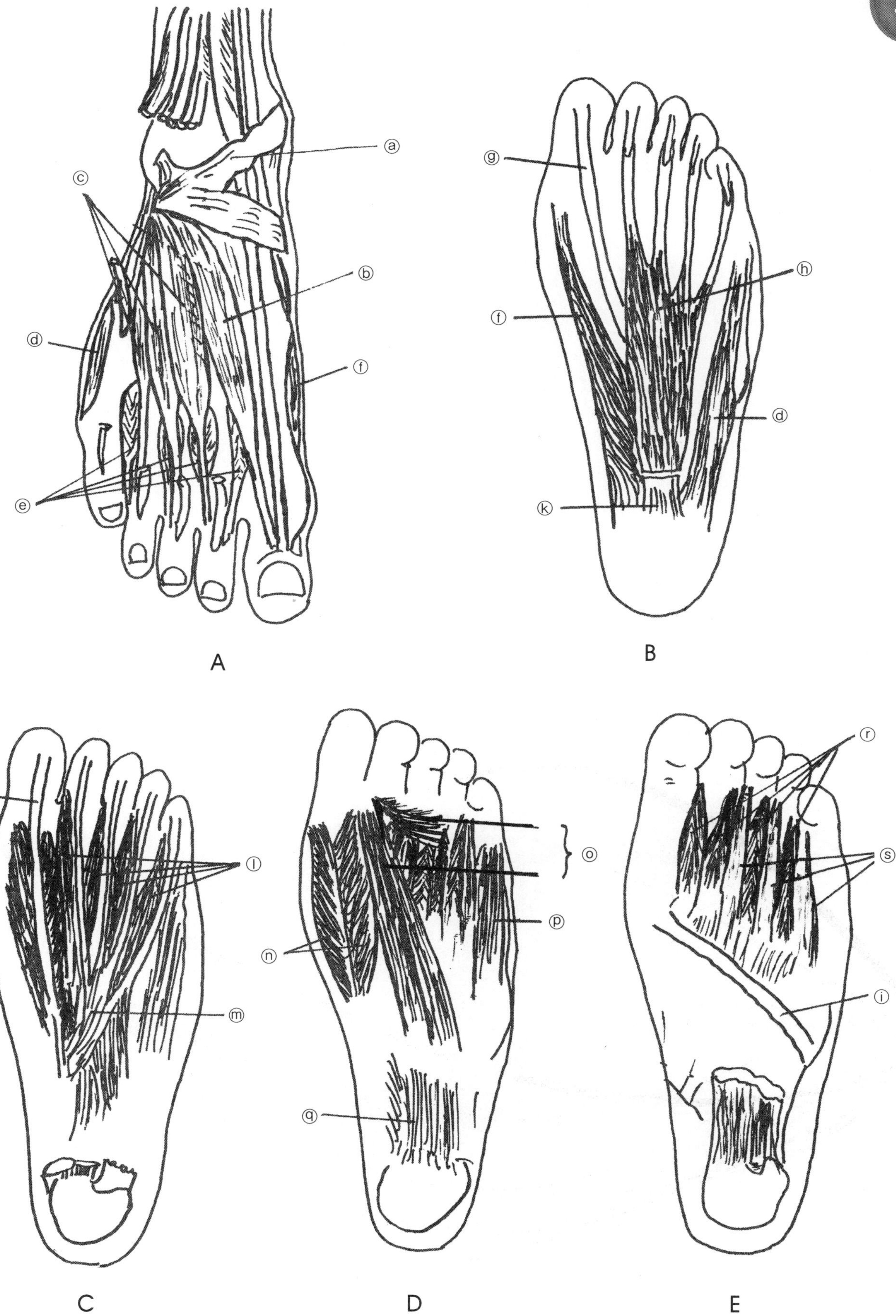

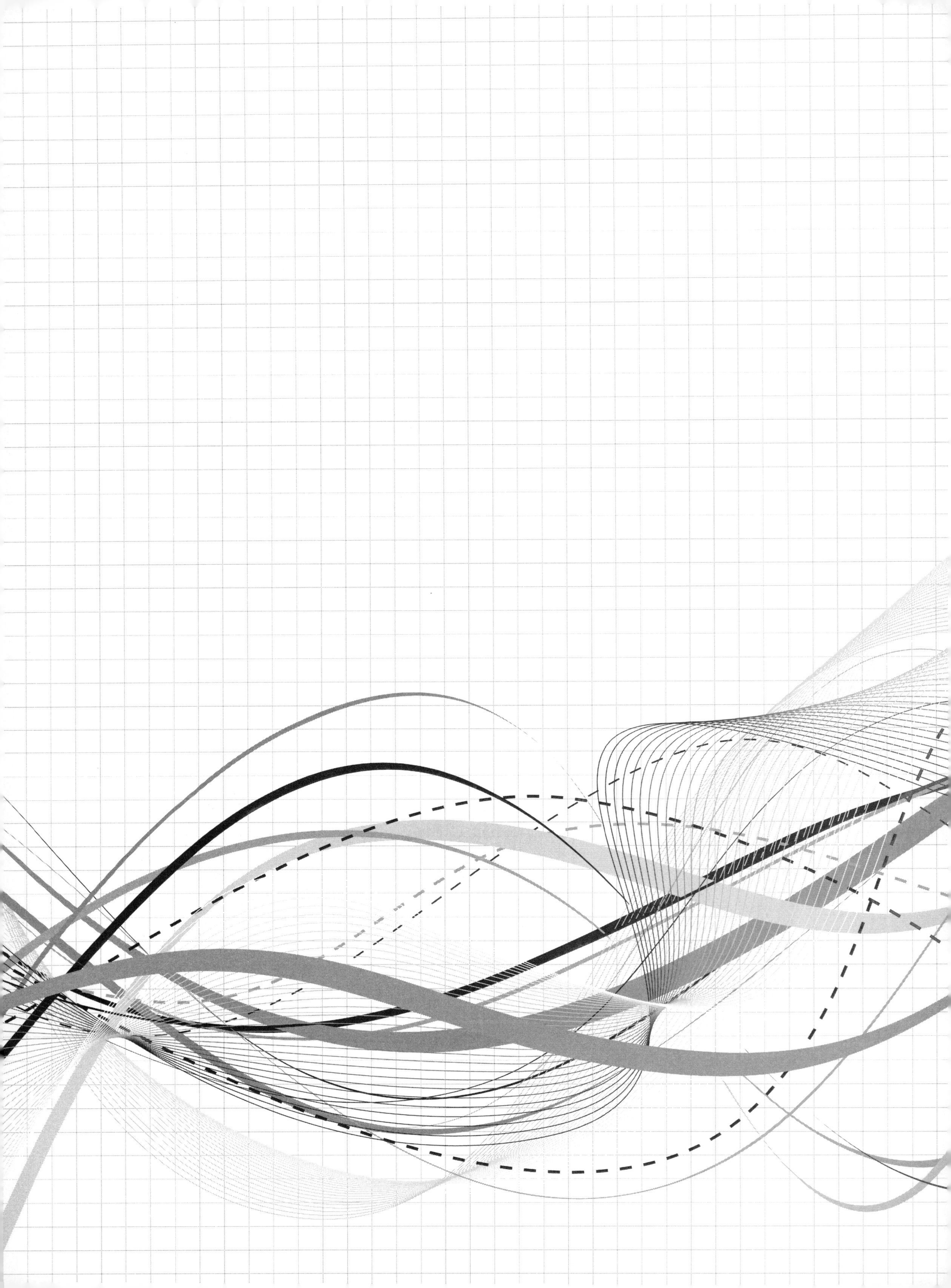

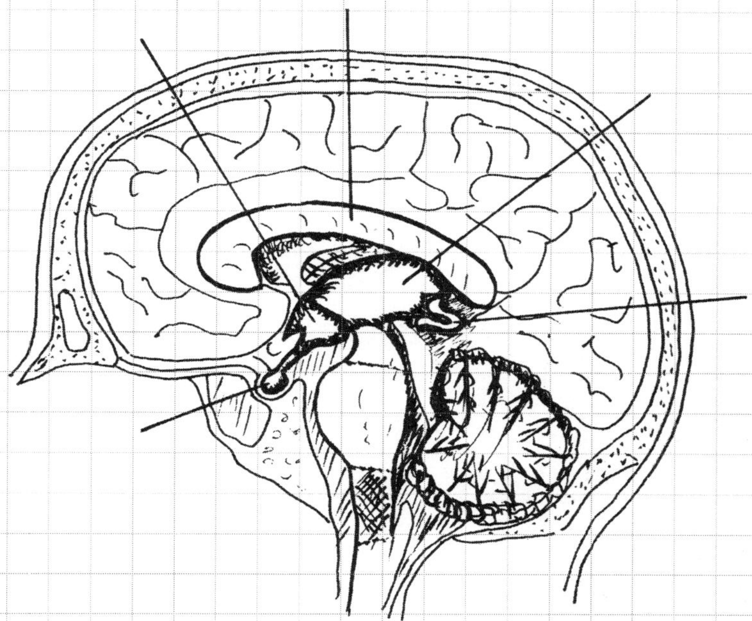

Chapter 5
신경계통
Nervous system

01 뉴론과 축삭 피복의 구조(Structure neuron and axon coverings)

___ 1. Nucleus(핵)
___ 2. Nucleolus(핵소체)
___ 3. Dendrite(수상돌기→가지돌기)
___ 4. Axon(축삭)
___ 5. Neurolemma(신경초) 혹은 Schwan's sheath (슈반초→신경집)
___ 6. Myelin sheath(수초→말이집)
___ 7. Ranvier;s node(란비어 절)
___ 8. Nissl bodies(니슬소체)
___ 9. Schwan cell(슈반세포)

신경계는 고유신경성분인 신경원(neuron, 신경세포)과 지주적 역할을 하는 신경아교(neuroglia)로 형성.

1) Neuron

a) 신경세포(nerve cell)… 원형, 타원형 및 별모양. 핵은 세포질 중앙에 위치.
b) 신경돌기(nerve process)… 신경섬유형성.
① Dendrite(수상돌기)… 구심성 자극 전달, 자극을 신경세포체에 전달.
② Axon(축삭돌기)… 원심성 자극 전달, 세포체의 흥분을 말초에 전달.
c) Schwan's sheath(신경집)… Myelin sheath를 싸고 있으며 재생에 관여.
d) Myelin sheath(말이집)… Myelin sheath가 있는 것을 유수신경섬유(myelinated nerve fiber)라고 하며 골격근 운동, 지각섬유에 분포하며, myelin sheath가 없는 것을 무수신경섬유(unmyelinated nerve fiber)라고 하고 민무늬근, 샘(gland)에 분포.

※ 유수신경섬유(myelinated nerve fiber)→말이집신경섬유
무수신경섬유(unmyelinated nerve fiber)→무말이집신경섬유

2) 신경세포(neuron)의 분류

(1) 자극전달방향에 의한 분류.
① Sensory neuron(감각)… 자극을 구심성으로 감수기로부터 brain, spinal cord에 전달.
② Motor neuron(운동)… 자극을 원심성으로 brain, spinal cord로 부터 효과기에 전달.
③ Inter neuron(중간)… 자극을 Sensory neuron에서 motor neuron전달.

(2) 돌기 process수에 따른 분류.
① Unipolar neuron(단극신경원→홑극신경세포)… 세포체에서 1개의 돌기가 나와 얼마후 T자형으로 있는 곳… 뇌척수신경절.
② Dipolar neuron(쌍극신경원→쌍극신경세포)… 세포체를 중심으로 1개의 axon과 dendrite가 반대방향으로 있는 곳… 눈의 망막. 비점막후부
③ Multipolar neuron(다극신경원→뭇극신경세포)… 세포체로부터 돌출한 1개의 axon과 여러 개의 dendrite를 갖는다. 있는 곳… 중추신경계, 자율신경계.

01

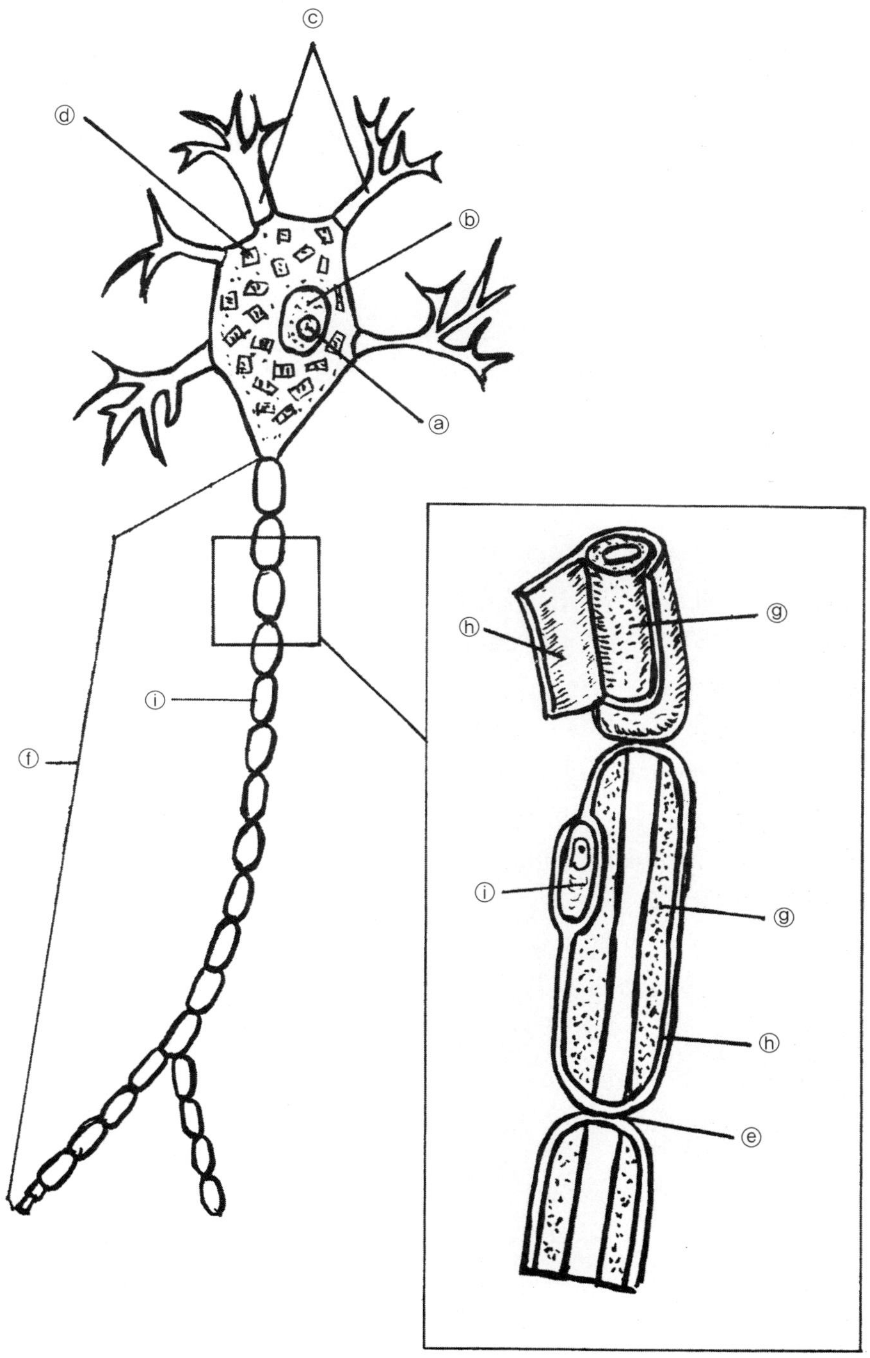

02 시냅스의 해부(Anatomy of synapse)

___ 1. Cell body(세포체)
___ 2. Dendrite(수상돌기→가지돌기)
___ 3. Presynaptic axon(시냅스축삭)
___ 4. Postsynaptic membrane(시냅스뒤막)
___ 5. Synaptic vesicles(시냅스 소포)
___ 6. Neurotransmitter(신경전달물질)
___ 7. Synaptic cleft(시냅스 간격)
___ 8. Presynaptic axon(시냅스이전축삭)
___ 9. Mitochondria(사립체)
___ 10. Postsynaptic axon(시냅스이후축삭)

Synapse

1) Synapse(연접)란 2개의 신경세포 사이에 있는 형태학적으로 분화한 접속부로서 흥분충동의 전달과 정보의 통합이 이루어지는 곳.
   Synapse는 presynaptic membrane(연접이전막)과 postsynaptic membrane(연접이후막) 그리고 연접간격은 150~200Å이나 된다.
2) 전 synapse에 스납스 소포(synaptic vesicles)가 있어 그곳에 acetylcholine, noradrenaline, serotoin 등의 전달물질이 있어 synapse 간격을 메꾸어 주므로 A neuron으로부터 B neuron으로 흥분이 전달된다.
3) 하나의 종말단추를 크게 확대하여 보면 mitochondria가 흩어져 있고, 소액포가 많이 있다.
4) 신경세포 neuron의 연락방식
   ① 축삭-수상돌기 시납스(axo-dendrite synapse)
   ② 축삭-세포체 시납스(axo-somatic synapse)
   ③ 축삭-축삭 시납스(axo-axonal synapse)
   ④ 축삭-수상 세포체시납스(axodendrosomatic synapse)
5) 신경전달물질이 함유되어 있는 곳
   ① Acelycholine(Ach)…신경-근연접, 자율신경절, 부교감신경세포, 뇌신경운동핵, 꼬리핵, 변연계, Meynert바닥핵(종말단추내의 시납스액포 속에 간직, 종말단추가 탈분극시 간격안 방출, Na^+ 투과 증대).
   ② Norepinephrine(NE)…자율신경계(교감신경절 이후 섬유).
   ③ Serotonin(5-HT)…소화관에 있는 부교감신경세포, 송과샘
   ④ GABA(gamma-aminobutyric acid)…소뇌, 해마, 대뇌겉질, K^+ 투과 증대(억제성 전달물질).

02

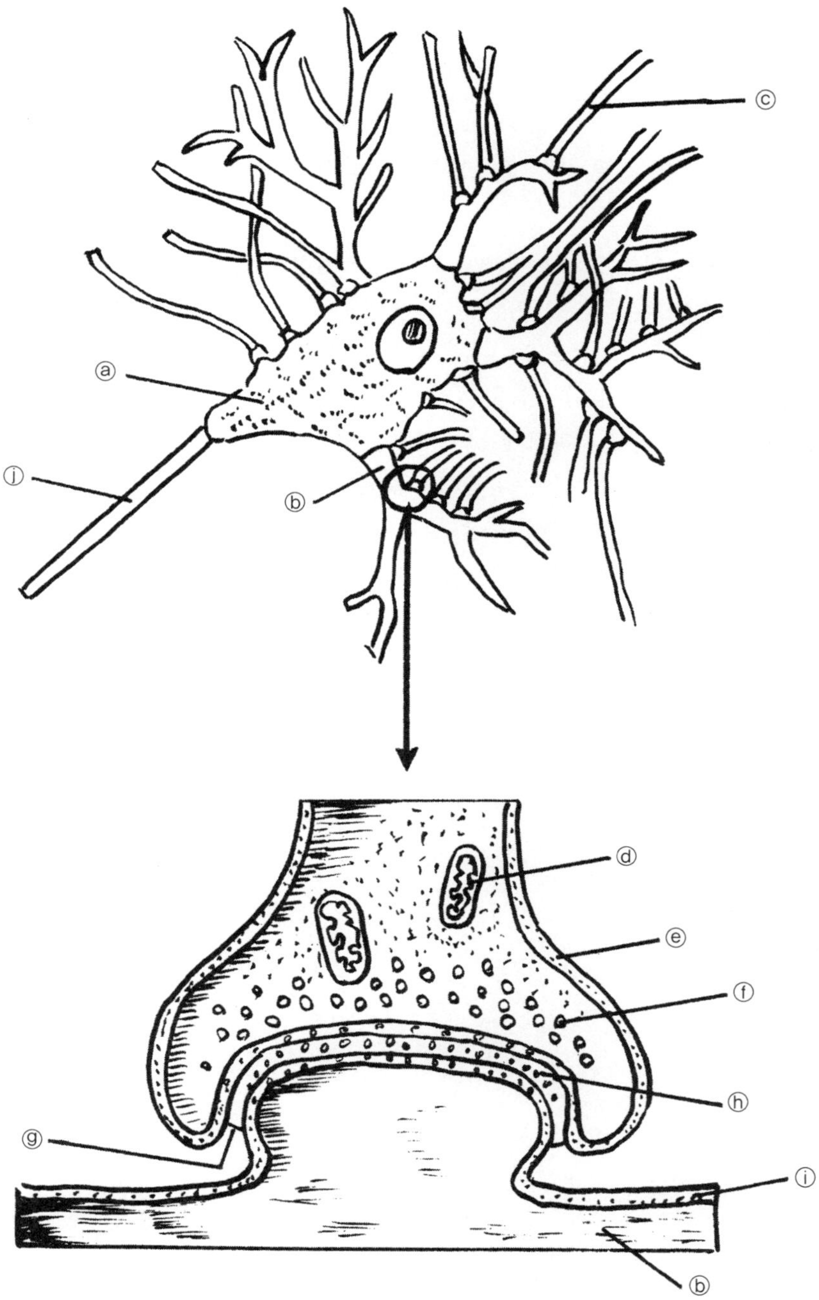

03 신경교(신경아교)세포(Neuroglial cell)

___ 1. Microglia(소교세포 → 미세아교세포)

___ 2. fibrous astrocyte(섬유성 성상교세포 → 섬유성 별아교세포)

___ 3. Portoplasmic astrocyte(원형질성 성상교세포 → 원형질성별아교세포)

___ 4. Oligodendrocyte(희돌기교세포 → 희소돌기아교세포)

Neuroglia cell은 중추신경계의 간질조직으로, 신경세포를 지지 및 보호하는 구실을 하며, 신경세포의 약 2배 정도 많다.

1) Astrocyte(별아교세포)…별 모양의 세포…신경세포에 대한 지지장치, 신경계의 정보기능, 신경세포의 신진대사에 관여. 외배엽성기관, 뇌와 척수의 신경섬유사이연결, 뇌에 있는 모세혈관에 부착, 대사물질 운반. neuron에 영양 공급.
   a) Fibrous astrocyte(섬유성 별아교세포)…섬유성 돌기가 풍부. 백질이 많고, 돌기가 많지 않고, 길고 가늘다.
   b) Protoplasmic astrocyte(원형질성 별아교세포)…다수의 돌기, 회백질에 있고 세포질에 많다. 돌기가 굵다.
2) Oligodendrocytes(희소돌기아교세포)…소수의 돌기를 갖는다. 세포체나 돌기에 밀착.
3) Microglia(미세아교세포)…세포체가 작으며 핵은 타원형이며 돌기가 분지한다.
4) 별아교세포와 희소돌기아교세포를 대교세포 macroglia라고 한다.
5) 미세아교세포를 일명 미교세포라고 하며, 유주작용, 물질운반, 파괴, 제거, 병적 대사물의 청소역할(식작용).

03

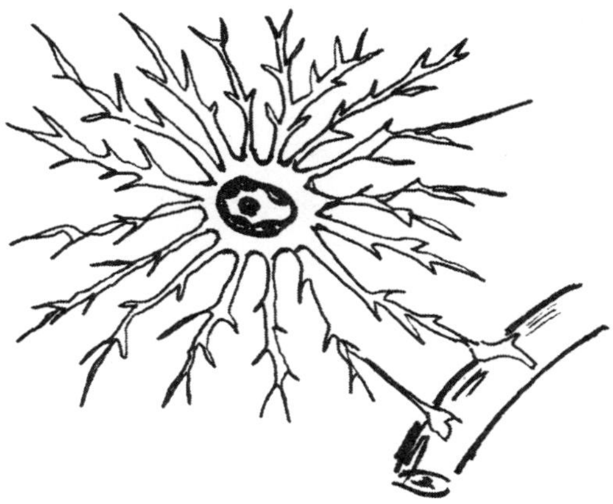

ⓐ

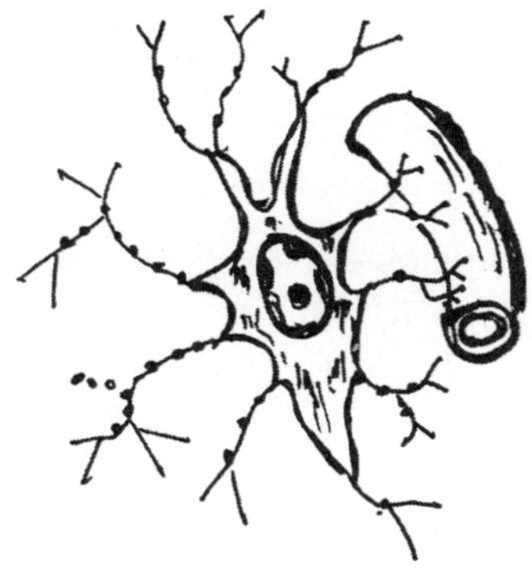

ⓑ

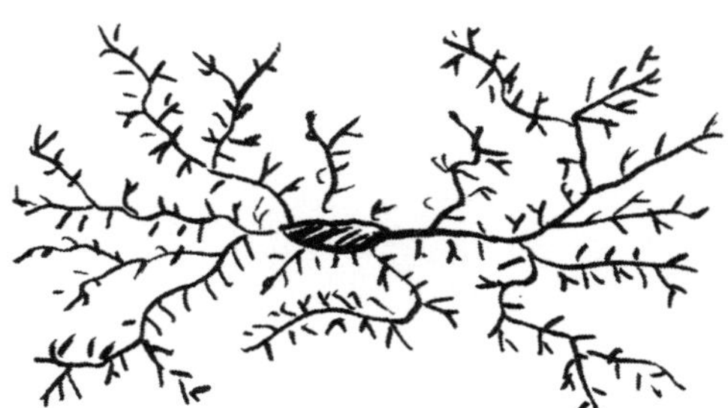

ⓒ

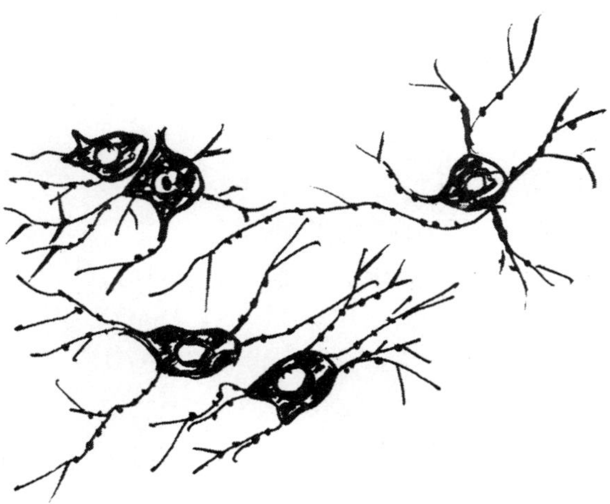

ⓓ

04 중추신경계의 발생(Development of central nervous system)

___ 1. Ectoderm(외배엽)
___ 2. Endoderm(내배엽)
___ 3. Mesoderm(중배엽)
___ 4. Notochord(축삭)
___ 5. Neural tube(신경관)
___ 6. Neural plate(신경판)
___ 7. Neural groove(신경구→신경고랑)
___ 8. Neural fold(신경융기)
___ 9. Prosencephalon(전뇌→앞뇌)
___ 10. Mesencephalon(중뇌→중간뇌)
___ 11. Rhombencephalon(능뇌→마름뇌)
___ 12. Spinal cord(척수)
___ 13. Diencephalon(간뇌→사이뇌)
___ 14. Telencephalon(종뇌→끝뇌)
___ 15. Myelencephalon(수뇌→숨뇌)
___ 16. Metencephalon(후뇌→뒤뇌)
___ 17. Cerebral hemisphere(대뇌반구)
___ 18. Pons(교뇌→다리뇌)
___ 19. Cerebellum(소뇌)

뇌의 발생(Development of brain)

1) 외배엽이 세로로 비후하여 neural plate(신경판) 형성.
2) Neural plate의 양 언저리에서 neural fold(신경융기) 형성.
3) Neural fold 사이에 도랑이 생겨 neural groove(신경고랑) 형성.
4) 양측의 neural fold가 neural tube(신경관) 형성.
5) Neural tube의 Sup. end→Brain
Inf. end→Spinal cord 형성.

뇌의 형성과정

1차 뇌포 3개→앞뇌, 중간뇌, 마름뇌
2차 뇌포 5개→끝뇌, 사이뇌, 중간뇌, 숨뇌, 뒤뇌

- Brain
  - Prosencephalon (앞뇌)
    - Telencephaon (끝뇌) → 대뇌반구 → (가쪽뇌실) → (바깥쪽뇌실)
    - Diencephalon (사이뇌) → 시상, 시상하부 → (셋째뇌실)
  - Mesencephalon (중간뇌) → Midbrain (중간뇌) → (중뇌수도) → (중간뇌수도관)
  - Rhombencephalon (마름뇌)
    - Metencephalon (뒤뇌) → [Cerebellum (소뇌), Pons (다리뇌)] → (넷째뇌실)
    - Myelencephalon (숨뇌) → Medulla oblongata (숨뇌)

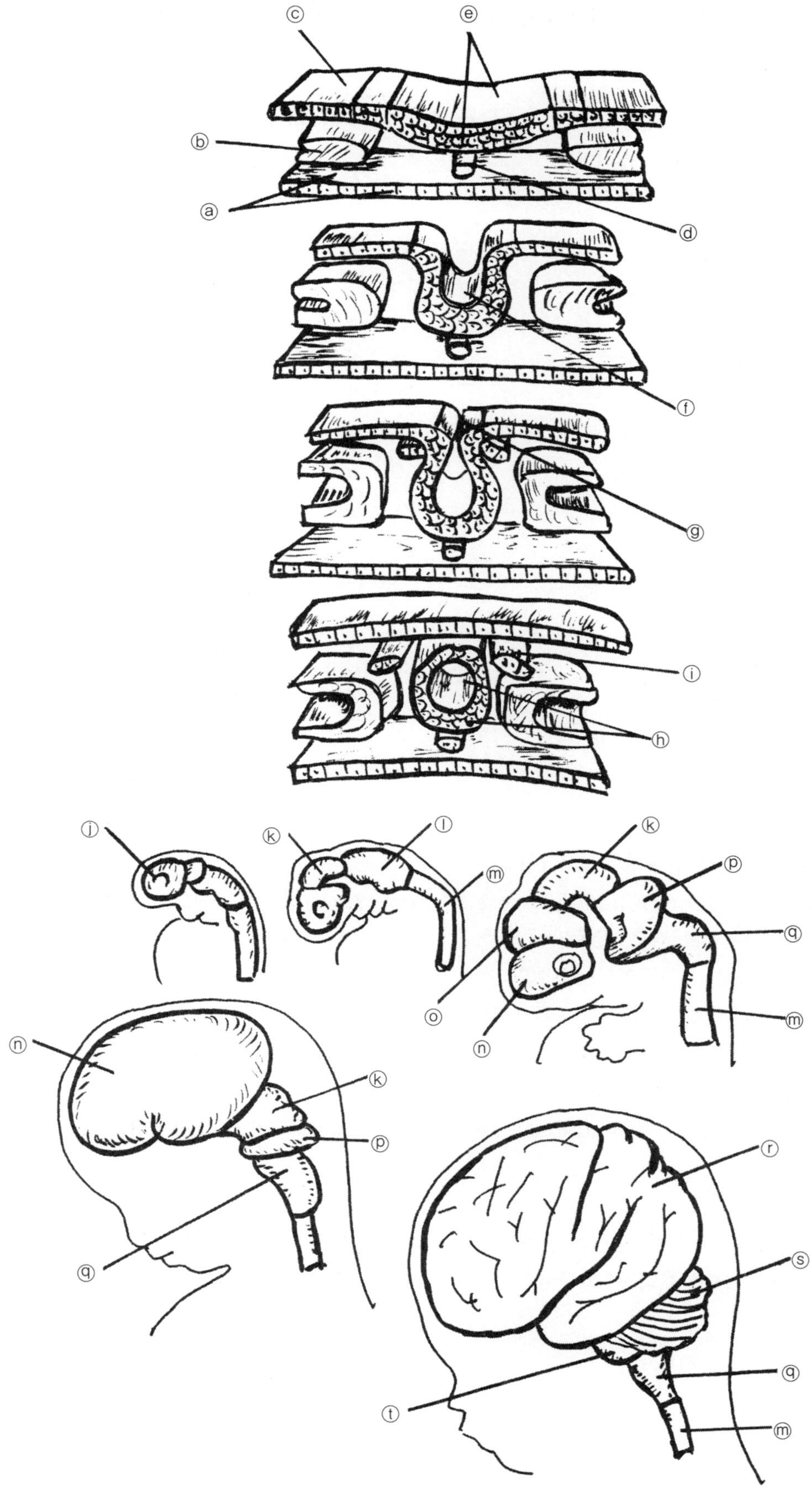

05 대뇌반구(Cerebral hemisphere)의 바깥면과 속면

___ 1. Central sulcus(중심구→중심고랑)
___ 2. Lateral sulcus(외측구→가쪽고랑)
___ 3. Precentral gyrus(중심전회→중심앞이랑)
___ 4. Postcentral gyrus(중심후회→중심뒤이랑)
___ 5. Superior frontal gyrus(상전두회→위이마이랑)
___ 6. Middle frontal gyrus(중전두회→중간이마이랑)
___ 7. Inferior frontal gyrus(하전두회→아래이마이랑)
___ 8. Superior parietal lobule(상두정소엽→위마루소엽)
___ 9. Inferior parietal lobule(하두정소엽→아래마루소엽)
___ 10. Superior temporal gyrus(상측두회→위관자이랑)
___ 11. Middle temporal gyrus(중측두회→중간관자이랑)
___ 12. Inferior temporal gyrus(하측두회→아래관자이랑)
___ 13. Parietooccipital sulcus(두정후두구→마루뒤통수고랑)
___ 14. Supramarginal gyrus(연상회→위언저리이랑)
___ 15. Orbital gyri(안와회→안와이랑)
___ 16. Corpus callosum(뇌량→뇌들보)
___ 17. Parahyppocampal gyrus(해마방회→해마이랑)
___ 18. Cingulate gyrus(대상회→띠이랑)
___ 19. Paracentral lobule(중심방소엽→중심곁소엽)
___ 20. Precuneus(설전부→쐐기앞소엽)
___ 21. Cuneus(설부→쐐기소엽)
___ 22. Medial occipitotemporal gyrus (내측후두측두회→안쪽뒤통수관자이랑)
___ 23. Lateral occipitotemporal gyrus (외측후두측두회→가쪽뒤통수관자이랑)
___ 24. Frontal lobe(전두엽→이마엽)
___ 25. Parietal lobe(두정엽→마루엽)
___ 26. Temporal lobe(측두엽→관자엽)
___ 27. Occipital lobe(후두엽→뒤통수엽)

대뇌(Cerebrum)

1) 대뇌의 외부구조

a) 대뇌는 뇌 중에서 가장 크며 전체 무게의 80%

b) 정중대뇌종렬(median longitudinal fissure of cerebrum)(정중대뇌세포틈새)에 의해 좌·우 대뇌반구(cerebral hemisphere)로 되고, 안쪽면이 뇌들보에 의해 결합. 머리뼈의 명칭에 따라 4엽으로 구분.
① Frontal lobe(이마엽)…운동영역, 언어영역.
② Temporal lobe(관자엽)…청각영역, 후각영역.
③ Occipital lobe(뒤통수엽)…시각영역.
④ Parietal lobe(마루엽)…지각영역, 미각영역.

c) 고랑(sulcus)의 명칭은 중심고랑(central sulcus)과 가쪽고랑(lateral sulcus), 마루뒤통수고랑(parietooccipital sulcus)으로 구분.

d) 이랑(Gyrus)가운데는
① Precentral gyrus(중심전회)(중심앞이랑)…중심고랑 앞쪽으로 motor area(운동영역).
② Postcentral gyrus(중심후회)(중심뒤이랑)…중심고랑 뒷쪽으로 sensory area(감각영역).

05

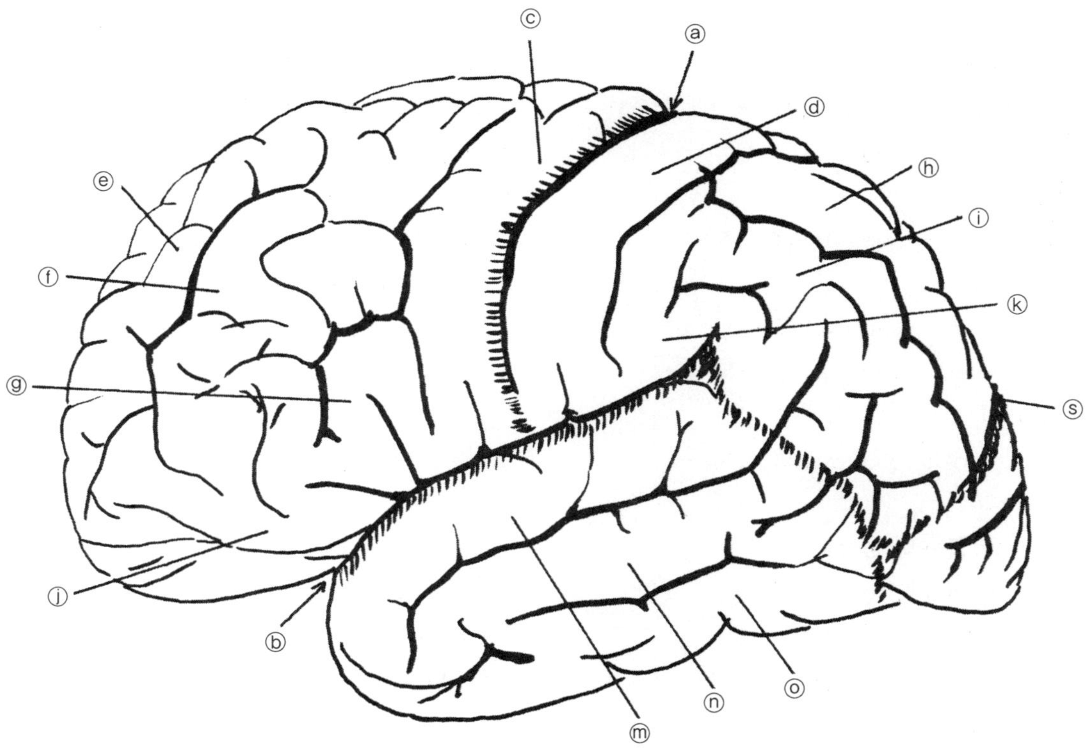

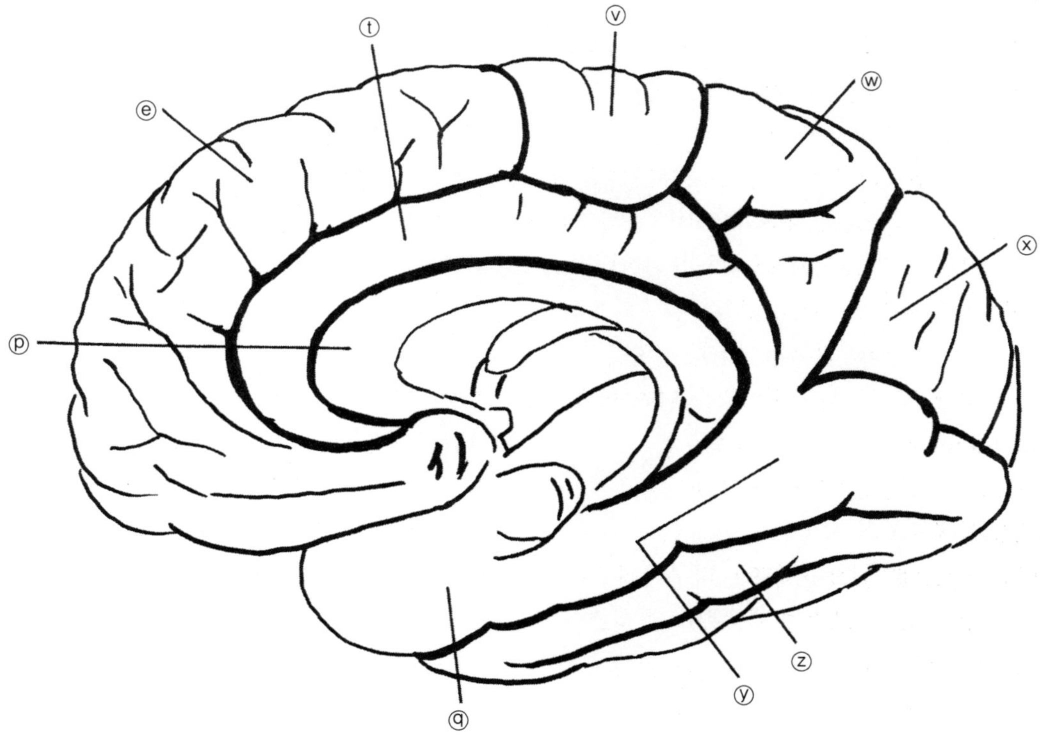

06 소뇌(Cerebellum)와 소뇌핵(Cerebellar nucleus)

___ 1. Vermis(충부→벌레부)
___ 2. Cerebellar hemisphere(소뇌반구)
___ 3. Flocculonodular lobe(편엽소절엽→타래결절엽)
___ 4. Primary fissure(제1열→첫째틈새)
___ 5. Corpus cerebelli(소뇌체)
___ 6. Horizontal fissura(소뇌수평열→소뇌수평틈새)
___ 7. Culmen(산정→꼭대기)
___ 8. Declive(산복→경사)
___ 9. Inferior semilunar lobule(하반월소엽→아래반달소엽)
___ 10. Superior semilunar lobule(상반월소엽→위반달소엽)
___ 11. Quadrangular lobule(사각소엽→네모소엽)
___ 12. Simple lobule(단소엽→단순소엽)
___ 13. Superior cerebellar peducle(상소뇌각→위소뇌다리)
___ 14. Middle cerebellar peducle(중소뇌각→중간소뇌다리)
___ 15. Inferior cerebellar puducle(하소뇌각→아래소뇌다리)
___ 16. Biventral lobule(이복소엽→볼록소엽)
___ 17. Tonsil of cerebellum(소뇌편도)
___ 18. Flocculus(편엽→타래)
___ 19. Secondary fissura(제2열→둘째틈새)
___ 20. Uvula of vermis(충부수→벌레목젖)
___ 21. Ant. lobe(전엽→앞엽)
___ 22. Post. lobe(후엽→뒤엽)
___ 23. Dentate nucleus(치상핵→치아핵)
___ 24. Emboliform nucleus(전상핵→쐐기핵)
___ 25. Globose nucleus(구상핵→둥근핵)
___ 26. Fastigeal nucleus(실정핵→꼭지핵)

소뇌(Cerebellum)

1) 소뇌는 충부(벌레부)→정중간부위…하등동물에 발달.
   소뇌반구→좌우…고등동물에 발달.
2) 대뇌와 척수사이에 개재하는 추체외로계 중추이며 신체운동, 평형, 근기장에 관여.
3) 소뇌는 뇌줄기(brain stem)와 연결. 소뇌다리에 의해 숨뇌. 다리뇌 및 중간뇌와 연락.
   ① Sup. cerebellar peducle(위소뇌다리)…소뇌겉질에서 기시하는 섬유를 중간뇌(적핵) 사이뇌(시상)에 연결.
   ② Mid. cerebellar peducle(중간소뇌다리)…반대측 대뇌운동중추에서 기시하여 다리뇌핵에서 중계된 섬유 받음.
   ③ Inf. cerebellar peducle(아래소뇌다리)…말초의 고유감각을 척수 및 숨뇌로부터 받음.
4) 소뇌는 무게…120~130g, 좌우경…10cm, 전후경…5cm
5) 소뇌핵(cerebellar nucleus)…소뇌의 속질내 회색질덩이. 다음과 같이 4쌍이 있다.
   ① Dentate nucleus(치상핵)→(치아핵)
   ② Emboliform nucleus(전상핵)→(쐐기핵)
   ③ Globose nucleus(구상핵)→(둥근핵)
   ④ Fastigeal nucleus(실정핵)→(꼭지핵)
6) 소뇌의 표층(소뇌겉질)
   ① Molecular layer(분자층)…세포는 바구니세포와 성상세포.
   ② Purkinje cell layer(푸르킨예 세포층)…프라스크(flask)모양의 세포.
   ③ Granular layer(과립층)…Golgi세포로 이룸.
7) 소뇌구분
   ① 소뇌몸통…제 1열에 의해 앞엽—자극→모든 뇌경직억제. 앞엽제거→모든 뇌경직과 폄반사 증가.
   뒤엽—제거→숙련된 수의 운동장애. 겨냥이상.
   ② 타래결절엽…자세의 평형유지. 파괴시→몸이 기울고 보행장애.

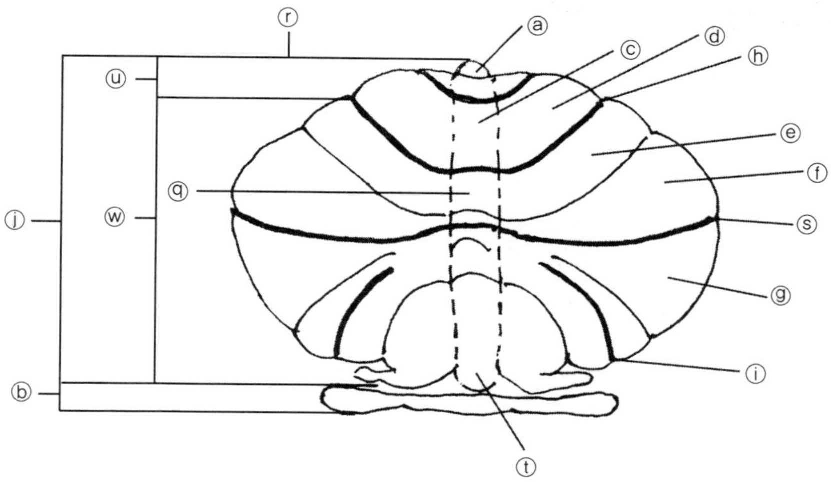

소뇌의 구분

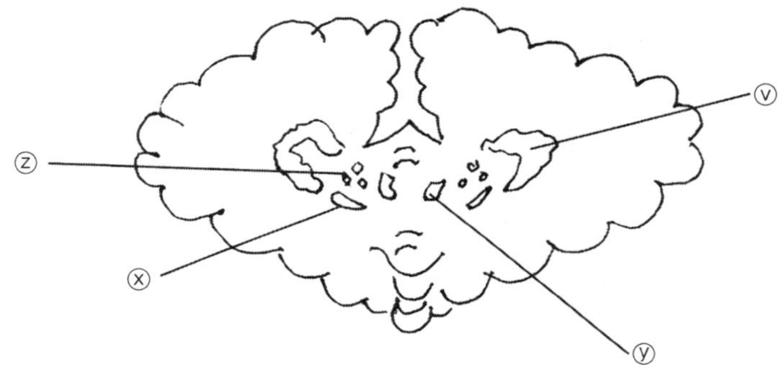

소뇌의 횡단도

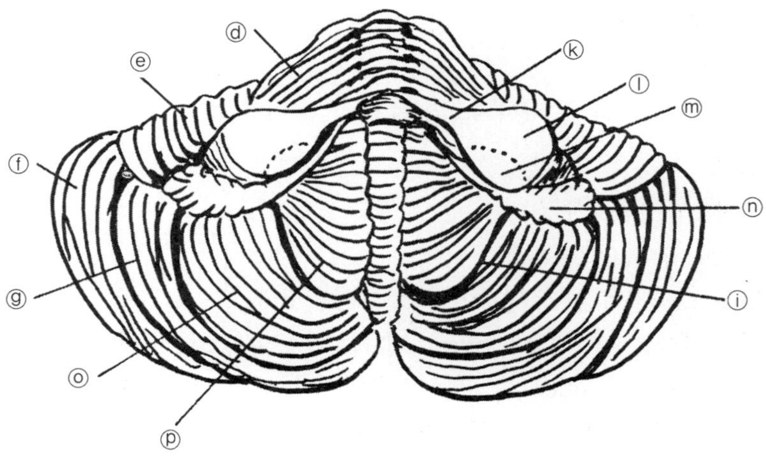

소뇌의 하면도

07 뇌간(뇌줄기)(Brain stem)

___ 1. Optic nerve(시각신경)
___ 2. Infundibulum(누두→깔때기)
___ 3. Mamillary body(유두체)
___ 4. hypophysis(뇌하수체)
___ 5. Pons(교→다리뇌)
___ 6. Cerebral peduncles(대뇌각→대뇌다리)
___ 7. Pyramids(추체→피라밋)
___ 8. Middle cerebellar peduncles(중소뇌각→중간소뇌다리)
___ 9. Medulla(연수→숨뇌)
___ 10. Cerebellum(소뇌)
___ 11. Spinal cord(척수)
___ 12. Thalamus(시상)
___ 13. Pineal gland(송과체→ 솔방울샘)
___ 14. Inferior colliculi(하구→아래둔덕)
___ 15. Superior colliculi(상구→위둔덕)
___ 16. Inferior cerebellar peduncles(하소뇌각→아래소뇌다리)
___ 17. Superior cerebellar peduncles(상소뇌각→위소뇌다리)

뇌간(뇌줄기, Brain stem)

뇌는 편의상 대뇌, 소뇌, 뇌줄기로 구분한다.

뇌줄기는 diencephalon(사이뇌), midbrain(중간뇌), pons(다리뇌), medulla oblongata(숨뇌)로 구성.

1) Midbrain(중간뇌)

① 등쪽 : 중뇌개(중간뇌덮개, tectum)…네둔덕이라고도 하며, 위·아래에 한쌍 씩.
위둔덕(sup. colliculi)—시각반사, 동공반사. 시각전도로의 중계소.
아래둔덕(inf. colliculi)—정방향반사. 청각전도로의 중계소.

② 중앙부 : 조가비핵(tegmentum)
- 적핵…소뇌의 위소뇌다리와 연결. 눈돌림신경핵, 도르래신경핵, 삼차신경 중 뇌로핵도 있다.
- 흑색질…치밀부분과 망상부분, melanin함유.

③ 앞쪽 : 대뇌각(대뇌다리, cerebral peduncle)…1쌍.

④ 중간뇌수도관(cerebral aqueduct)→조가비핵과 중간뇌덮개 연결 사이에 셋째뇌실과 넷째뇌실을 연결하는 관.

2) Pons(다리뇌)

숨뇌 위끝에 이어지는 팽륜부. 뇌신경 중에서 V, VI, VII, VIII 뇌신경이 기시한다.
회색질에 다리뇌핵(pontine nuclei)
백색질에 추체로(pyramidal tract)와 다리뇌핵소뇌로(소뇌), 그리고 겉질다리뇌핵로로 구성.

3) Medulla oblongata(숨뇌)

다리뇌와 척수를 연결. 척수와 비슷한구조.
앞면…앞정중틈새(ventral median fissure)
양쪽에 한 쌍의 피라밋(pyramid)이 있고, 내부에 추체로 뻗어 있다.
피라밋아래끝에 섬유가 교차하는 피라밋교차(pyramidal decussation)를 이루고 있다.
뒤면에 뒤정중고랑(dorsal median sulcus)이 있고 양쪽에 박속(널판다발)과 설상속(쐐기다발)이 있다.
생명중추…호흡중추, 심장중추, 연하중추, 구토중추, 저작중추.
척수나 숨뇌에서 소뇌로 가는 아래소뇌다리를 이루어 소뇌와 연락.
IX, X, XI, XII 뇌신경이 기시.

07

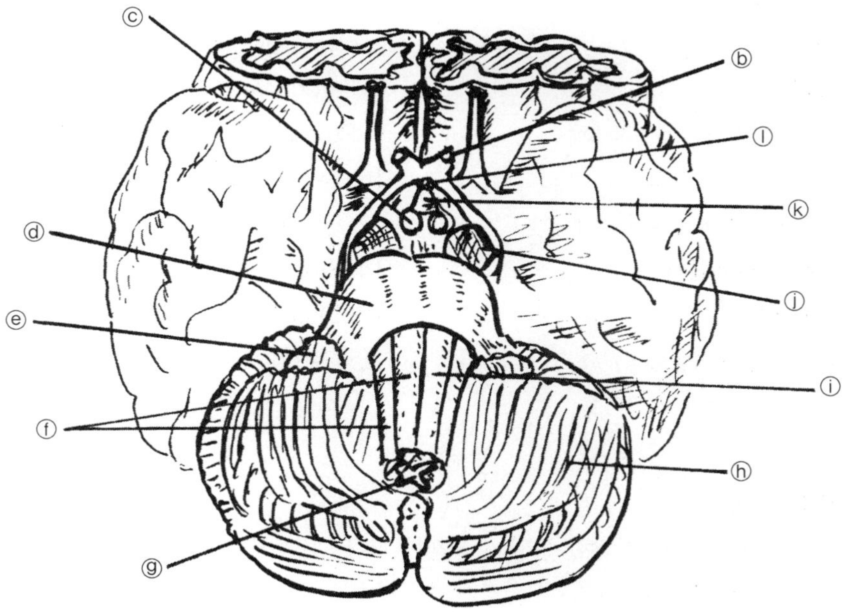

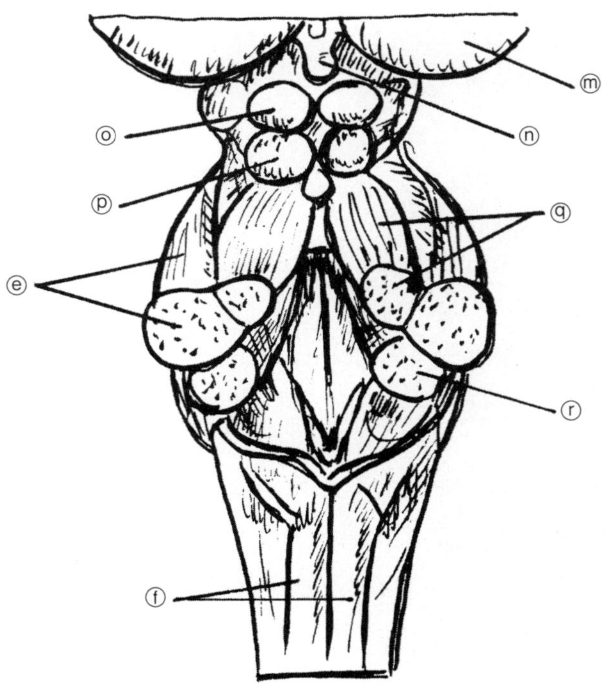

08 간뇌(사이뇌 Diencephalon)와 대뇌핵(Cerebral nuclei)

___ 1. Corpus callosum(뇌량→뇌들보)

___ 2. Thalamus(시상)

___ 3. Hypothalamus(시상하부)

___ 4. Hypophysis(뇌하수체)

___ 5. Epithalamus(시상상부)

___ 6. Lateral ventricle(측뇌실→가쪽뇌실)

___ 7. Caudate nucleus(미상핵→꼬리핵)

___ 8. Putamen(피각→조가비핵)

___ 9. Globus pallidus(담창구→창백핵)

___ 10. Lenticular nucleus(렌즈핵)

___ 11. Third ventricle(제3뇌실→셋째뇌실)

___ 12. Cerebral cortex(대뇌피질→대뇌겉질)

___ 13. Infundibulum(누두→깔때기)

___ 14. Pitutary gland(뇌하수체)

___ 15. Claustrum(전장→담장)

___ 16. Insula(도→대뇌섬)

___ 17. Internal capsule(내낭→속섬유막)

___ 18. Cerebral medullary substance(대뇌속질)

사이뇌(Diencephalon)

1) Thalamus(시상)… 셋째뇌실 가쪽벽 달걀 모양의 신경핵. 모든 지각신경(단, 후각신경은 예외)을 접수.
2) Metathalamus(시상후부)… 뇌간(뇌줄기)의 뒤가쪽에 돌출한 안쪽 및 가쪽슬상체(가쪽무릎체)로 구성.
3) Epithalamus(시상상부)… 셋째뇌실 뒤벽에 있는 솔방울샘(pineal body)와 후각삼각(고삐삼각)과 후교련(뒤교차 연결)으로 구성.
4) Hypothalamus(시상하부)… 유두체, 깔때기, 뇌하수체 및 시각교차로 구성.
사상하부는 자율신경의 최고중추. 이곳의 신경섬유는 대뇌겉질, 시상, 뇌하수체, 뇌줄기, 척수와 결합. 시상하부는 다양한 내장기관의 작용을 조절. 또 신경과 내분비계 사이 교량역할(항상성 역할).
5) Third ventricle(셋째뇌실)… 정중선상에 있는 좁은 간격으로 좌·우에 시상. 앞쪽은 뇌실사이공간, 뒤쪽은 중간뇌 수도관과 넷째뇌실.

※ **대뇌핵(cerebral nuclei)**… 대뇌반구 심부의 속질 속에 있는 회백질덩이를 대뇌바닥핵(basal ganglia)이라 한다(종류는 아래와 같다).

① Caudate nucleus(꼬리핵)

② Lenticular nucleus(렌즈핵) ┬ 가쪽의 조가비핵(putamen)
└ 안쪽의 창백핵(globus pallidus)

③ Amygdaloid body(편도체)

④ Claustrum(전장)→(담장)

선조체(줄무늬체)와 창백핵에 이상이 오면 근의 강직이나 불수의 운동(파킨슨증후군, 무도병, athetosis)

※ 내포(Internal capsule, 속섬유막)… 내포(속섬유막)은 시상과 렌즈핵 및 꼬리핵 사이의 통로이며, 뇌출혈이 발생하기 쉬운 곳이다. 이 부위의 병변에 의한 지각 내지 운동마비환자가 많다.

※ 선조체(Corpus striatum, 줄무늬체)… 조가비핵과 꼬리핵을 합한 것을 선조체라고 하며

08

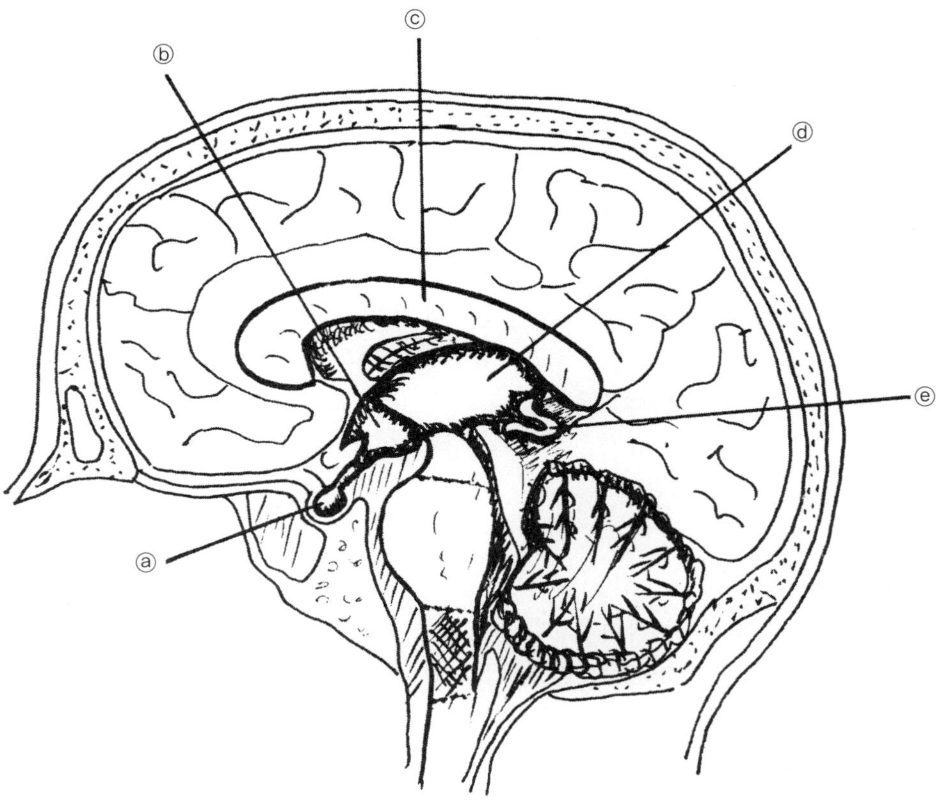

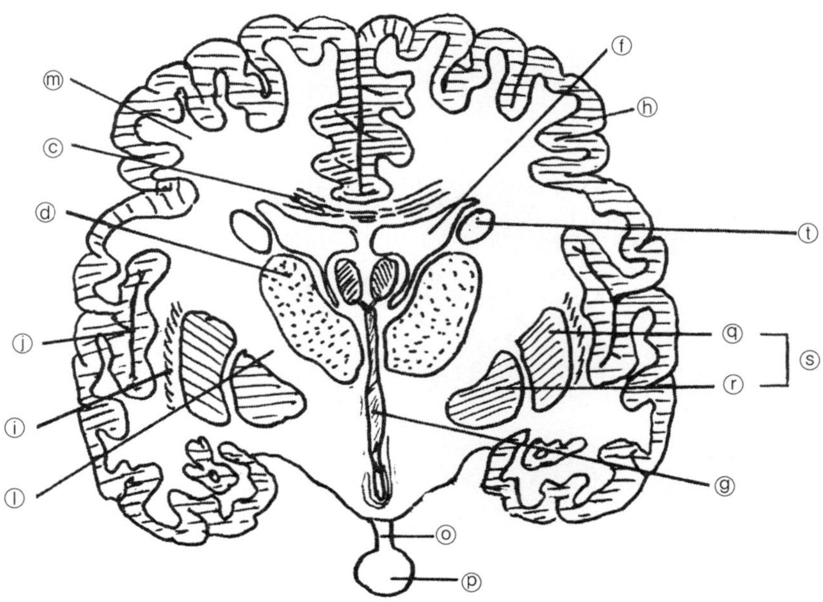

09 뇌척수막(Meninges)

___ 1. Cerebral cortex(대뇌겉질 → 대뇌피질)
___ 2. Calvaria(두개관 → 머리덮개뼈)
___ 3. Superior sagittal sinus(상시상정맥동 → 위시상정맥굴)
___ 4. Cranial dura mater(뇌경막 → 뇌경질막)
___ 5. Cranial arachnoid(뇌지주막 → 뇌거미막)
___ 6. Cranial pia mater(뇌연막 → 뇌연질막)
___ 7. Subdura cavity(경막하강 → 경질막밑공간)
___ 8. Subarachnoid cavity(지주막하강 → 거미막밑공간)
___ 9. Cerebral falx(대뇌겸 → 대뇌낫)
___ 10. Vertebra(척추골)
___ 11. Periosteum(골막 → 뼈막)
___ 12. Spinal dura mater(척수경막 → 척수경질막)
___ 13. Spinal arachnoid(척수지주막 → 척수거미막)
___ 14. Spinal pia mater(척수연막 → 척수연질막)
___ 15. Epidura space(경막상강 → 경질막바깥공간)
___ 16. Internal vertebral venous plexus(내추골정맥총 → 속척추정맥얼기)
___ 17. Gray matter(회백질 → 회색질)
___ 18. White matter(백질 → 백색질)

뇌척수막(Meninges)

뇌 및 척수를 공통으로 싸는 피막을 뇌척수막이라고 총칭한다.
뇌와 척수가 하나로 연결된 것처럼 뇌척수막도 뇌를 싸는 부분과 척수를 싸는 부분이 연결되어 있다.
뇌를 싸는 막을 뇌막(meninges of encephalon), 척수(spinal cord)를 막을 척수막(spinal meninges)이라고도 한다.

1) Meninges of encephalon(뇌막)

① Cranial dura mater(뇌경질막)
② Cranial Arachnoid(뇌거미막)
③ Cranial pia mater(뇌연질막)

2) Spinal meninges(척수막)

① Spinal dura mater(척수경질막)
② Spinal arachnoid(척수거미막)
③ Spinal pia mater(척수연질막)

09

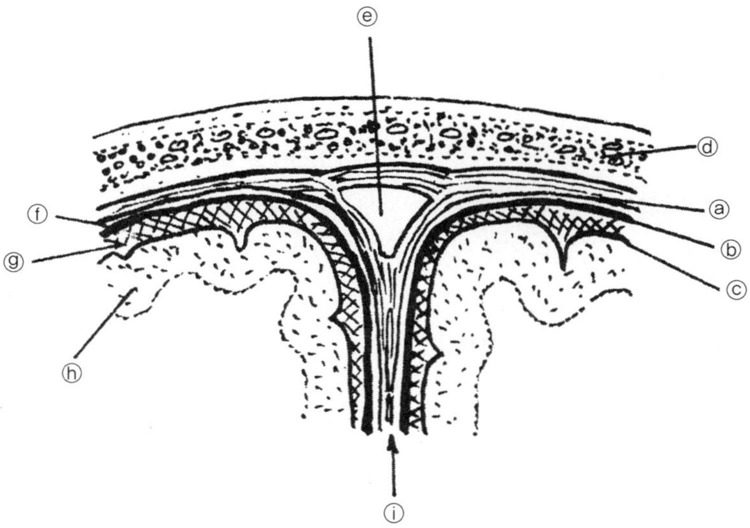

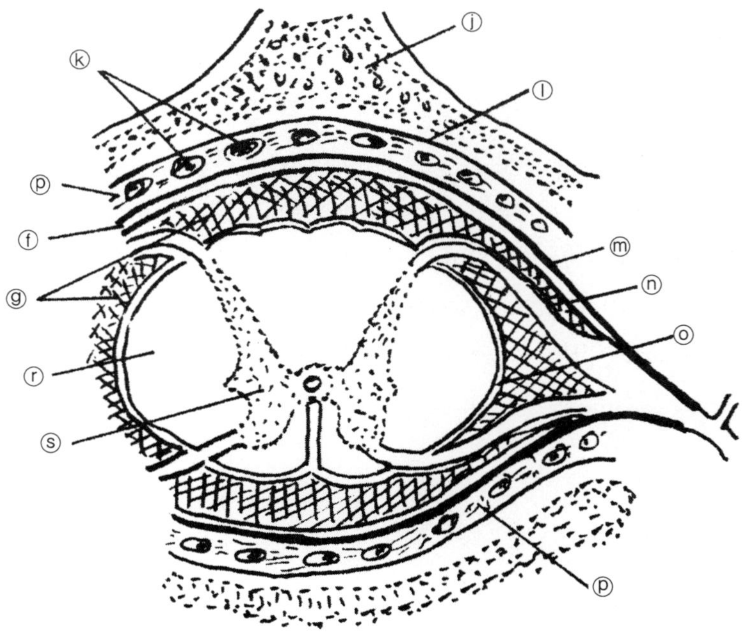

10 뇌척수액의 순환도(Circulation scheme of cerebrospinal fluid)

___ 1. Dura mater(경막→경질막)
___ 2. Arachnoid(지주막→거미막)
___ 3. Subarachnoid space(자주막하강→거미막밑공간)
___ 4. Pia mater(연막→연질막)
___ 5. Superior sagittal sinus(상시상정맥동→위시상정맥굴)
___ 6. Lateral ventricle(측뇌실→가쪽뇌실)
___ 7. Choroid plexus(맥락총→맥락얼기)
___ 8. 3rd ventricle(제3뇌실→셋째뇌실)
___ 9. 4th ventricle(제4뇌실→넷째뇌실)
___ 10. Cerebral aqueduct(중뇌수도→중간뇌수도관)
___ 11. Interventricular foramen(실간공→뇌실사이구멍)
___ 12. Cerebellum(소뇌)
___ 13. Cerebrum covered with pia mater (연질막으로 싸인 대뇌)
___ 14. Arachnoid granulation(지주막과립→거미막과립)
___ 15. Central canal(중심관)

뇌척수액(Cervbrospinal fluid)

각 뇌실에 있는 특수혈관얼기인 맥락얼기(choroid plexus)에서 생산 분비되며 하루에 약 400~800ml 정도 생산되고, 그 중 140~200ml 만이 거미막밑공간과 뇌실에 수용.

1) 뇌척수액의 순환…가쪽뇌실→뇌실사이구멍→셋째뇌실→중간뇌수도관→넷째뇌실→가쪽고랑, 정중고랑→소뇌연수조(소뇌숨뇌수조)의 통로로 거미막밑사이가시에 이르고 척수중심관에 들어간 뇌척수액은 따로따로 통로가 없으므로 위로 넘치면 다시 가쪽고랑와 정중고랑를 거친다. 뇌와 척수의 거미막밑공간을 채운 뇌척수액은 일정압력 이상의 양은 모두 거미막과립에서 압력차(뇌척수액과 정맥혈)에 따라 위시상정맥굴에 들어간후 여러 경질막정맥굴을 거쳐 속목정맥에 유입.
2) 경질막(dura mater)…두껍고 튼튼한 막으로, 조직학적으로 두 겹으로 구별된다. 그 바깥표피층은 혈관이 많은 층이며 머리뼈공간안의 뼈막으로 작용.
3) 거미막(arachnoid membrane)…경질막 바로 안쪽에 있는 한 장의 얇은 막. 거미막과 경질막 사이에는 좁은 경질막밑공간(subdural space)이 있고 맨안층의 연질막과의 사이에는 넓은 거미막밑공간(subarachnoid space)이 있으며 안쪽공간에 뇌척수액(cerebrospinal fluid ; C.S.F.)이 들어 있다. 요추천자(허리천자, lumbar puncture)는 척수거미막(spinal arachnoid)의 제3과 제4허리뼈 사이를 이용한다.
4) 연질막(pia mater)…가장 얇은 막이며 뇌실질 표면에 밀착하여 모든 뇌고랑에 들어가 있다.

10

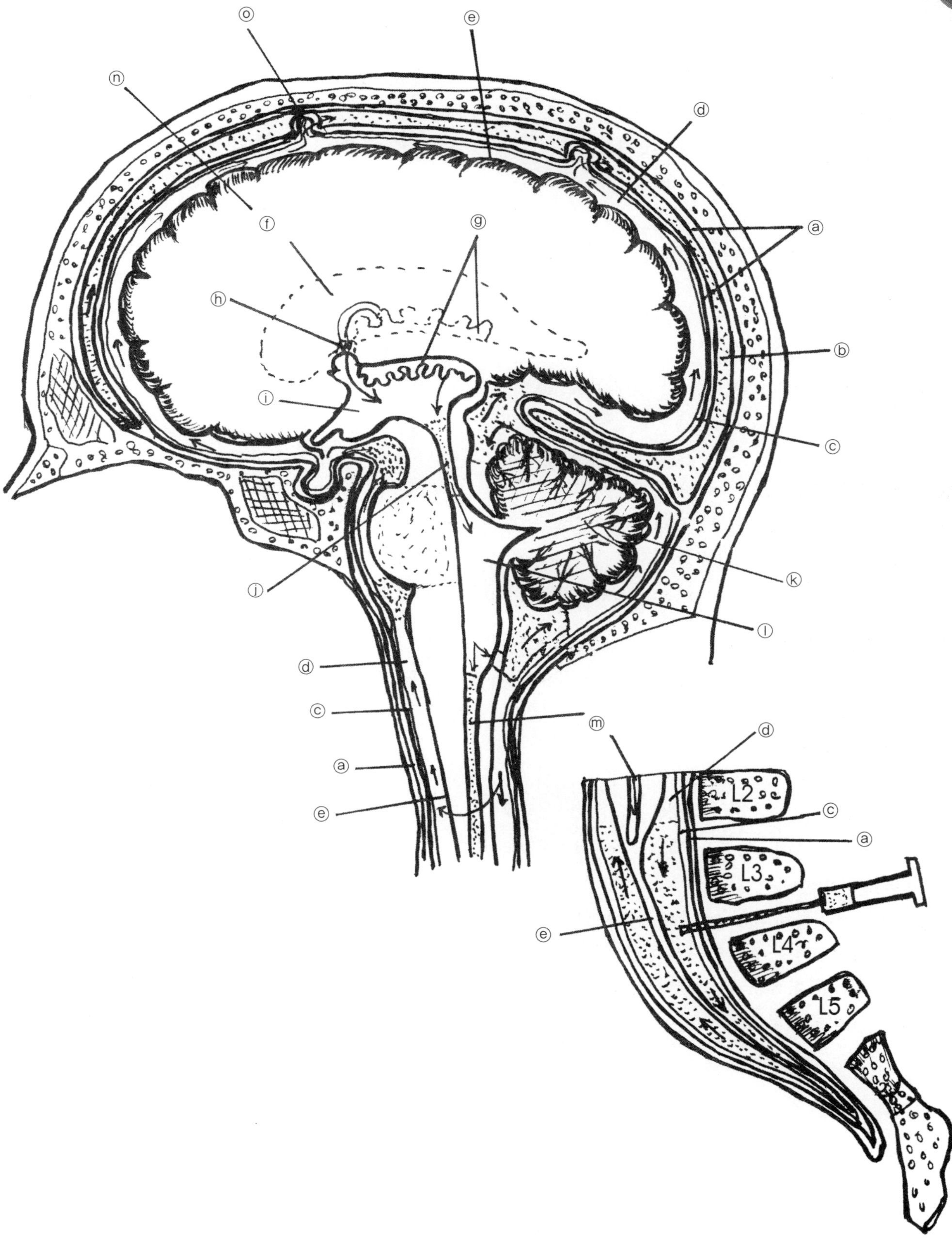

11 척수(Spinal cord)와 척수신경(Spinal nerve)

___ 1. Cervicaal nerves(경신경→목신경)
___ 2. Thoracic nerves(흉신경→가슴신경)
___ 3. Lumbar nerves(요수신경→허리신경)
___ 4. Sacral nerves(천골신경→엉치신경)
___ 5. Cervical plexus(경신경총→목신경얼기)
___ 6. Brachial plexus(완신경총→팔신경얼기)
___ 7. Ventral rami of cervical nerves(경신경전지→목신경앞가지)
___ 8. Ventral rami of cervical and thoracic nerves (경 및흉신경전지→목 및 가슴신경앞가지)
___ 9. Ventral rami of thoracic nerves(흉신경전지→가슴신경앞가지)
___ 10. Lumbar plexus(요신경총→허리신경얼기)
___ 11. Sacral plexus(천골신경총→엉치신경얼기)
___ 12. Ventral rami of lumbar nerves(요신경전지→허리신경앞가지)
___ 13. Ventral rami of sacral nerves(천골신경전지→엉치신경앞가지)
___ 14. Intercostal nerves(늑간신경→갈비사이신경)

척수(Spinal cord)

1) Spinal cord는 척주관내 있으며 큰구멍에서 2nd lumbar vertebra까지 계속. 아래끝에 척수원뿔(conus medullaris)이 있다. 굵기…1~13cm, 길이…40~50cm, 무게…30g.
2) Neck part에 cervical enlargements(목팽대)와 lumbar part에 lumbar enlargements(허리팽대)가 있다.

척수신경(Spinal nerve)

1) Spinal cord에 기시하는 31쌍의 신경으로, 척추사이공간을 나와 말초에 분포한다.
2) 척수신경의 구성

Cervical nerve	8쌍(C_1~C_8)
Thoracic nerve	12쌍(T_1~T_{12})
Lumbar nerve	5쌍(L_1~L_5)
Sacral nerve	5쌍(S_1~S_5)
Coccygeal nerve	1쌍(Co_1)

3) Spinal nerve는 spinal cord 양측에서 척추사이공간을 통해 나온다. 위쪽 것은 수평으로 척추사이공간을 통해 나오지만 아래쪽 것은 비스듬히 아래쪽으로 나누어져서 척추사이공간을 통해 나오며 허리뼈와 엉치뼈에서 나오는 허리신경과 엉치신경은 종사(종말끈, terminal filum)를 따라 10~20cm 정도나 내려가며 마미(말총, 말꼬리, cauda equina라고 한다.

11

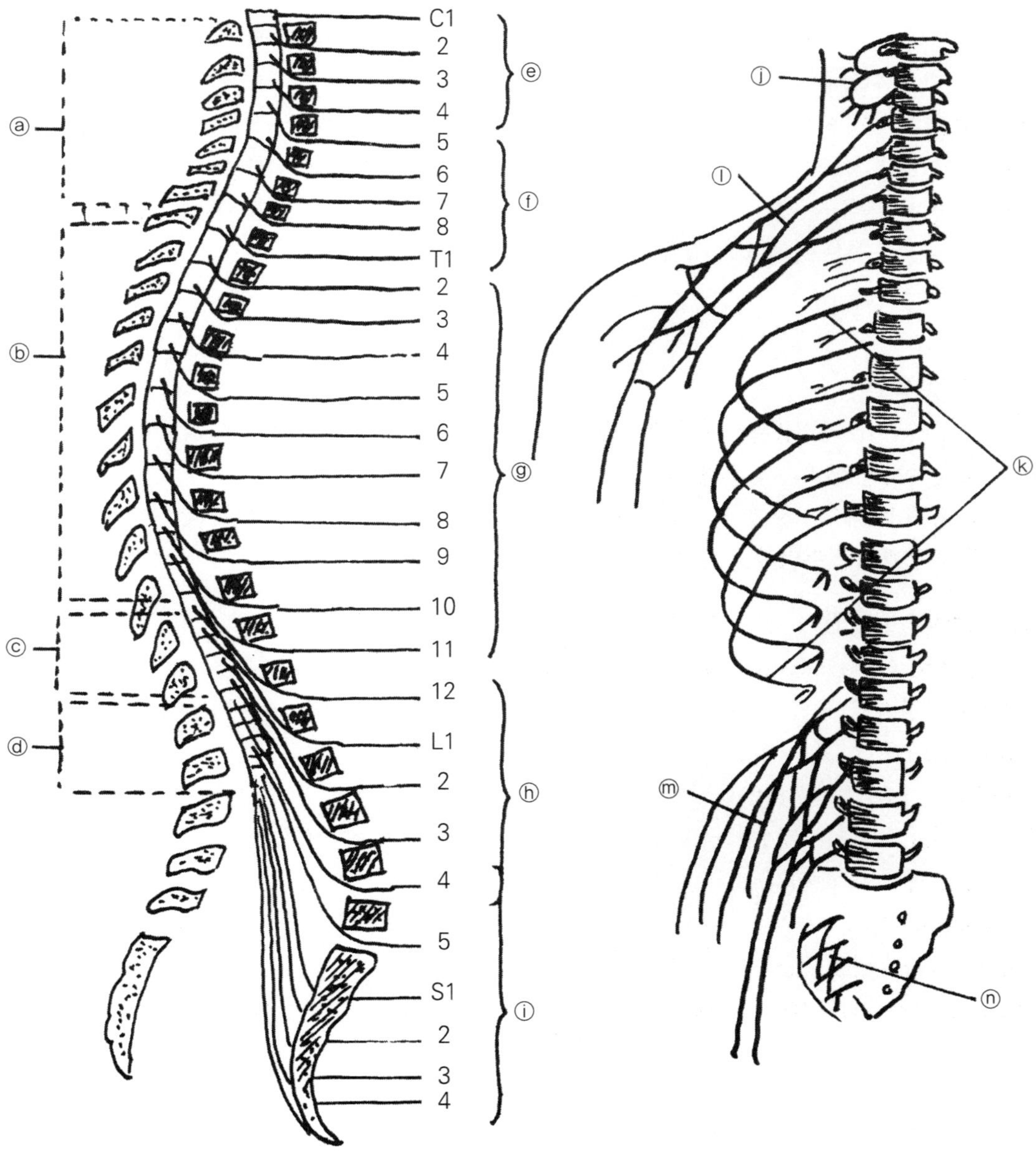

12 척수의 구조(Structure of spinal cord)

___ 1. Spinal nerve(척수신경)
___ 2. Sympathetic trunk(교감신경간→교감신경줄기)
___ 3. Communicating branches(교통지→교통가지)
___ 4. Anterior root(전근→앞뿌리)
___ 5. Posterior root(후근→뒤뿌리)
___ 6. Spinal ganglion(척수신경절)
___ 7. Anterior funiculus(전삭→앞섬유단)
___ 8. Lateral funiculus(측삭→가쪽섬유단)
___ 9. Posterior funiculus(후삭→뒤섬유단)
___ 10. Lateral column(측추→가쪽기둥)
___ 11. Anterior column(전주→앞기둥)
___ 12. Anterior median fissure(전정중열→앞정중틈새)
___ 13. Posterior median fissure(후정중구→뒤정중고랑)
___ 14. White matter(백질→백색질)
___ 15. Gray matter(회백질→회색질)
___ 16. Anterior horn(전각→앞뿔)
___ 17. Posterior horn(후각→뒤뿔)
___ 18. Central canal(중심관)
___ 19. Root filaments(근사→잔뿌리)

Spinal cord 표면

1) Ant. median fissure(앞정중틈새)…앞쪽 정중선에 있는 깊은 틈새로, 양측에 앞가쪽고랑(ant. lat. sulcus)이 있고, 앞가쪽고랑에서 앞뿌리가 나온다.
2) Post. median sulcus(뒤정중고랑)…뒷쪽 정중선에 있는 얕은 고랑이며, 양쪽에 뒤가쪽고랑(post. lat. sulcus)이 있고, 뒤가쪽고랑에서 뒤뿌리가 나온다.

Spinal cord의 횡단면

1) 겉질부는 백색질(white substance), 그리고 속질부는 회색질(gray substance)로 된다.
2) Central canal(중심관)…H자형의 gray substance로 싸여 있고, 뇌실에서 이어지는 관.
3) Gray substance에
   ① Horn—Ant., post., lat. horn
   ② Column—Ant., post., 및 lat. column
   ③ Root—Ant., post., root
4) White substance에서
   Funiculus—Ant., post., lat. funiculus가 있다.
5) Spinal ganglia(척수신경절)…뒤뿌리에는 평대부인 신경절이 있다.

12

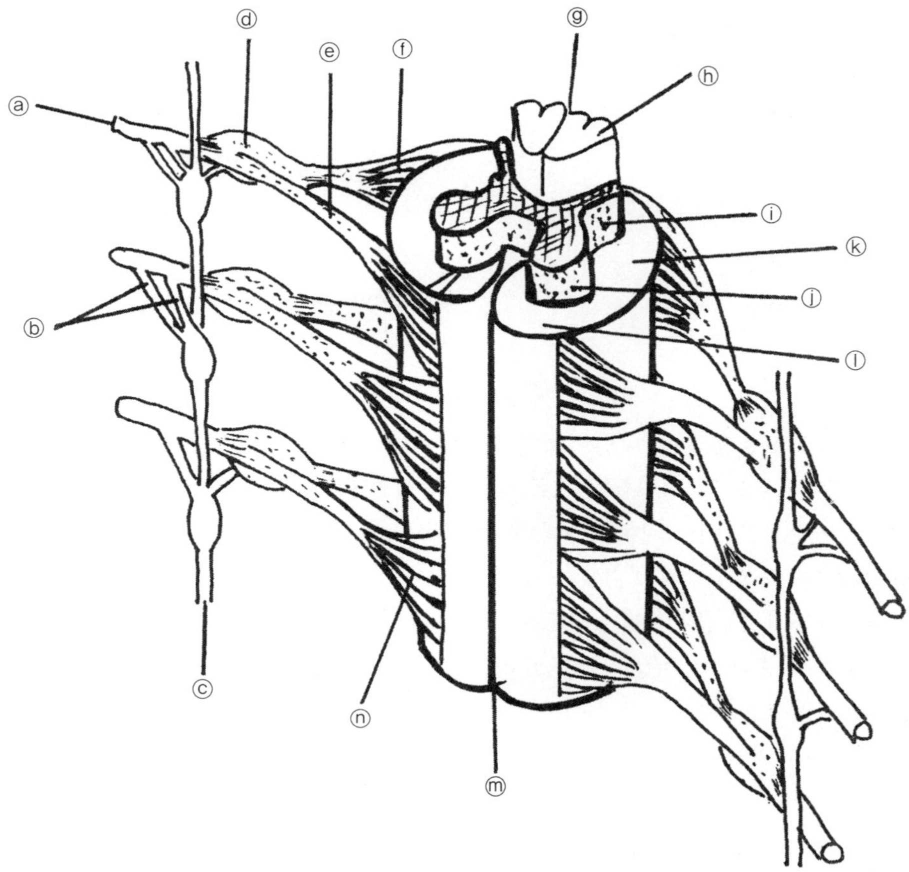

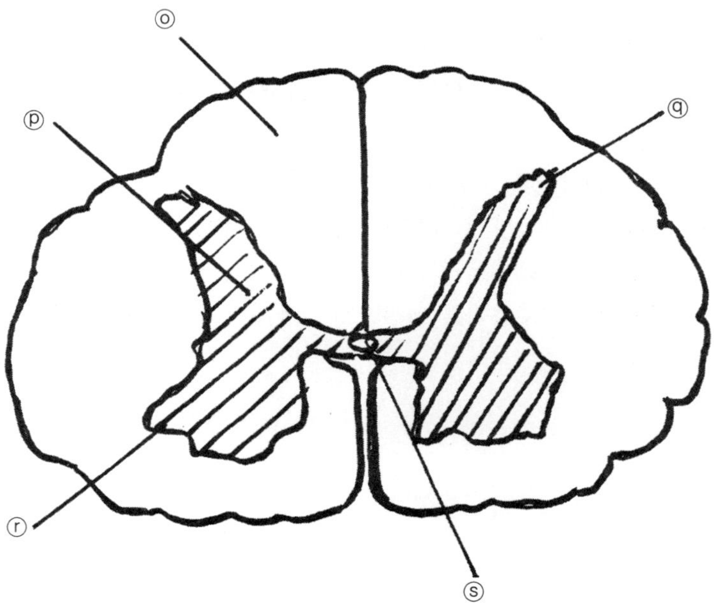

13 반사궁(반사활 Reflex arcs)

___ 1. Femoral nerve(대퇴신경→넙다리신경)
___ 2. Mortor axon(운동축삭 = 원심성신경로)
___ 3. Sensory axon(감각축삭 = 구심성신경로)
___ 4. Gray matter(회백질→회색질)
___ 5. White matter(백질→백색질)
___ 6. Receptor(수용기)
___ 7. Posterior root(후근→뒤뿌리)
___ 8. Spinal ganglion(척수신경절)
___ 9. Sensory neuron cell body(감각뉴론 세포체)
___ 10. Motor neuron cell body(운동뉴론 세포체)
___ 11. Motor end plate(운동종말판)
___ 12. Effector(효과기)
___ 13. Anterior root(전근→앞뿌리)
___ 14. Synapse(시납스)

반사는 어떤 감각흥분이 감각 뉴론을 통해서 들어오면 이것에 연결되어 있는 운동뉴론이 흥분하여 근육운동을 일으키는 것인데, 반사가 일어나는 해부학적, 생리학적 기본구조를 반사활(reflex arc)이라 하며 최소 5단계로 구분되고 척수의 기능적 단위가 된다. 반사는 감각이나 의식과는 관계없이 일어난다.

제1단계 … Receptor(수용기 = 피부)
제2단계 … Afferent nerve(들신경 = 감각신경 sensory nerve)
제3단계 … Reflex center(반사중추 = 척추신경 spinal cord)
제4단계 … Efferent nerve(날신경 = 운동신경 motor nerve)
제5단계 … Effector(효과기 = 근육)
Reflex arc는 ①→②→③→④→⑤의 순서이다.

1) 척수반사(spinal reflex) … 반사중추가 척수에 있는 반사중추에 의해 일어나는 반사. 반사궁의 경로로 자극전달.
2) 뻗침반사(stretch reflex) … 일명 무릎힘줄반사 또는 단일시납스반사. 중간뉴론 없이 감각뉴론과 운동뉴론이 직접 연결(synapse)한다.
3) 굽힘반사(flexion reflex) … 일명 방어반사 또는 다시납스반사. 1개 이상의 중간 뉴론이 직렬로 배열.
4) 교차펴짐반사(crossed extension reflex) … 한쪽 사지의 굽힘반사가 유발되고 0.2~0.5초 뒤 반대편 사지근이 펴지는 반사.
5) 자세반사(static reflex) … 속귀안뜰기관의 수용기인 타원주머니와 목인대의 고유수용기는 항상 긴장성으로 흥분하고 있으며 머리의 위치에 따라 펴짐반사를 통해 항중력근 긴장도의 분포를 조절하는 반사(평형반사).
6) 정위반사(바로잡기반사, righting reflex) … 우리 몸가짐이 어떤 원인에 의해 흐트러졌을 때 속귀안뜰기관, 목의 고유수용기, 망막 그리고 신체표면의 압력수용기가 예민하게 반응하여 스스로 바른 자세로 회복하려는 바로잡기반사(정위반사).

13

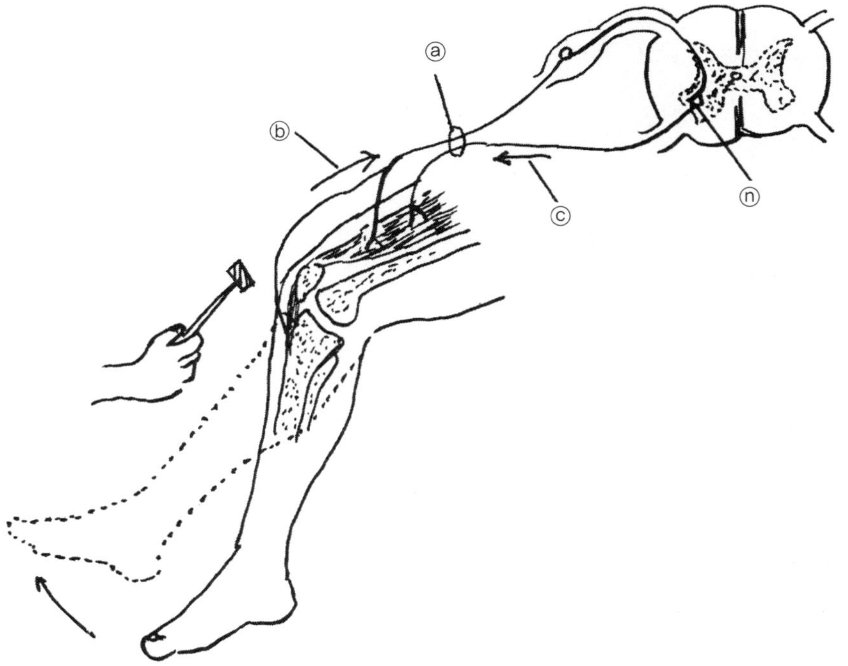

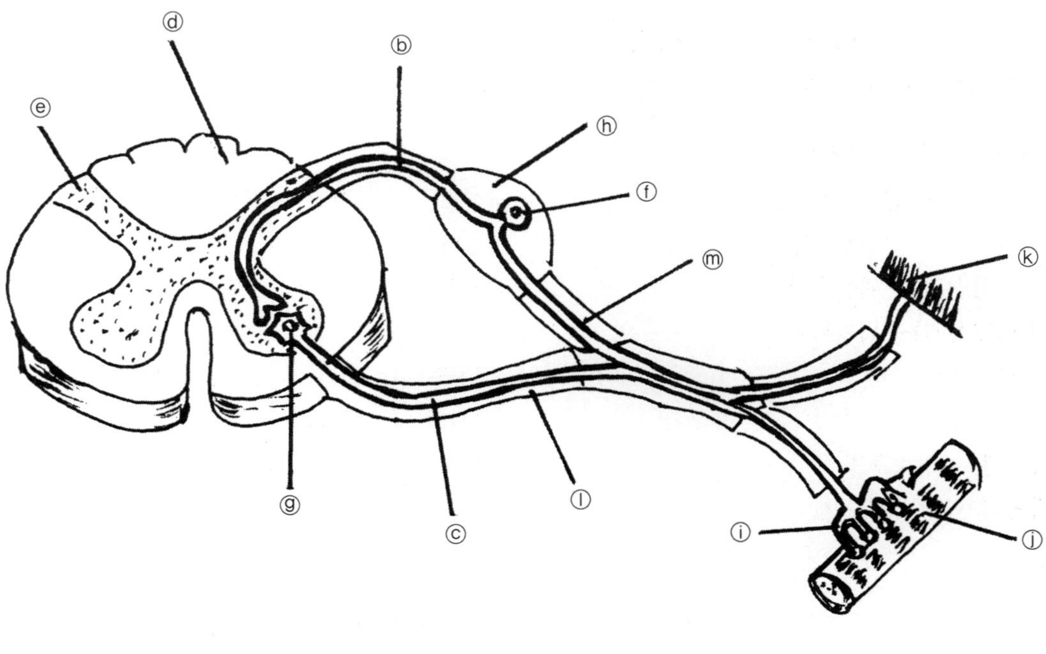

14 뇌신경(Cranial nerve)

___ 1. Temporal lobe(측두엽→관자엽)
___ 2.Frontal lobe(전두엽→이마엽)
___ 3. Medulla oblongata(연수→숨뇌)
___ 4. Pons(교→다리뇌)
___ 5. Olfactory tract(후삭→후각로)
___ 6. Olfactory bulb(후구→후각망울)
___ 7. Optic nerve(시신경→시각신경)
___ 8. Acoustic nerve(내이신경→속귀신경)
___ 9. Oculomotor nerve(동안신경→눈돌림신경)
___ 10. Trochlear nerve(활차신경→도르래신경)
___ 11. Abducens nerve(외전신경→갓돌림신경)
___ 12. Accessory nerve(부신경→더부신경)
___ 13. Hypoglossal nerve(설하신경→혀밑신경)
___ 14. Trigeminal nerve(삼차신경)
___ 15. Facial nerve(안면신경→얼굴신경)
___ 16. Glossopharyngeal nerve(설인신경→혀인두신경)
___ 17. Vagus nerve(미주신경)
___ 18. Semilunar ganglion(반달신경절)

뇌신경(Cranial nerve)

뇌에서 나온 쌍을 이룬 말초신경으로 12쌍.

제Ⅰ, Ⅱ뇌신경을 제외한 나머지는 뇌줄기(brain stem)에서 기시하며

① Origin→대뇌아래부위
② Distribution→Head, neck
③ Type→Sensory nerve, motor nerve, mixed nerve
④ Function→시각, 청각, 후각, 미각, 눈운동.

Ex. Type
- 1) Sensory nerve→Ⅰ, Ⅱ, Ⅷ
- 2) Motor nerve→Ⅲ, Ⅳ, Ⅵ, Ⅺ, Ⅻ
- 3) Mixed nerve→Ⅴ, Ⅶ, Ⅸ, Ⅹ

이들 신경은 감각섬유로 된 감각신경섬유와 운동섬유로 된 운동신경섬유로 되어 있다.

※ 뇌신경이 통과하는 두개공

제1뇌신경(후각신경)→벌집체판
제2뇌신경(시각신경)→시각신경판
제3뇌신경(눈돌림신경)→위눈확틈새
제4뇌신경(도르래신경)→위눈확틈새
제5뇌신경(삼차신경)
제1지(눈신경)→위눈확틈새
제2지(위턱신경)→원형구멍
제3지(아래턱신경)→타원구멍
제6뇌신경(갓돌림신경)→위눈확틈새
제7뇌신경(얼굴신경)→속귓구멍→얼굴신경관→목꼭지구멍
제8뇌신경(속귀신경)→속귓구멍
제9뇌신경(혀인두신경)→목정맥구멍
제10뇌신경(미주신경)→목정맥구멍
제11뇌신경(더부신경)→목정맥구멍
제12뇌신경(혀인두신경)→혀인두신경관

뇌신경의 기시

대뇌…Ⅰ.
사이뇌…Ⅱ.
중간뇌…Ⅲ, Ⅳ.
다리뇌…Ⅴ, Ⅵ, Ⅶ, Ⅷ.
숨뇌…Ⅸ, Ⅹ, Ⅺ, Ⅻ.

14

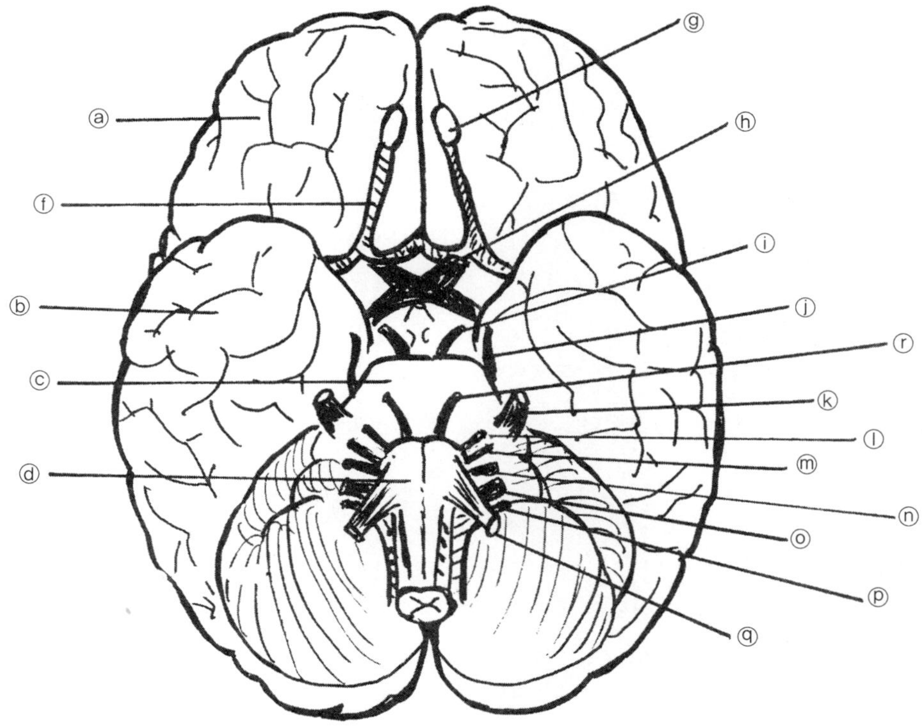

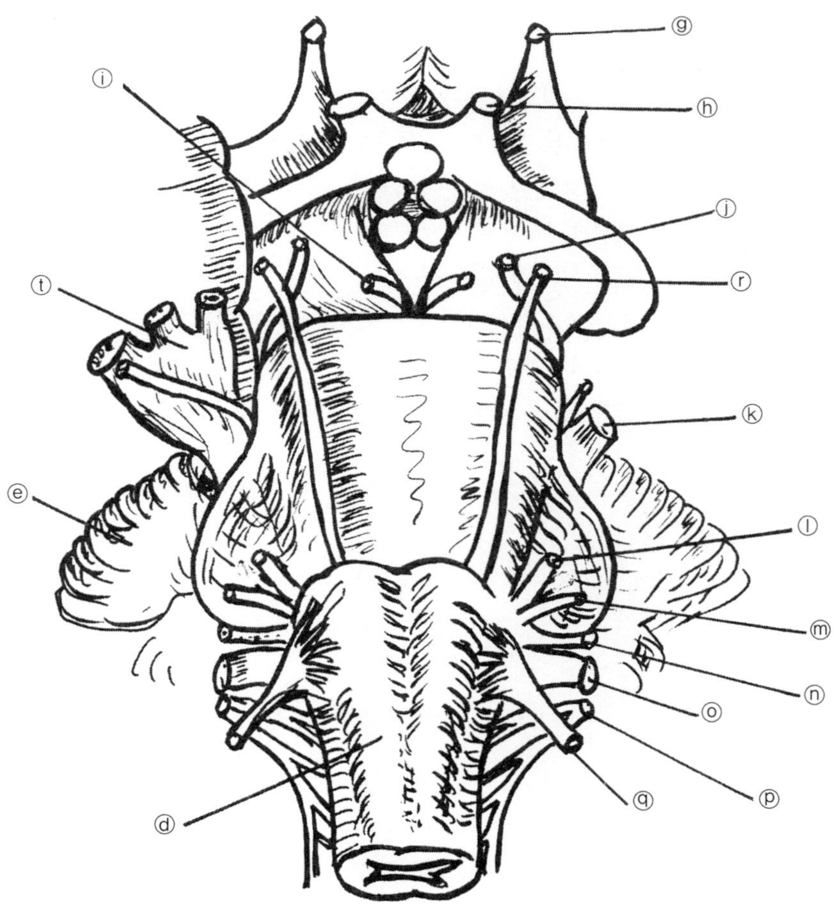

15 후각신경(Olfactory nerve)과 시각신경(optic nerve)

___ 1. Olfactory nerve(후신경→후각신경)
___ 2. Optic nerve(시신경→시각신경)
___ 3. Cribriform plate(사판→체판)
___ 4. Olfactory tract(후삭→후각로)
___ 5. Middle nasal concha(중비갑개→중간코선반)
___ 6. Olfactory nerve(후신경→후각신경)
___ 7. Olfactory bulb(후구→후각망울)
___ 8. Superior nasal concha(상비갑개→위코선반)
___ 9. Optic tract(시삭→시각로)
___ 10. Optic radiation(시방사→시각부챗살)
___ 11. Optic chiasma(시신경교차→시각교차)
___ 12. Optic nerve(시신경→시각신경)
___ 13. Lateral geniculate body(외측슬상체→가쪽무릎체)
___ 14. Superior nasal meatus(상비도→위콧길)
___ 15. Middle nasal meatus(중비도→중간콧길)
___ 16. Inferior nasal concha(하비갑개→아래코선반)

후각신경(Olfactory nerve)

냄새를 맡는 감각신경으로, 코안윗부분 점막의 후각세포에 있으며, 벌집뼈체판을 지나 머리뼈안으로 들어가 후각망울(olfactory bulb)에 그친다. 이어 후각로(olfactory tract)를 지나 관자엽의 후각중추(olfactory center)에 이른다.

시각신경(Optic nerve)

시각을 담당하는 지각신경으로, 안구의 망막에 있는 시각세포(visual cells)가 있으며, 시각신경은 시각신경관(optic canal)을 지나 시각교차(optic chiasm)를 이룬 후 시각로(optic tract)를 통해 뇌실질 속으로 들어간다.

후각로(olfactory tract)··· 이마엽 아래면에서 후각망울와 후각삼각을 연결.

후각망울(olfactory bulb)··· 이마엽 아래면에 있는 공모양의 팽대부로 후각신경이 들어온다.

체판(cribriform plate)··· 수평위에 있는 장방형의 뼈판이며 코안과 머리뼈안의 경계를 이루고 있고 많은 작은 구멍이 있으며 후각신경 통과.

시각로(optic tract)··· 시각교차와 가쪽무릎체 사이에 있는 시각로.

시각교차(optic chiasma)··· 시각로로 이행하는 시각신경섬유 중에서 안쪽에 있는 부분이 교차한다.

1) 후각신경의 전도로 : 후각상피(후세포)→벌집뼈체판→후각망울→후각로→후각삼각→후각영역.

2) 시각신경의 전도로 : 망막의 시세포→시각신경→시각교차→시각로→가쪽무릎체→시각부챗살→시각영역.

후각신경장애→후각소실

시각신경장애→시력소실

15

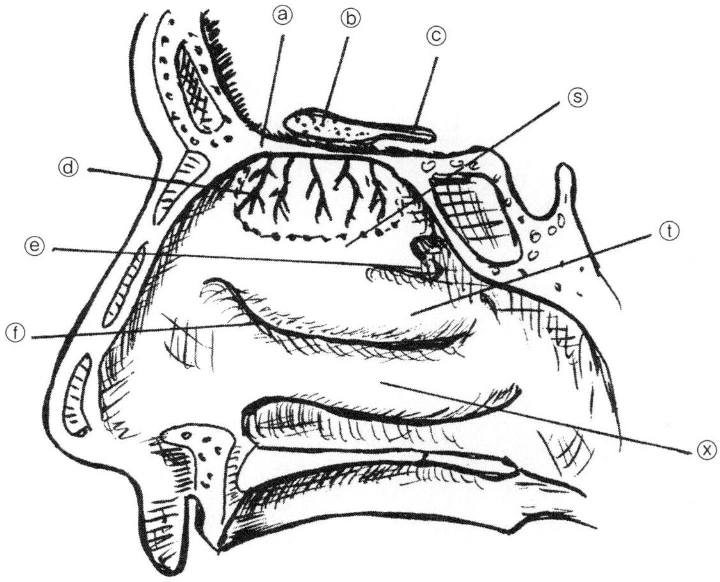

A

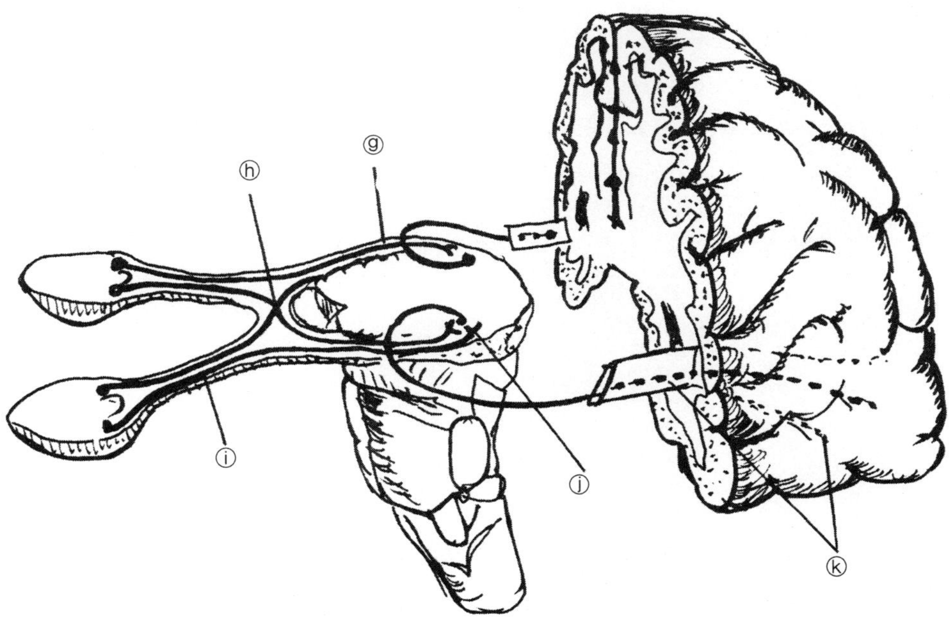

B

16 동안(눈돌림)신경(Oculomotor nerve), 활차(도르래)신경(Trochlear nerve), 외전(갓돌림)신경(Abducens nerve)

___ 1. Oculomotor nerve(동안신경→눈돌림신경)
___ 2. Superior rectus muscle(상직근→위곧은근)
___ 3. Inferior rectus muscle(하직근→아래곧은근)
___ 4. Inferior oblique muscle(하사근→아래빗근)
___ 5. Medial rectus muscle(내측직근→안쪽곧은근)
___ 6. Trochlear nerve(활차신경→도르래신경)
___ 7. Superior oblique muscle(상사근→위빗근)
___ 8. Abducens nerve(외전신경→갓돌림신경)
___ 9. Lateral rectus muscle(외직근→갓돌림근)
___ 10. Trigeminal ganglion(삼차신경절)
___ 11. Levator palpebrae superioris muscle (상안검거근→눈꺼풀올림근)
___ 12. Ciliary ganglion(모양체신경절→섬모체신경절)

눈돌림신경(Oculomotor nerve)…중간뇌의 대뇌다리 안쪽에서 나와 해면정맥굴의 위벽을 따라 위눈확틈새를 도르래신경, 눈신경, 갓돌림신경과 같이 지나서 위곧은근, 안쪽곧은근, 아래곧은근, 아래빗근과 눈꺼풀올림근에 분포하는 운동성신경. 눈돌림신경부핵에서 나온 부교감성 섬유는 모양체 신경절을 거쳐 모양체근과 동공괄약근에 분포(빛의 양 조절 및 렌즈의 초점조절).

눈돌림신경장애…눈꺼풀내림, 동공확대, 안구운동이상.

도르래신경(Trochlear nerve)…뇌신경 중 가장 작다. 뇌의 뒷면에서 나오는 단 하나의 뇌신경으로 중간뇌덮개의 아래둔덕 밑에서 교차하여 나오며 대뇌다리아래쪽을 돌아 위눈확틈새를 지나 눈확으로 들어와 위빗근에 분포하는 운동신경. 안구아래가쪽회전.

도르래신경장애…안구운동(위치)이상, 안구안쪽아래불능.

갓돌림신경(Abducens nerve)…다리뇌와 숨뇌사이에서 나와 속목동맥의 가쪽을 지나 위눈확틈새에서 눈확으로 들어와 안구를 갓돌림시키는 갓돌림근에 분포하는 운동신경. 안구운동에 관여하는 3개의 신경중 그 경로가 길고 손상 받기 쉬운 신경. 마비시 안구가 돌아간다. 안구갓돌림불능.

16

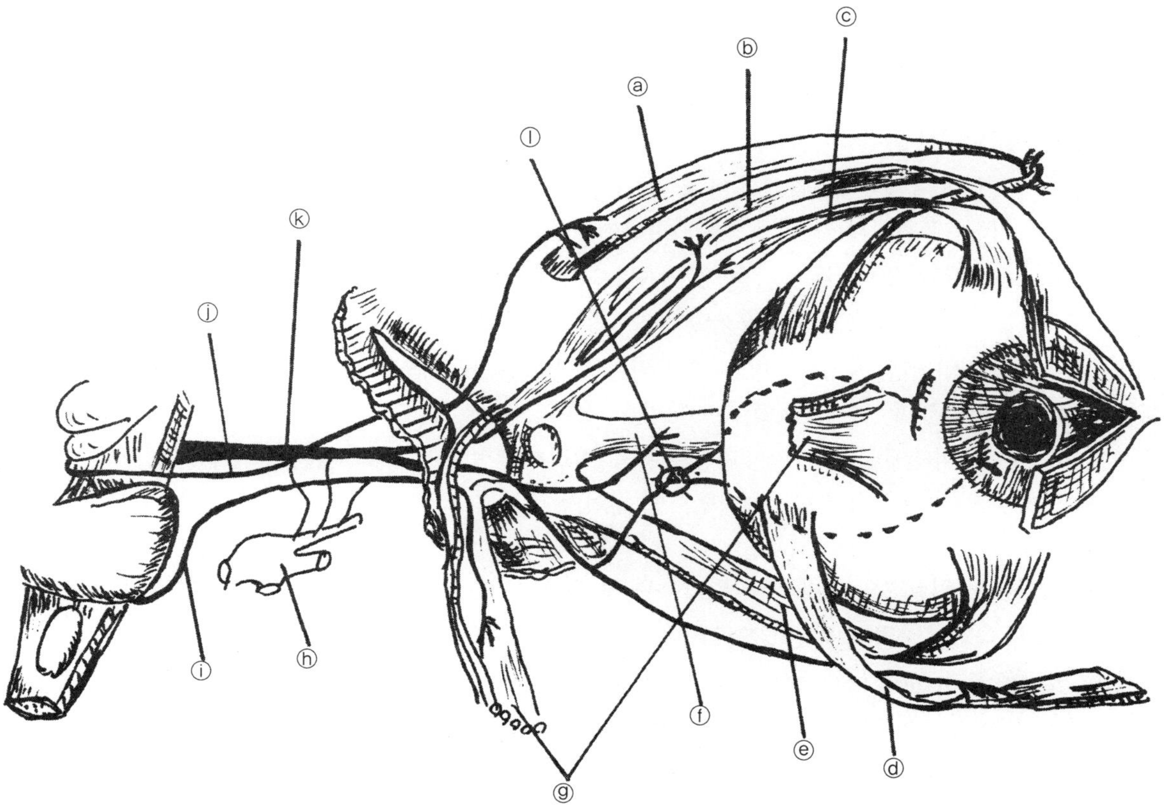

17 삼차신경(Trigeminal nerve)

___ 1. Trigeminal ganglion(삼차신경절)
___ 2. Ophthalmic nerve(안신경→눈신경)
___ 3. Maxillary nerve(상악신경→위턱신경)
___ 4. Mandibular nerve(하악신경→아래턱신경)
___ 5. Inferior alveolar nerve(하치조신경→아래이틀신경)
___ 6. Supraorbital foramen(안와상공→눈확위구멍)
___ 7. Infraorbital foramen(안와하공→눈확아래구멍)
___ 8. Mental foramen(이공→턱끝구멍)
___ 9. Supraorbital nerve(안와상신경→눈확위신경)
___ 10. Infraorbital nerve(안와하신경→눈확아래신경)
___ 11. Mental nerve(이신경→턱끝신경)

삼차신경(Trigeminal nerve)

뇌신경 중 가장 큰 신경이며 다리뇌의 가쪽에서 뇌 밖으로 나온 후 곧 삼차신경절을 만들고 여기에서 3개의 가지로 나뉘어, 첫째가지 눈신경과 둘째가지 위턱신경은 감각신경이고, 셋째가지는 아래턱신경이며 운동신경으로 혼합신경이다.

a) Ophthalmic nerve(눈신경)… 위눈확틈새를 거쳐 눈확으로 들어가는 감각신경으로, 눈물샘, 이마의 피부, 안구 외막(공막, 각막), 눈꺼풀, 코점막 등에 분포. 시각과는 직접적 관계가 없다.

b) Maxillary nerve(위턱신경)… 원형구멍을 지나 익돌구개와(날개구개오목)로 나와 뇌막, 관골부 입천정과 잇몸, 대구치(큰어금니)와 구강점막, 아래눈꺼풀에서 윗입술 사이의 피부에 분포.

c) Mandibular nerve(아래턱신경)… 원형구멍을 통해 머리뼈안 밖으로 나와 씹기근육(깨물근, 관자근, 안가쪽날개근), 뺨, 귀주변, 혀의 앞 2/3(일반감각), 아랫니에 들어가 분포.

삼차신경은 매우 복잡한 뇌신경

감각성의 종말가지는 얼굴면의 이마부위, 위턱부위 및 아래턱부위 지배.

종말가지가 얼굴로 나오는 구멍(코를 중심으로)

① 눈확위구멍 supraorbital foramen—눈확위신경통과

② 눈확아래구멍 infraorbital foramen—눈확아래신경통과

③ 턱끝구멍 mental foramen—턱끝신경 통과

이 곳은 신경뿐만 아니라 같은 이름의 혈관도 통과하여 임상에서 마취점, 얼굴손상시 출혈점으로도 중요시 된다.

d) Trigeminal ganglion(삼차신경절)… 3개의 가지가 나가며 관자골의 바위모뿔위면(삼차신경 압흔)에 있는 신경절로 뇌경질막 속에 묻혀 있다.

※ 삼차신경장애… 얼굴과 입안(점막)의 감각마비, 저작근(씹기근육) 마비.

17

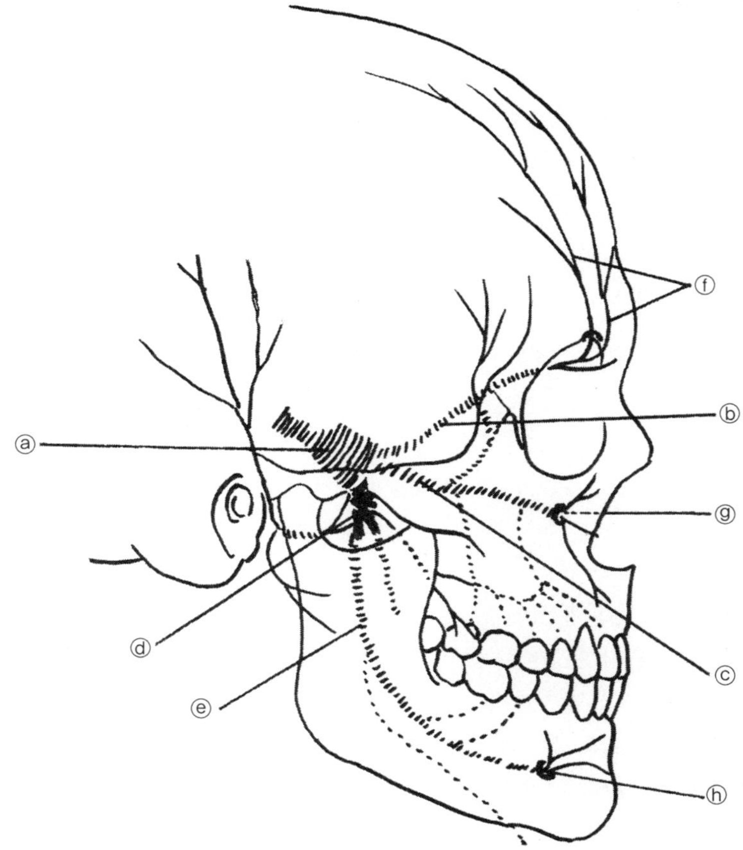

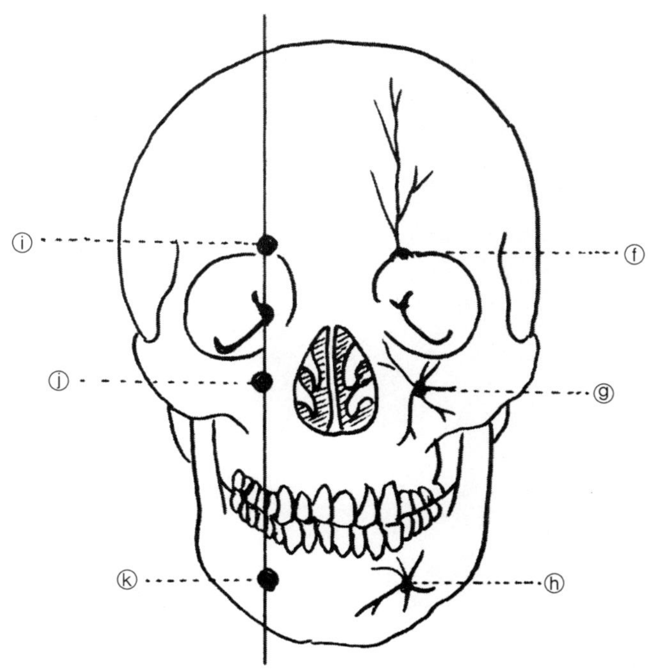

18 안면(얼굴)신경(Facial nerve)

___ 1. Chorda tympanic nerve(고삭신경→고실끈신경)
___ 2. Otic ganglion(이신경절→귀신경절)
___ 3. Submandibular ganglion(악하신경절→턱밑신경절)
___ 4. Pterygopalatine ganglion(익구개신경절→날개입천장신경절)
___ 5. Geniculate ganglion(슬신경절→무릎신경절)
___ 6. Deep petrosal nerve(심추체신경→깊은바위신경)
___ 7. Greater petrosal nerve(대추체신경→큰바위신경)
___ 8. Nucleu of facial nerve(얼굴신경핵)
___ 9. Orbicularis oculi(안륜근→눈둘레근)
___ 10. Motor nerve(운동신경)
___ 11. Platysma(광경근→넓은목근)
___ 12. Nasalis(비근→코근)
___ 13. Frontalis(전두근→이마힘살)
___ 14. Buccinator(협근→볼근)

얼굴신경(Facial nerve)

얼굴근에 분포하는 운동신경과 미각과 타액분비에 관계하는 중간신경(intermedial nerve)을 합친것을 의미하며 얼굴신경은 다리뇌와 숨뇌사이, 갓돌림신경 가쪽에서 나와 속귀신경과 함께 속귀길에 들어가고 속귀길바닥부위에서 속귀신경과 분리되어 얼굴신경관안으로 들어가고 말초가지는 붓꼭지구멍을 통해 얼굴에 나타난다.

얼굴신경안의 미각섬유는 얼굴신경관안에서 갈려져 고실끈신경(chorda tympanic nerve)이 되고 고실내를 통과한 뒤 혀신경과 문합하여 혀의 전방 2/3의 점막에 분포하며 미각관여

a) 운동섬유는 얼굴근육을 지배.

b) 특수감각섬유(고실끈신경)는 혀신경과 문합하여 미각에 관여.

c) 더부신경섬유는 혀밑샘, 턱밑샘, 눈물샘 등에 분비신경을 보낸다.

※ 얼굴신경장애…표정근(얼굴근육)마비. 침분비와 미각장애.

18

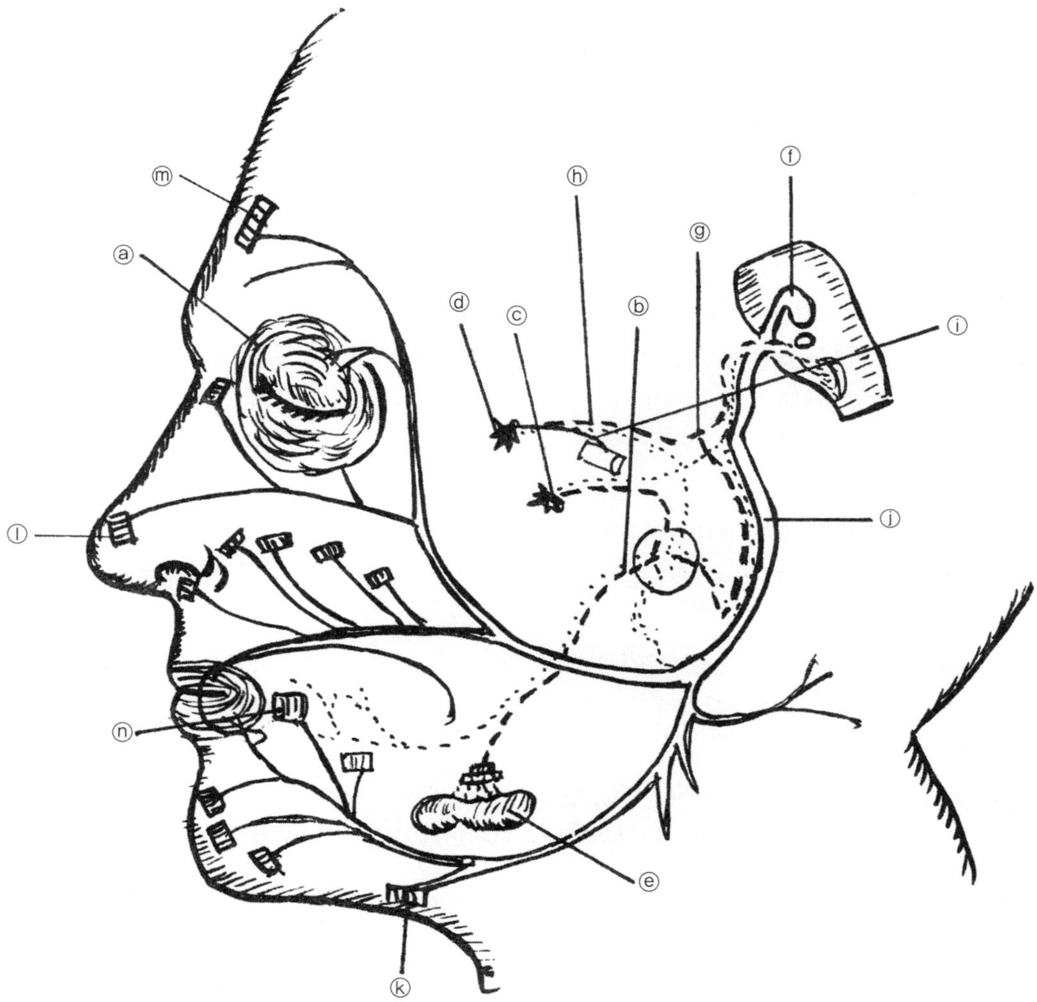

19 내이신경(속귀신경)(Vestibulocochlear nerve)과 설인신경(혀인두신경)(Glossopharyngeal nerve)

___ 1. External acoustic meatus(외이도→바깥귀길)
___ 2. Cochlea(와우→달팽이)
___ 3. Vestibulocochlear nerve(전정와우신경→안뜰달팽이신경)
___ 4. Tympanic membrane(고막)
___ 5. Vestibule(전정→안뜰)
___ 6. Vestibular nerve(전정신경→안뜰신경)
___ 7. Cochlear nerve(와우신경→달팽이신경)
___ 8. Semicircular canal(반규관→반고리관)
___ 9. Spiral ganglion(나선신경절→달팽이신경절)
___ 10. Glossopharyngeal nerve(혀인두신경)
___ 11. Inferior ganglion(하신경절→아래신경절)
___ 12. Superior ganglion(상신경절→위신경절)
___ 13. Parotid gland(이하선→귀밑샘)
___ 14. Palatine tonsil(구개편도→목구멍편도)
___ 15. Pons(교뇌→다리뇌)
___ 16. Otic ganglion(이신경절→귀신경절)
___ 17. Vagus n.(미주신경)
___ 18. Inferior ganglion(하신경절→아래신경절)
___ 19. External carotid a.(외경동맥→바깥목동맥)
___ 20. Internal carotid a.(내경동맥→속목동맥)
___ 21. Ramus of carotid sinus(경동맥동지→목동맥가지)
___ 22. Carotid body(경동맥소체→목동맥토리)
___ 23. Carotid sinus(경동맥동→목동맥팽대)
___ 24. Common carotid a.(총경동맥→온목동맥)

내이신경(속귀신경, Vestibulocochlear nerve)

다리뇌와 숨뇌의 경계선 부근에서 나와 속귀구멍을 통해 속귀길로 들어가며 특수감각섬유로 달팽이신경과 안뜰신경으로 감각신경이다.

a) Cochlear nerve(달팽이신경)…neuron세포체는 청각수용기를 갖는 달팽이신경절안에 있으며 말초가지는 달팽이의 나선기관(spiral organ)의 감각상피에 분포하며 여기에서 나오는 진동은 다리뇌와 숨뇌를 통해 관자엽의 청각영역에 전달.

b) Vestibular nerve(안뜰신경)…neuron세포체는 안뜰과 반고리관 근처에 있는 안뜰신경절 안에 있으며 말초지는 반고리관의 팽대능선과 둥근주머니평형반과 타원주머니평형반에 있는 감각상피에 있으며 평형감각을 전도.

설인신경(혀인두신경, Glossopharyngeal nerve)

혀와 인두에 분포하며 감각, 운동, 분비에 관여하는 혼합신경.

숨뇌 가쪽에서 나와 목정맥구멍을 통해 머리뼈안을 지나 속목정맥 가쪽으로 내려가 혀가지와 인두가지로 나뉘어진다. 이들 섬유는 인두, 편도, 혀 뒤 1/3에서 온 충격을 뇌에 전달 지각섬유, 침샘과 인두근육에 충격을 전달하는 운동섬유. 목동맥가지는 목동맥반사에 의한 심장의 억제, 혈관확장 미주신경과 더불어 혈압조절에도 관여.

19

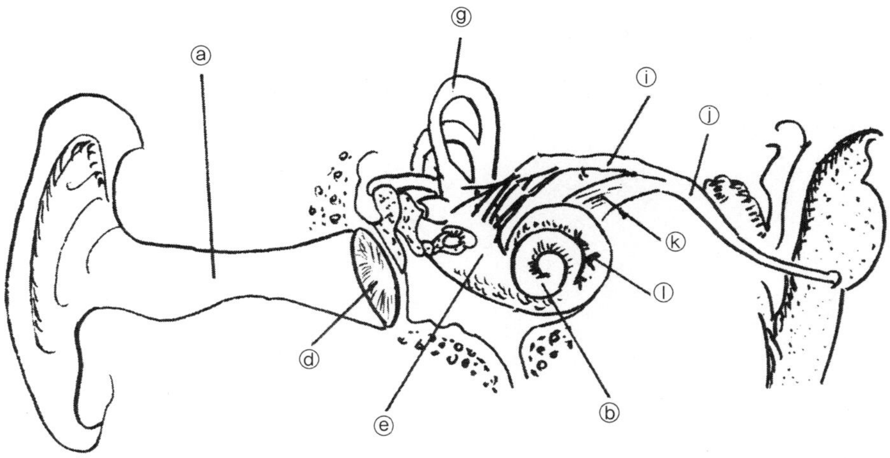

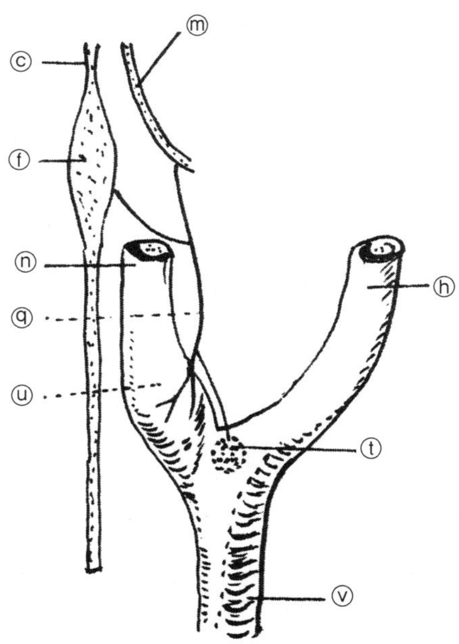

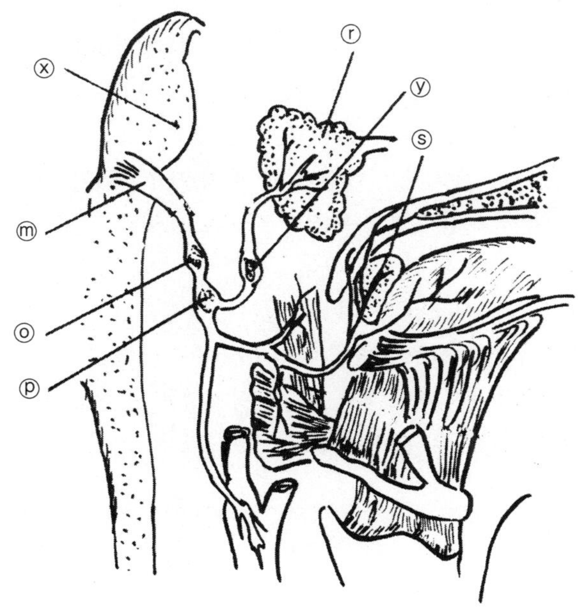

20 미주신경(Vagus nerve)

___ 1. Right vagus nerve(우미주신경→오른미주신경)
___ 2. Superior laryngeal nerve(상후두신경→위후두신경)
___ 3. Internal laryngeal nerve(속후두신경)
___ 4. Left vagus nerve(좌미주신경→왼미주신경)
___ 5. Recurrent laryngeal nerve(반회신경→되돌이후두신경)
___ 6. External largeal nerve(외후두신경→바깥후두신경)
___ 7. Soft palate(연구개→물렁입천장)
___ 8. Lung(폐→허파)
___ 9. Tongue(혀)
___ 10. Spleen(비장→지라)
___ 11. Heart(심장)
___ 12. Kidney(신장→콩팥)
___ 13. Liver(간)
___ 14. Colon(결장→주름창자)
___ 15. Stomach(위)
___ 16. Small intestine(소장→작은창자)
___ 17. Pharyngeal branch(인두지→인두가지)
___ 18. Auricular branch(이개지→귓바퀴가지)
___ 19. Celiac plexus(복강신경총→복강신경얼기)
___ 20. Intestinal ramus(장지→창자가지)

미주신경(Vagus nerve)

숨뇌 가쪽에서 나와 목정맥구멍을 통해 머리뼈안을 나와 목부위, 가슴부위, 아래배부위까지 내려와 내장에 분포하는 혼합신경으로, 지각과 운동 및 분비를 지배하고, 광범위한 내장활동을 지배하며 대부분은 부교감섬유로 구성.

미주신경의 구성분은 다음과 같다.

a) 운동섬유는 대부분 뒤통수근과 물렁입천장 및 인두에 있는 근육을 지배.
b) 일반 감각섬유는 인두, 후두, 식도, 기관지, 폐, 심장 및 배부위내장점막의 감각을 감지.
c) 특수감각섬유는 후두덮개 가까운 의 혀에 분포하여 미각 감지.
d) 부교감섬유는 가슴부위 및 배부위장기의 민무늬근과 분비샘(gland)에 분포하며 심장으로 가는 위 및 아래심장 신경도 분지한다.

미주신경은 숨뇌에서 나와 목을 통해 가슴부위와 배부위로 내려가면서 퍼진다.
목부위 = 온목동맥과 속목정맥 사이로 내려감.
가슴안 = 식도 앞뒤벽에 따라
왼쪽신경 — 식도앞벽에 따라 앞미주신경줄기.
오른쪽신경 — 식도뒤벽에 따라 뒤미주신경줄기가 되고 식도구멍을 통해 배안으로
배안 = 복강동맥주위에서 복강신경얼기를 만들고 분지는 위장, 간장, 이자, 지라, 콩팥 등에 분포.
목부위 가슴부위 분지는 인두, 식도, 후두, 기관, 기관지, 허파, 심장에 분포.

20

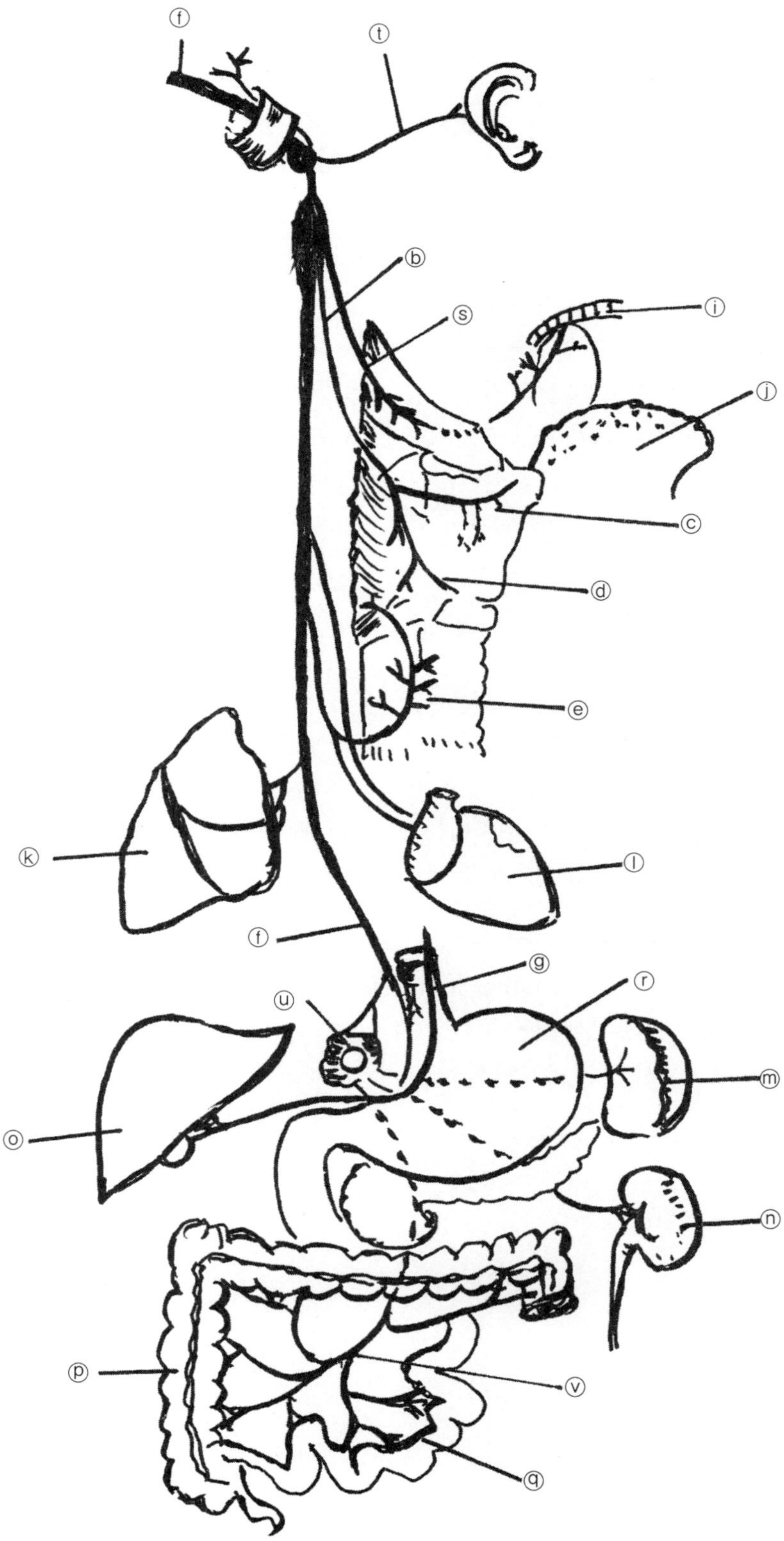

21 부신경(더부신경, Accessory nerve)과 설하신경(혀밑신경, Hypoglossal nerve)

___ 1. Accessory nerve(부신경 → 더부신경)
___ 2. Hypoglossal nerve(설하신경 → 혀밑신경)
___ 3. Pons(교뇌 → 다리뇌)
___ 4. Cerebellum(소뇌)
___ 5. Clavicle(쇄골 → 빗장뼈)
___ 6. Foramen magnum(대후두공 → 큰구멍)
___ 7. Jugular foramen(경정맥공 → 목정맥구멍)
___ 8. Vagus nerve(미주신경)
___ 9. Cranial root(뇌근 → 뇌뿌리)
___ 10. Spinal root(척수근 → 척수뿌리)
___ 11. ⓘ+ⓙ=Accessory nerve(부신경 → 더부신경)
___ 12. Trapezius muscle(승모근 → 등세모근)
___ 13. Sternocleidomastoid muscle(흉쇄유돌근 → 목빗근)
___ 14. Medulla oblongata(연수 → 숨뇌)
___ 15. Hypoglossal cannl(설하신경관 → 혀밑신경관)
___ 16. Tongue(혀)
___ 17. Hypoglossal nerve(설악신경 → 혀밑신경)
___ 18. Geniohyoid m.(이설골근 → 턱끝목뿔근)
___ 19. Thyrohyoideus m.(갑상설골근 → 방패목뿔근)
___ 20. Omohyoideus m.(견갑설골근 → 어깨목뿔근)
___ 21. Sternohyoideus m.(흉골설골근 → 복장목뿔근)
___ 22. Superior root of cervical loop (경신경고리의 상근 →목신경고리의 위뿌리)
___ 23. Inferior root of cervical loop (경신경고리의하근 → 목신경고리의 아래뿌리)

부신경(더부신경, Accessory nerve)

숨뇌와 척수에서 각각 뇌뿌리(cranial root)와 척수뿌리(spinal root)로 시작되어 하나의 신경으로 합쳐 목정맥구멍을 통해 머리뼈안 밖으로 나오는 운동신경이다. 뇌뿌리는 미주신경과 만나며 충격을 물렁뼈입천장, 인두, 후두의 근육에 보낸다. 척수뿌리는 목으로 내려가 운동성 섬유를 등세모근과 목빗근에 보낸다.

설하신경(혀밑신경, Hypoglossal nerve)

숨뇌에서 나와 혀밑신경관(hypoglossal canal)을 통해 머리뼈안 밖으로 나온다. 모든 혀근육을 지배하며 목신경과 문합하여 목뿔아래근육도 지배하는 운동신경이다.

혀의 운동은 음식 씹고, 언어, 연하시 혀를 움직이게 하는 혀근육에 충격전달 등 중요기능을 유지한다.

21

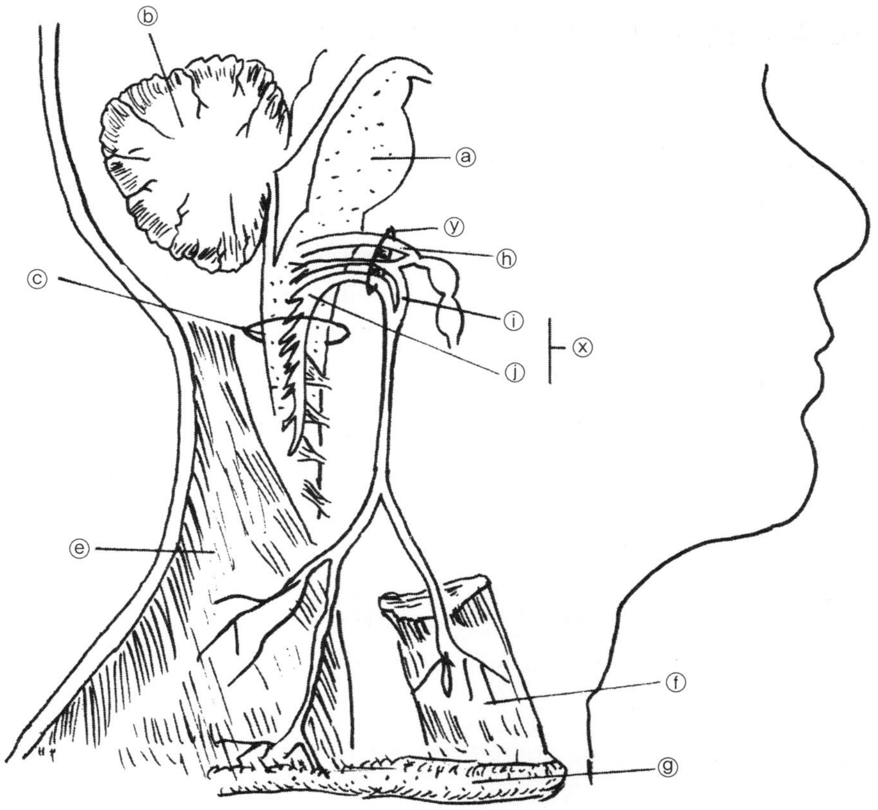

A

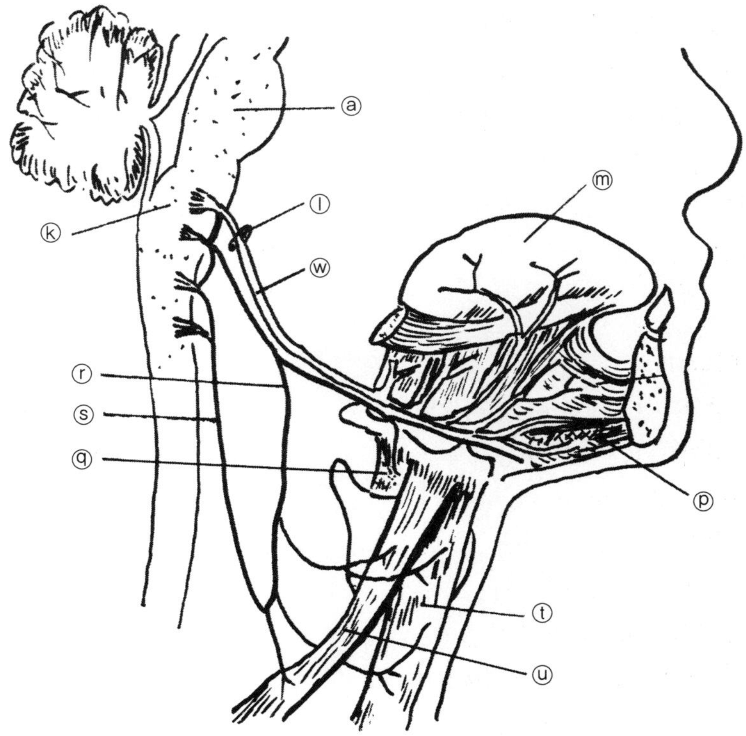

B

22 경신경총(목신경얼기, Cervical plexus)

___ 1. Great auricular nerve(대이개신경→큰귓바퀴신경)
___ 2. Transverse cervical nerve(경횡신경→가로목신경)
___ 3. Lesser occipital nerve(소후두신경→작은뒤통수신경)
___ 4. Phrenic nerve(횡격신경→가로막신경)
___ 5. Supraclavicular nerve(쇄골상신경→빗장위신경)
___ 6. Sup. cerv. sympath ganglion(상경교감신경절→위목교감신경절)
___ 7. Ansa cervicalis(경신경고리→목신경고리)
___ 8. Trapezius(승모근→등세모근)
___ 9. Sternocleidomastoid m.(흉쇄유돌근→목빗근)
___ 10. Geniohyoideus(이설골근→턱끝목뿔근)
___ 11. Sternohyoideus(흉골설골근→복장목뿔근)
___ 12. Omohyoideus(견갑설골근→어깨목뿔근)
___ 13. Sternothyroideus(흉골갑상근→복장방패근)
___ 14. Thyrohyoideus(갑상설골근→방패목뿔근)

경신경총(목신경얼기, Cervical plexus)

제1~4경신경(C_1~C_4)의 앞가지로 구성되며 목빗근육에 덮여 있다.

a) 피지(cutaneous branch→피부가지)

① Transverse cervical nerve(목가로신경)… 목부위의 옆면과 앞면 피부.
② Supraclavicular nerve(빗장위신경)… 빗장뼈와 어깨 부근의 피부.
③ Lesser occipital nerve(작은뒤통수신경)… 뒤통수부위.
④ Great auricular nerve(큰귓바퀴신경)… 귓바퀴의 뒤통수 및 귀밑샘 부근.

b) 근지(muscular branch→근육가지)

① Ansa cervicalis(목신경고리)… C_1~C_3 신경이 고리 모양으로 문합, 목뿔아래근육을 지배.
② Phrenic nerve(가로막신경)… C_3~C_5 신경으로 앞목갈비근앞을 내려가서 가슴안에 들어가 가로막에 분포. 대부분 motor fiber로 구성→가로막근 지배. 일부는 sensory fiber로 심장주머니, 가슴벽의 감각을 감지한다. 한편 가로막신경의 마비가 오면 가로막의 운동소실(가로막은 올라가며 가슴안이 좁혀진다, 호흡관여).

※ 체간에 분포하는 가슴신경은 제외하고는 척추사이공간 가쪽에서 척수신경얼기 spinal plexus를 형성. 12쌍의 가슴신경의 1차지를 갈비사이신경이라 하며, 제1가슴신경은 팔신경얼기, 제12가슴신경은 허리신경얼기, 제12가슴신경을 갈비밑신경.

척수신경얼기(Spinal plexus)

1) Cervical plexus(목신경얼기)… C_1~C_4→목부위지배
2) Brachial plexus(팔신경얼기)… C_5~Th_1→상지지배
   1)+2)=목팔신경얼기(Cervicobrachial plexus)
3) Lumbar plexus(허리신경얼기)… Th_{12}~L_1~L_4
4) Sacral plexus(엉치신경얼기)… L_4~L_5~S_1~S_3
   3)+4)=요허리엉치신경얼기(Lumbosacral plexus)
5) Coccygreal plexus(꼬리신경얼기)… S_4~S_5~Co_1

22

뇌신경(cranial n)

운동신경(motor n)

감각신경(sensory n)

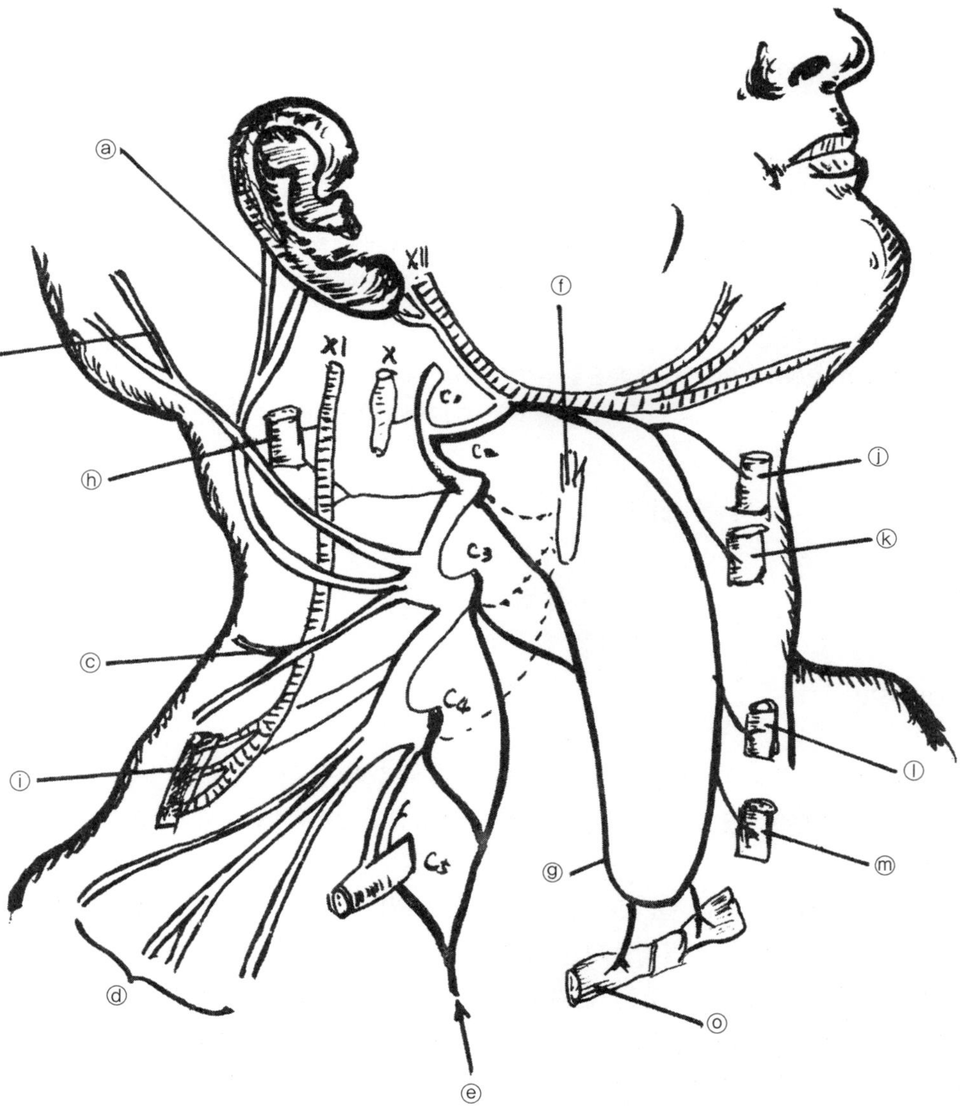

23 완신경총(팔신경얼기, Brachial plexus)

___ 1. Root(신경근→신경뿌리)

___ 2. Trunk(신경간→신경줄기)

___ 3. Medial pectoral. n.(안쪽가슴근신경)

___ 4. Axillary nerve(액와신경)(C_5~C_7→겨드랑신경)

___ 5. Radial nerve(요골신경)(C_5~T_1→노신경)

___ 6. Musculocutaneous nerve(근피신경)
(C_5~C_7→근육피부신경)

___ 7. Ulnar nerve(척골신경)(C_7~T_1→자신경)

___ 8. Median nerve(정중신경)(C_5~T_1)

___ 9. Posterior ramus(후지→뒤가지)

___ 10. Anterior ramus(전지→앞가지)

___ 11. Lateral cord(외측신경속→가쪽신경다발)

___ 12. Long thoracic nerve(장흉신경→긴가슴신경)

___ 13. Posterior cord(후신경속→뒤신경다발)

___ 14. Medial cord(내측신경속→안쪽신경다발)

___ 15. Clavicle(쇄골→빗장뼈)

___ 16. Scapula(견갑골→어깨뼈)

완신경총(팔신경얼기, Brachial plexus)

C_5~C_8, T_1 신경들의 문합으로, 특히 사람은 팔의 운동이 발달하여 손의 운동과 관련하여 매우 중요하다. 팔 전체를 지배하는 강대한 신경얼기로 가쪽목부위로부터 겨드랑이에 걸쳐서 빗장밑동맥, 겨드랑동맥을 에워싸듯이 구성된다.

a) 피부가지(cutaneous branch)

① Mediabrachial cutaneous nerve(안쪽위팔피부신경)… 위팔의 안쪽피부.

② Medial antebrachial cutaneous nerve(안쪽아래팔피부신경)… 아래팔의 안쪽피부에 분포.

b) 종말지(terminal branch)

※ Brachial plexus는 3속 5지로 나뉘어 진다.

【다발】

가쪽신경다발(lat. cord)—근육피부신경과 정중신경.

안쪽신경다발(med. cord)—자신경과 정중신경.

뒤신경다발(post. cord)—겨드랑신경과 노신경.

【지】

① Musculocutaneous n.(근육피부신경)… 부리위팔근, 위팔두갈래근, 앞가쪽피부.

② Ulnar n.(자신경)… 자쪽손목굽힘근, 뼈사이근, 제3~4벌레근, 새끼두덩근, 새끼손가락(5)과 환지(4), 손등의 노뼈쪽 피부.

③ Axillary n.(겨드랑신경)… 작은원근, 세모근, 세모근아래부위의 피부(위팔피부신경으로 위팔가쪽피부)

④ Radial n.(노신경)… 위팔세모근, 아래팔의 모든 폄근, 손뒤침근, 아래팔과 위팔의 등쪽 피부, 손등의 노뼈쪽 피부.

⑤ Median n.(정중신경)… 아래팔의 굽힘근, 엄지두덩근, 제1~제2벌레근, 손의 노뼈쪽 피부.

근육피부신경이상… Elbow joint(팔꿉관절), 굽힘 불능, 아래팔의 앞가쪽 피부감각 상실.

자신경이상… Claw hand(독수리손), 손등과 손바닥 자뼈쪽 부위의 지각 상실.

겨드랑신경이상… Shoulder joint의 갓돌림 불가. 어깨피부의 지각 상실.

노신경이상… Wrist drop(손목근내림증), 손등, 노뼈쪽 1/2 피부감각 마비.

정중신경이상… Ape hand(원숭이손), 손바닥 가쪽 1/2 피부감각 상실.

23

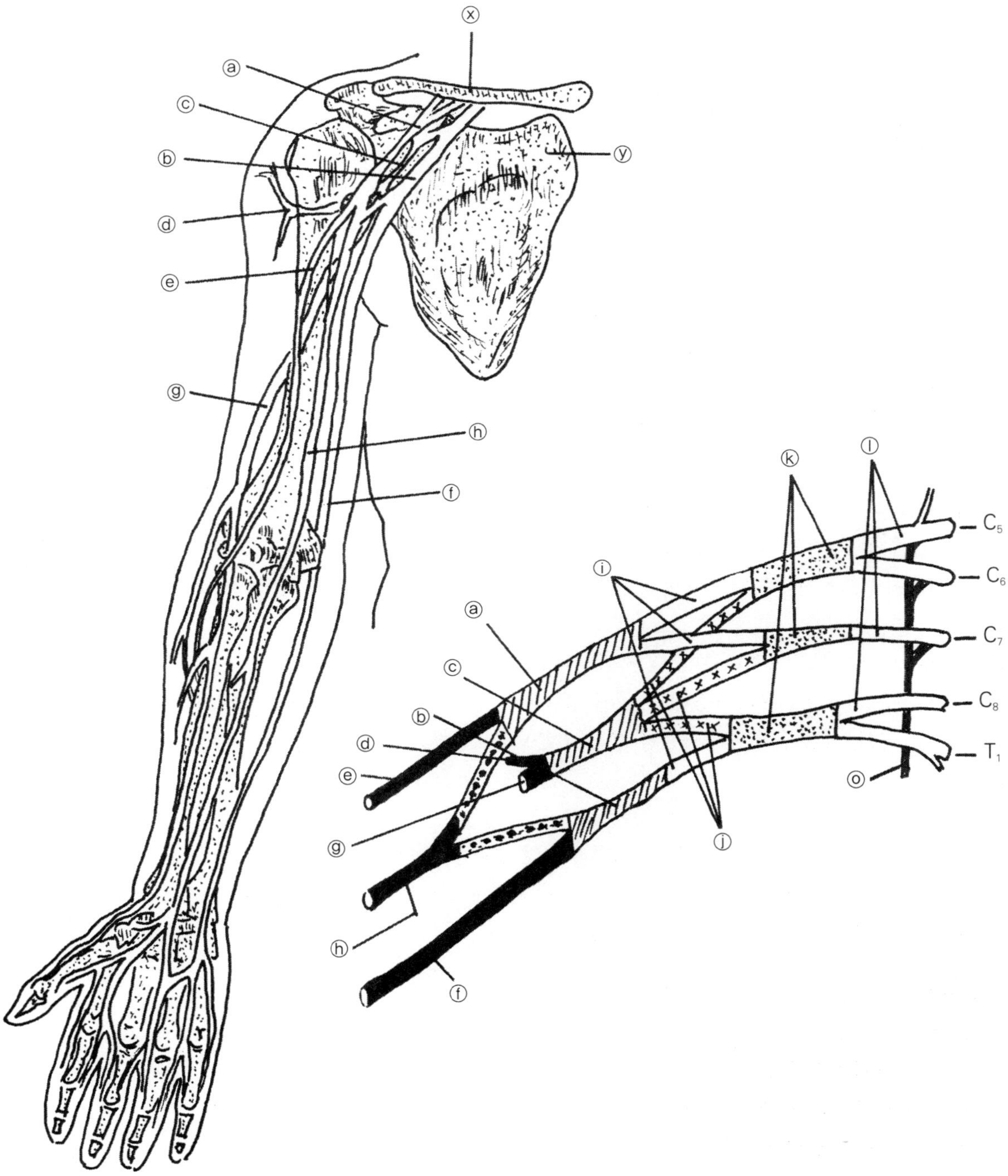

24 하지(다리)신경(Nerve of the lower limb)

___ 1. Pudendal nerve(음부신경)
___ 2. Obturator nerve(폐쇄신경)
___ 3. Genitofemoral nerve(음부넙다리신경)
___ 4. Femoral nerve(대퇴신경→넙다리신경)
___ 5. Lateral femoral cutaneous nerve (외측대퇴피부신경→가쪽넙다리피부신경)
___ 6. Subcostal nerve(늑하신경→갈비밑신경)
___ 7. Sciatic nerve(좌골신경→궁둥신경)
___ 8. Tibial nerve(경골신경→정강신경)
___ 9. Common peroneal nerve(총비골신경→온종아리신경)
___ 10. Superficial peroneal nerve(천비골신경→얇은종아리신경)
___ 11. Deep peroneal nerve(심비골신경→깊은종아리신경)
___ 12. Femur(대퇴골→넙다리뼈)
___ 13. Tibia(경골→정강뼈)
___ 14. Sacrum(천골→엉치뼈)
___ 15. Pudendal nerve(음부신경)
___ 16. Iliohypogastric nerve(장골복벽신경→엉덩아랫배신경)
___ 17. Ilioinguinal nerve(장골서혜신경→엉덩샅굴신경)
___ 18. Tibial nerve(정강신경)의 시작부위
___ 19. Common peroneal nerve(총비골신경의 시작부위 →온종아리신경의 시작부위
___ 20. Posterior femoral cutaneous nerve(후대퇴피신경 →뒤넙다리피부신경)

요신경총(요신경얼기, Lumbar plexus)

Lumbar plexus는 L_1~L_4 신경의 앞가지가 연결되어 구성.

a) Iliohypogastric n.(장골하복신경→엉덩아랫배신경)…배가로근과 배속빗근 아래부위, 배부위 아래부위와 볼기부위의 피부.

b) Ilioinguinal n.(엉덩샅굴신경)…배속빗근 아래부위, 음낭(여자는 대음순)에 분포.

c) Genitofemoral n.(음부넙다리신경)…음낭의 고환올림근, 음부 가쪽과 넙다리의 피부.

d) Obturator n.(폐쇄신경)…넙다리모음근군(긴·짧은모음근, 큰모음근, 두덩정강근)과 넙다리, 종아리피부 안쪽에 분포.
손상시 모음근 마비. 지각신경은 엉덩관절에 분포.

e) Femoral n.(넙다리신경)…허리신경얼기 중 최대. 샅인대의 중간점 아래쪽을 지나 넙다리전면으로 나온다. 운동신경 - 두덩근, 넙다리빗근육, 넙다리네갈래근 지배. 지각신경은 넙다리의 앞면과 복재신경(saphenous n.)을 분지하여 종아리와 발의 안쪽에 분포.

천골신경총(엉치신경얼기, Sacral plexus)

Sacral plexus는 L_4~L_5, S_1~S_3 신경들의 문합으로

a) Sup. gluteal n.(위볼기신경)…중간볼기근, 작은볼기근, 넙다리근막긴장근.

b) Inf. gluteal n.(아래볼기신경)…큰볼기근.

c) Post. femoral cutanous n.(뒤넙다리피부신경)…아래볼기부위, 샅, 음낭 주위의 피부.

d) Sciatic n.(궁둥신경)…인체에서 가장 큰 신경으로, 궁둥구멍근 아래쪽으로 큰궁둥구멍이 나와 궁둥결절 큰돌기 중간을 지나 넙다리뒤면을 내려가면서 오금아래끝에서 정강신경과 온종아리신경으로 분지한다(좌골신경).

e) Pudendal nerve(음부신경)…안쪽음부동맥과 같이 앞아래쪽으로 샅의 근육과 피부. 음낭, 음순, 음경, 음핵, 항문 주위 피부와 바깥항문 조임근에 분포.

24

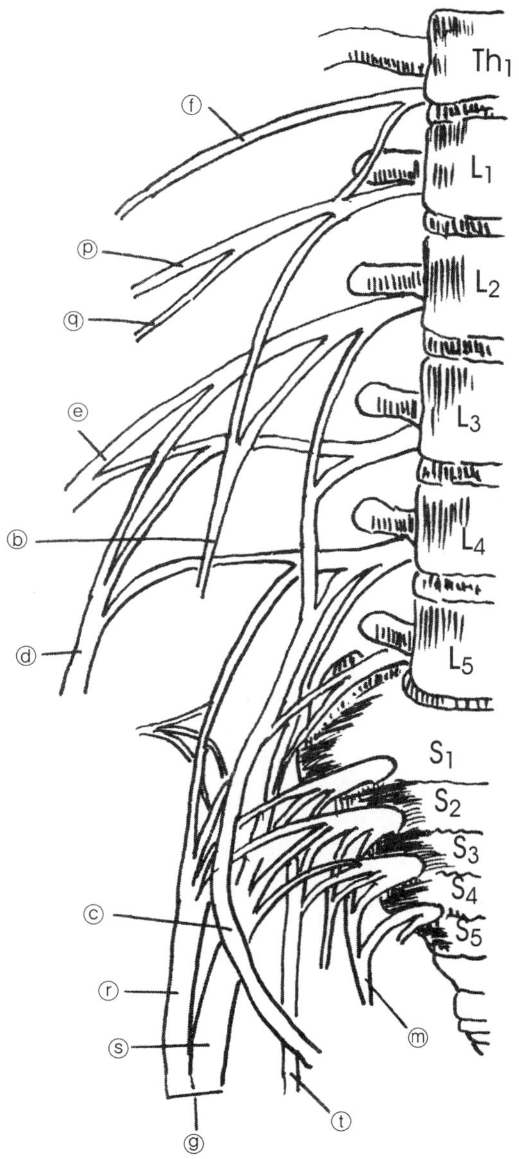

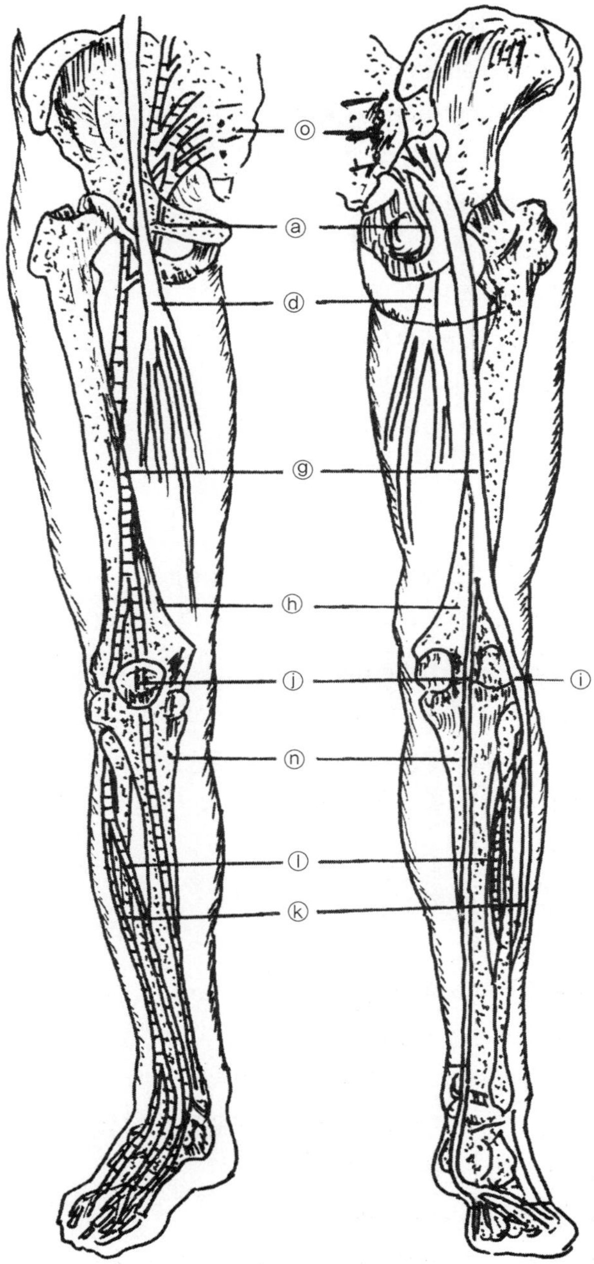

25 교감신경계의 해설도(Scheme of sympathetic division)

___ 1. Sup. cerv. ganglion(상경신경절→위목신경절)
___ 2. Celiac ganglion(복강신경절)
___ 3. Inferior mesenteric ganglion(하장간막동맥신경절→아래창자간막신경절)
___ 4. Superior mesenteric ganglion(상장간막동맥신경절→위창자간막신경절)
___ 5. Lacrimal gland(누선→눈물샘)
___ 6. Nasal septum(비중격→코중격)
___ 7. Parotid gland(이하선→귀밑샘)
___ 8. Submandibular gland(악하선→턱밑샘)
___ 9. Sublingual gland(설하선→혀밑샘)
___ 10. Heart(심장)
___ 11. Lung(폐→허파)
___ 12. Trachea(기관)
___ 13. Stomach(위)
___ 14. Pancreas(췌장→이자)
___ 15. Spleen(비장→지라)
___ 16. Liver(간)
___ 17. Adrenal gland(부신)
___ 18. Large intestine(대장→큰창자)
___ 19. Kidney(신장→콩팥)
___ 20. Urinary bladder(방광)
___ 21. Genitals(생식기)
___ 22. Eye(눈)

교감신경계(Sympathetic division)

신경절이전섬유가 흉수신경(가슴신경)과 요수신경(허리신경)에서 시작되는 자율신경계.

1) 머리목부위 Head and neck part

머리목부위의 교감신경줄기는 가쪽목부위의 온목동맥과 속목동맥뒤에서
위쪽 — 속목동맥신경이 되어 머리뼈안으로
아래쪽 — 가슴부위의 교감신경줄기로 연속
(a) 위목신경절
(b) 중간목신경절
(c) 밑경신경절

2) 가슴부위(Thoracic part)

가슴부위의 교감신경은 가슴부위 척주의 양쪽을 하행하는 가슴신경절 형성.
교통가지에 의해 갈비사이신경과 연락.
(a) Th_1~Th_4 … 새로운 뉴론으로 교체없이 심장, 기관, 허파, 대동맥에 분포.
(b) Th_5~Th_9 … 큰내장신경 ┐
(c) Th_{10}~Th_{12} … 작은내장신경 ┘ 복강신경절 위창자간막신경절 형성.

3) 배부위 및 골반부위(Abdominal and pelvis part)

교감신경줄기는 가슴부위의 연속
(a) L_1~L_3 … 아래창자간막신경절
(b) 경과 중 4~5쌍의 허리신경절 4~5쌍의 엉치신경절
말초지는 부교감성인 골반내장신경과 함께 골반신경얼기를 만들어 골반내장기 및 생식기관에 분포.

25

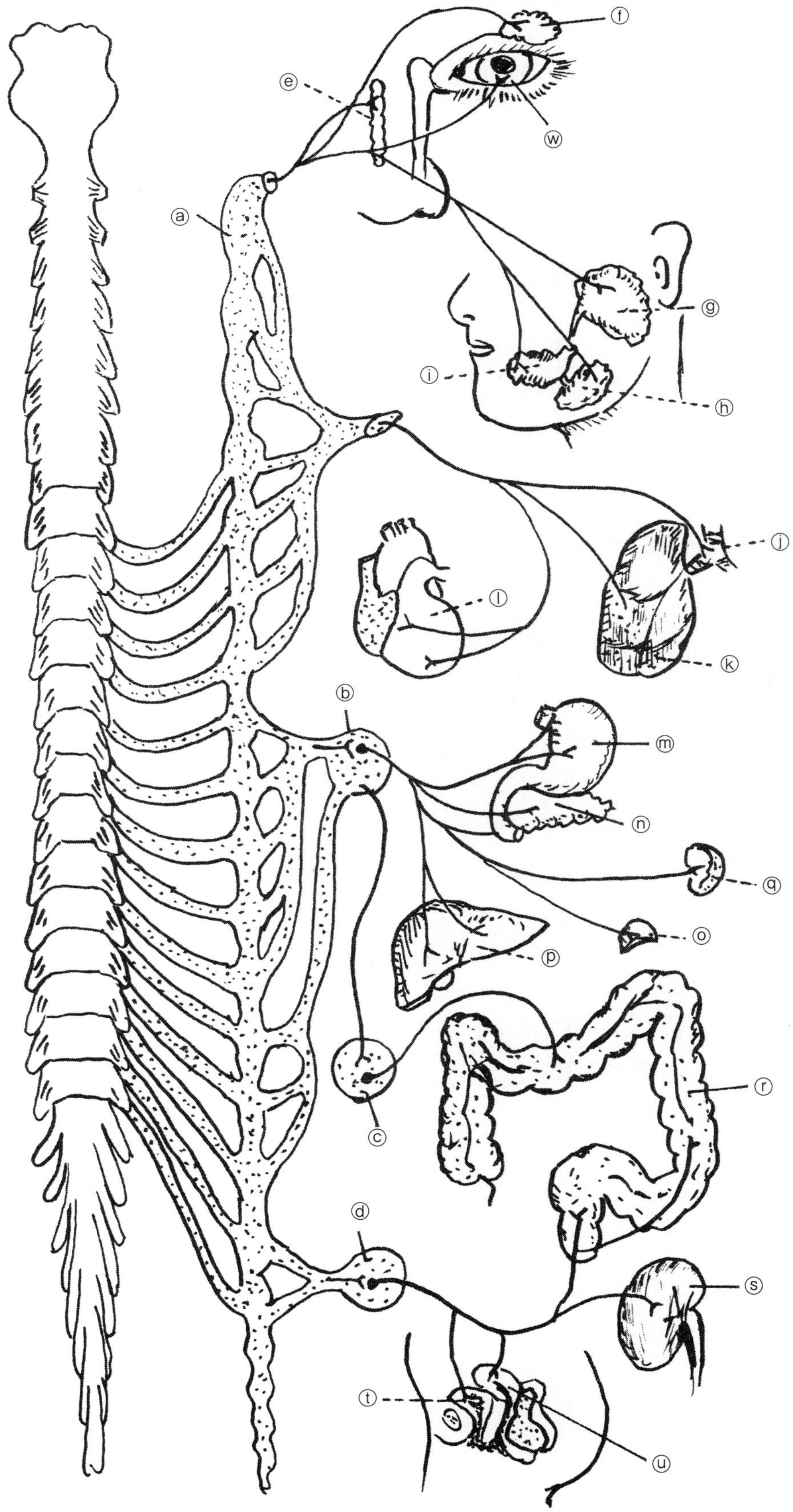

26 부교감신경의 해설도(Scheme of parasympathetic division)

___ 1. Ⅲ cranial nerve(제3뇌신경)
___ 2. Ⅶ cranial nerve(제7뇌신경)
___ 3. Ⅸ cranial nerve(제9뇌신경)
___ 4. Ⅹ cranial nerve(제10뇌신경)
___ 5. S_2~S_3 and S_4(제2, 3, 4 천수신경)
___ 6. Otic ganglia(이신경절→귀신경절)
___ 7. Submandibular ganglia(악하신경절→턱밑신경절)
___ 8. Pterygopalatine ganglia(익구개신경절→날개입천장신경절)
___ 9. Ciliary ganglia(모양체신경절→섬모체신경절)
___ 10. Intramural ganglia(벽내신경절→벽속신경절)
___ 11. To eye(안구)
___ 12. To salivary glands(타액선→침샘)
___ 13. To nasal/oral cavities(코안과 입안)
___ 14. To salivary glands(타액선→침샘)
___ 15. To pelvic and perineal viscera(회음과 골반내장)
___ 16. To thoracic/abdominal(가슴부위와 배부위내장)
___ 17. Pelvic splanchnic nerve(골반내장신경)

부교감신경계(Parasympathetic division)

신경절이전섬유가 뇌줄기와 엉치부위에서 시작되는 자율신경계.

1) 뇌부위(Cranial part)

12뇌신경 중 4쌍은 부교감신경섬유를 포함한다.

a) 눈돌림신경(Ⅲ)→섬모체신경절→섬모체근, 동공조임근(운동지배).

b) 얼굴신경(Ⅶ) ┌ 날개입천장신경절→코점막, 입천장점막, 눈물샘(분비촉진).
└ 턱밑신경절→턱밑샘, 혀밑샘(분비촉진).

c) 혀인두신경(Ⅸ)→귀신경절→귀밑샘(분비촉진).

d) 미주신경(X)→심장, 허파, 위, 이자, 콩팥, 소장, 대장 등 내부기관에 분포. 특히 심장에는 억제적이나 소화기관은 촉진적이다.

2) 엉치부위(Sacral part)

S_2~S_4의 축주세포에서 나온 신경절이전섬유가 골반내장신경 또는 발기신경이 되어 골반신경얼기 형성.

신경절이후섬유는 내림잘록창자, 구불잘록창자, 곧창자, 방광, 생식기 등에 분포. 골반내장, 외음부 등의 혈관을 확장시키고 음경의 발기, 배뇨, 배변에 관여.

26

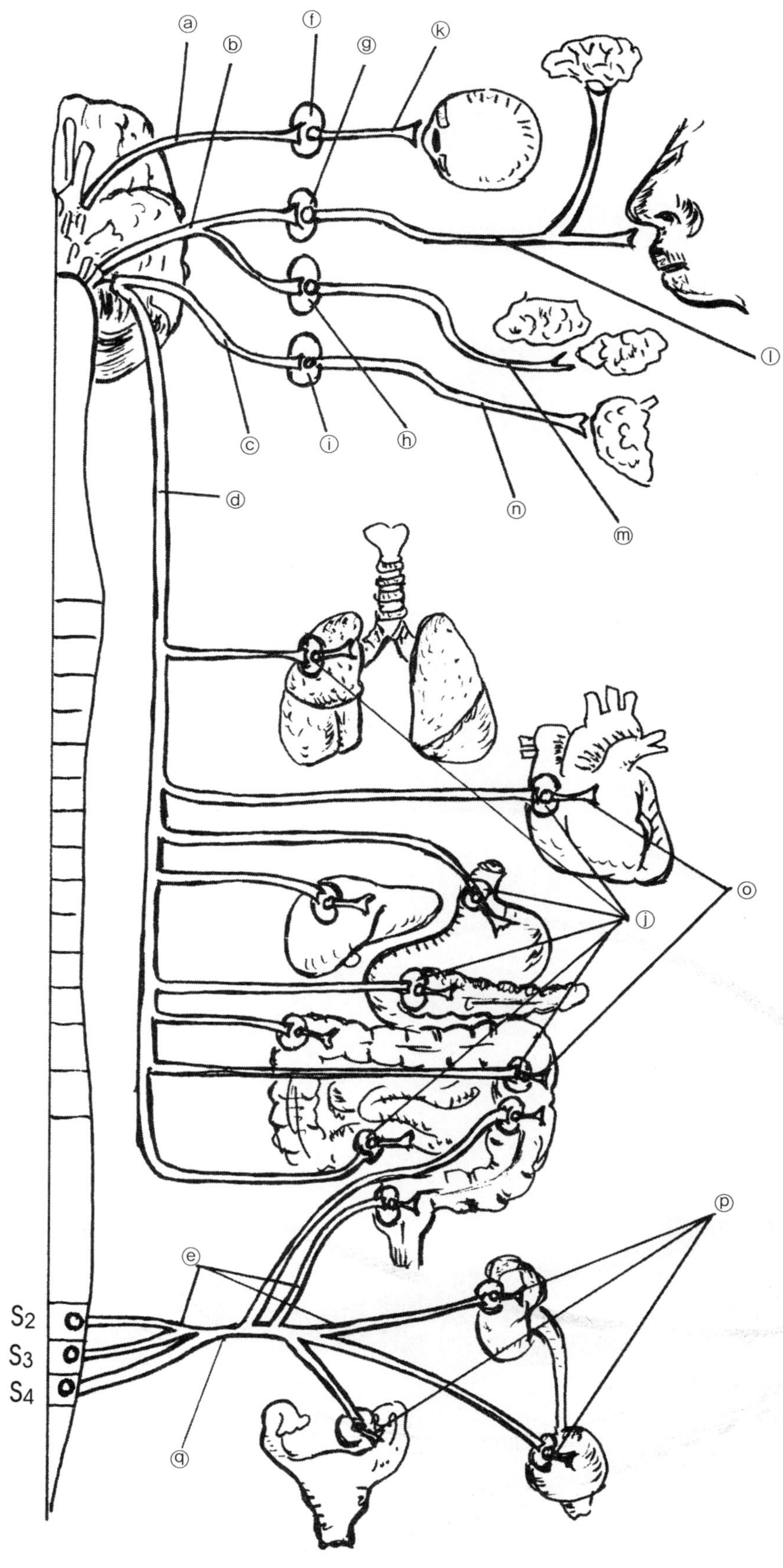

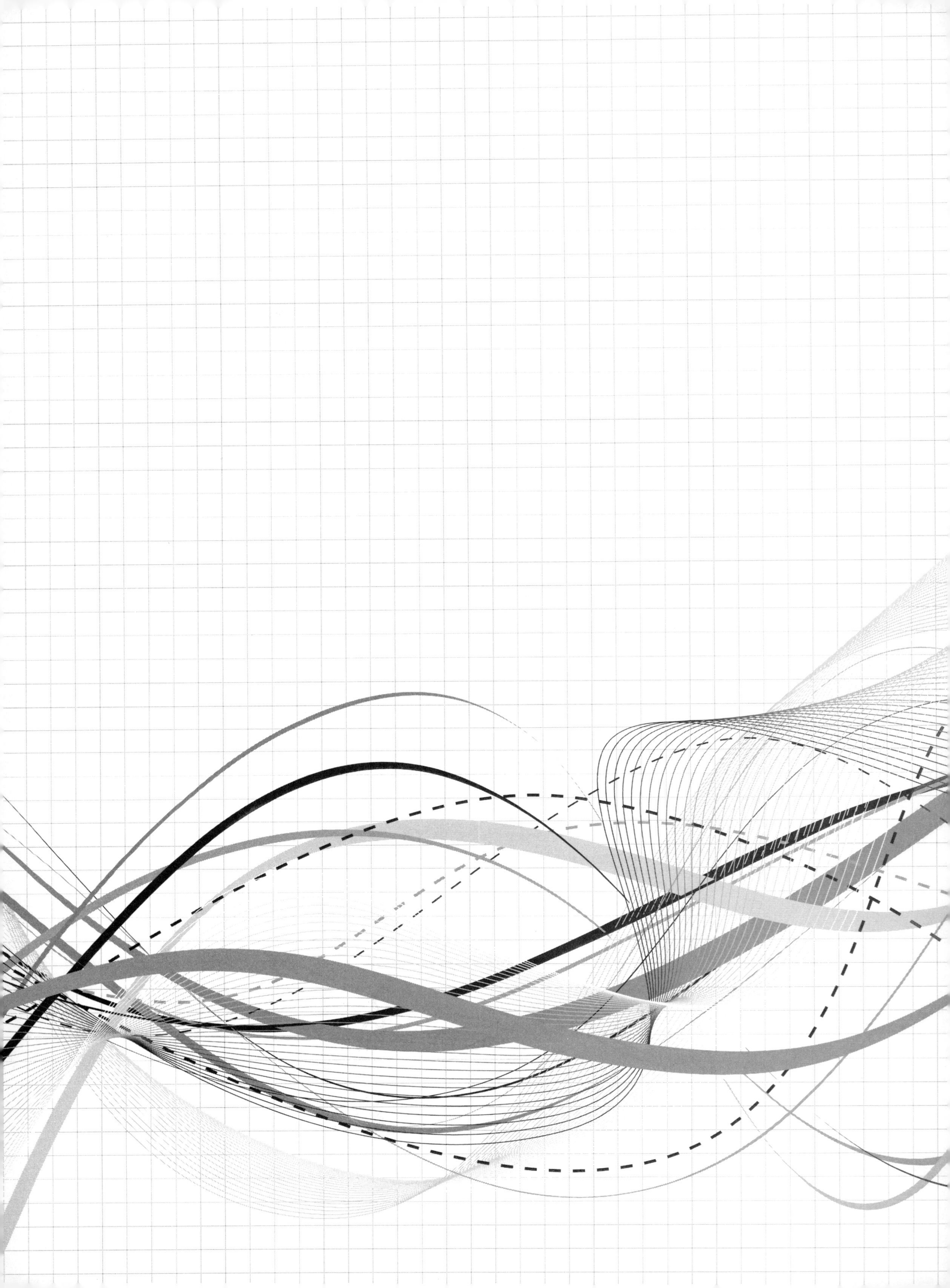

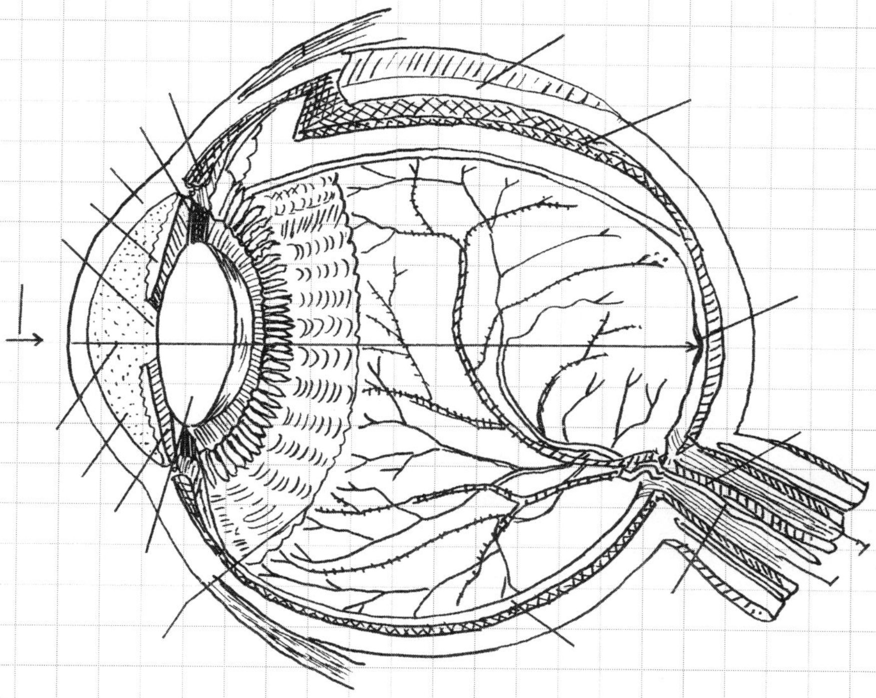

Chapter 6
감각기관
Organs of senses

01 눈의 층구조(Layers of the eye)

___ 1. Right rays(광선)
___ 2. Cornea(각막→맑은막)
___ 3. Pupil(동공)
___ 4. Iris(홍채)
___ 5. Visual axis(시선축)
___ 6. Ciliary zonule(모양체소대→섬모체띠)
___ 7. Ciliary body(모양체→섬모체)
___ 8. Anterior chamber(전안방→앞방)
___ 9. Posterior chamber(후안방→뒤방)
___ 10. Lense(수정체)
___ 11. Ora serrate(거상연→톱니둘레)
___ 12. Sclera(공막→흰자위막)
___ 13. Choroid(맥락막)
___ 14. Central fovea(중심와→중심오목)
___ 15. Optic nerve(시신경)
___ 16. Central retinal vein(중심망막정맥)
___ 17. Central retinal artery(중심망막동맥)
___ 18. Internal limiting membrane(내경계막)
___ 19. Axon(축삭)
___ 20. Ganglion neuron(신경절뉴론)
___ 21. Rod cells(간상세포→막대세포)
___ 22. Bipolar neurons(쌍극성뉴론)
___ 23. Nerve impulse(신경자극)
___ 24. Cone cell(원추세포→원뿔세포)
___ 25. Pigment epithelium(망막색소상피)
___ 26. Retina(망막)

안구의 층구조

a) Fibrous coat(안구섬유막)

① Cornea(각막)…앞 1/6의 투명층. ② Sclera(흰자위막)…뒤 5/6의 불투명층.

b) Vascular coat(안구혈관막)

① Choroid(맥락막)…흰자위막과 망막 사이에 있는 막으로, melanin 색소가 많아 암갈색이며, 혈관과 색소세포가 많다. 외부광선을 차단하고, 안구내 영양 공급.

② Ciliary body(섬모체)…안구포도막의 일부로 맥락막과 홍채 사이에 있다. 민무늬근인 섬모체근으로 되어 있고 수정체와 연결되어 있는 섬모체띠(ciliary zonule)가 부착.

③ Iris(홍채)…각막과 수정체 사이에 있고 앞방(anterior chamber)과 뒤방(posteriro chamber)으로 구분하고 있다. 동공의 크기조절. 돌림섬유→동공조임. 부챗살섬유→동공확대.

c) Internal coat(안구속막)

① Retina(망막)…안구속막은 망막으로 구성.

② 망막은 부위에 따라 3부분.
Ciliary portion(망막 섬모체부위)와 iris portion(망막 홍채부위)는 섬모체와 홍채를 덮고 있으나 신경세포가 없어 blind portion of retina(망맥맹부→망막소경부분).
Optic portion(망막시각부)…시각에 관여하며

③ Macula lutea(황반)…망막시각부위 뒤쪽 중심부로, 이것의 중심부를 중심오목(central fovea)이라하고 이곳에 원뿔세포(cone cell)가 있고 막대세포(rod cell)는 중심오목 이외의 망막에 원뿔세포와 혼합 존재하고 있다.

※ 안검(눈꺼풀)…피부, 피부밑조직, 눈둘레근, 눈꺼풀판, 민무늬근, 결막, 눈꺼풀올림근으로 구성.
눈둘레근…눈꺼풀을 둥글게 싸는 근육. 조임근육. 눈을 감고 눈물을 코로 보내는 역할. 마비시 토끼눈
민무늬근(위·아래눈꺼풀판근)…위눈꺼풀근→눈꺼풀올림, 위눈꺼풀근 도움. 아래눈꺼풀근→눈꺼풀내림, 아래곧은근막에 연결. 위목교감신경절에서 나오는 교감신경지배.

01

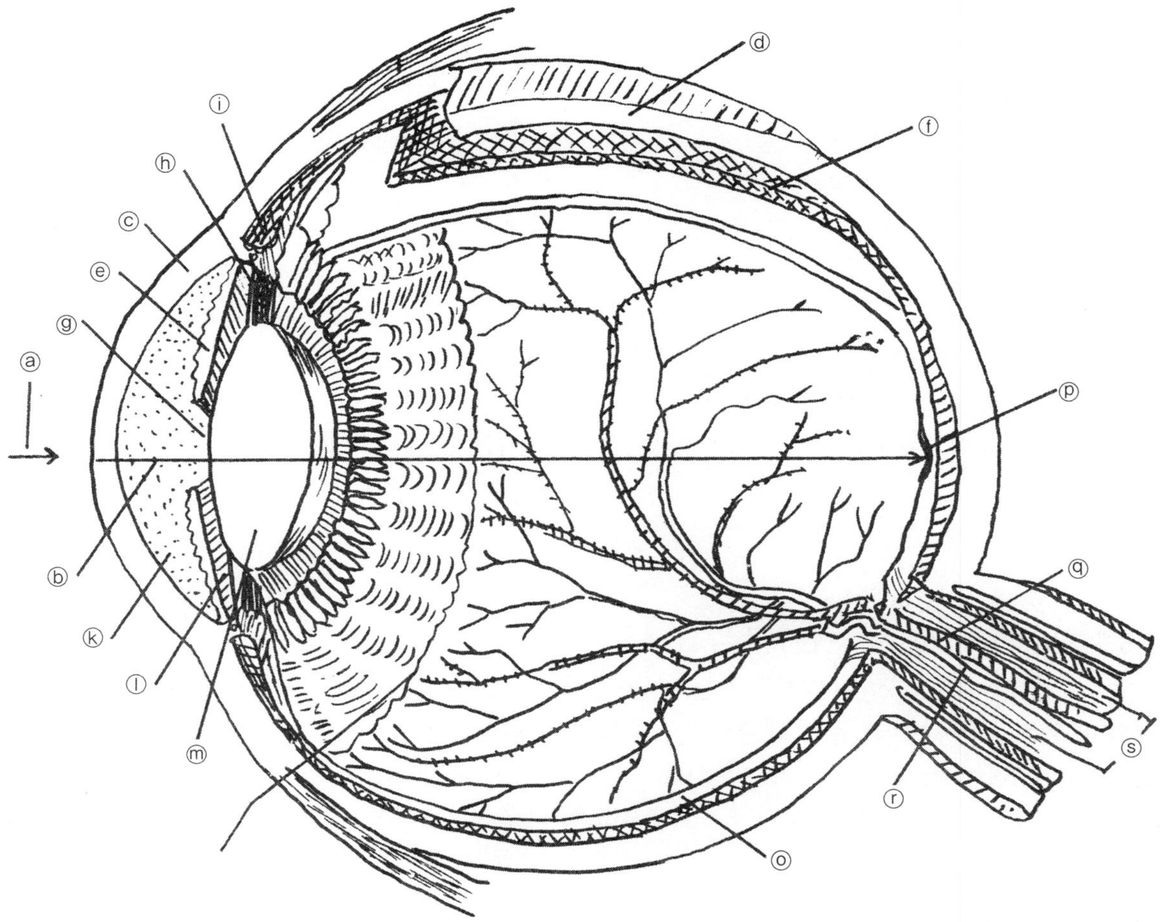

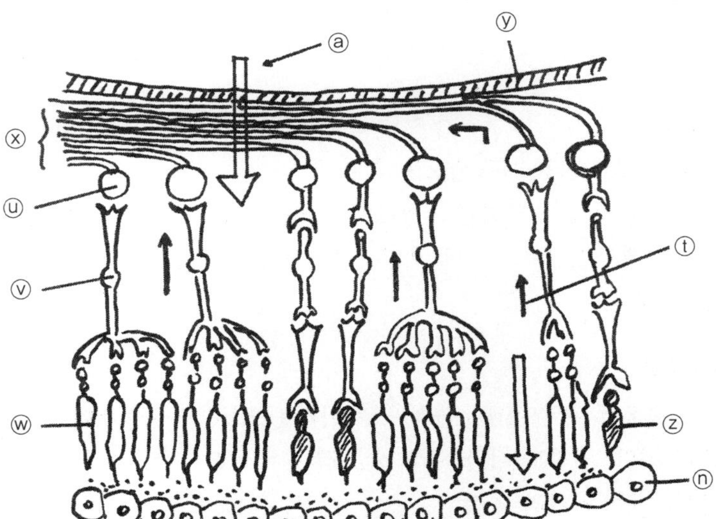

02 안방수(안구방수)의 배출(Drainage of aqueous humor)과 눈물기관(Lacrimal apparatus)

___ 1. Cornea(각막→맑은막)
___ 2. Sclera(공막→흰자위막)
___ 3. Scleral venous sinus(흰자위막정맥굴)
___ 4. Conjunctiva(결막)
___ 5. Anterior chamber(전안방→앞방)
___ 6. Iris(홍채)
___ 7. Ciliary processes(모양체돌기→섬모체돌기)
___ 8. Suspensory ligament(모양체소대→섬모체띠)
___ 9. Lens(수정체)
___ 10. Lacrimal gland(누선→눈물샘)
___ 11. Lacrimal caruncle(누구→눈물언덕)
___ 12. Lacrimal sac(누낭→눈물주머니)
___ 13. Lacrimal duct(누관→눈물관)
___ 14. Lacrimal point(누점→눈물점)
___ 15. Lacrimal canaliculus(누소관→눈물소관)
___ 16. Nasal cavity(비강)
___ 17. Vitreous body(자체→유리체)
___ 18. Nasolacrimal duct(비누관→코눈물관)
___ 19. Choroid(맥락막)
___ 20. Retina(망막)
___ 21. Cliary muscle(모양체근→섬모체근)

안방수(Aqueous humor)→안구방수

각막과 수정체 사이에 있는 투명한 액체로서 섬모체돌기(ciliary process)에서 분비되어 뒤방에 고여 동공을 거쳐 앞방으로 나와 홍채와 각막이 이어지는 곳인 홍채각막간극(홍채각막각공간)(space of irido-corneal angle)에 이른다. 이어서 흰자위막정맥굴(scleral venous sinus)에 흡수되어 정맥으로 주입된다.

안방수는 뇌척수액과 같이 끊임없이 생산되고 배출되며 이 액체순환에 장애가 생기면 안구의 내압이 상승하여 녹내장(glaucoma)이 된다.

눈물기관(Lacrimal apparatus)

눈물기관은 눈물을 분비하는 샘(gland)과 운반하는 관들로 구성.

a) Lacrimal gland(눈물샘)…눈확의 위벽 가쪽에 있는 타원형의 장액선이다.
b) Lacrimal duct(눈물관)…눈물점에서 시작되는 관으로 안쪽의 눈물주머니에 개구.
c) Lacrimal sac(눈물주머니)…눈확의 안쪽벽 코눈물관의 위끝에 있다.
d) Nasolacrimal duct(코눈물관)…1.5~2cm의 가는 관으로 눈물주머니의 눈물을 아래콧길에 개구한다.

눈물샘(Lacrimal gland)

a) 눈확부위 눈물샘…눈확위벽의 앞가쪽 눈물샘오목에 위치.
b) 눈꺼풀부위 눈물샘…위눈꺼풀올림근 널힘줄의 아래끝에 있고 위눈꺼풀까지 넓히다.

눈확부위눈물샘으로부터 12개의 도관이 눈꺼풀부위눈물샘을 통해 위결막구석으로 개구. 눈꺼풀부위눈물샘은 별도의 도관이 위결막구석으로 개구.

눈물길(Lacrimal tracts)

눈물샘에서 분비된 눈물은 눈물유두→위·아래눈물점→위·아래눈물소관→눈물주머니→코눈물관→아래콧길로 개구.

섬모체근육 수축—섬모체띠 이완, 긴장도 이완, 근거리 초점.

섬모체근육 이완—섬모체띠 긴장, 원거리 초점.

섬모체근육은 눈돌림신경에서 유래하는 부교감신경의 신경절이후섬유에 의해 지배. 이들 섬유는 섬모체신경절을 경유해 근에 도달.

02

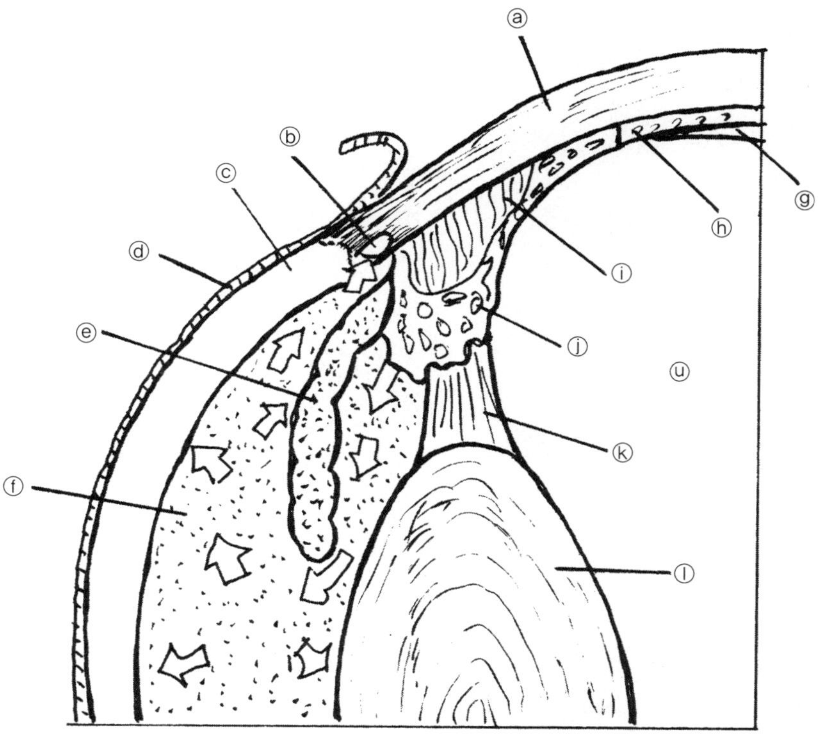

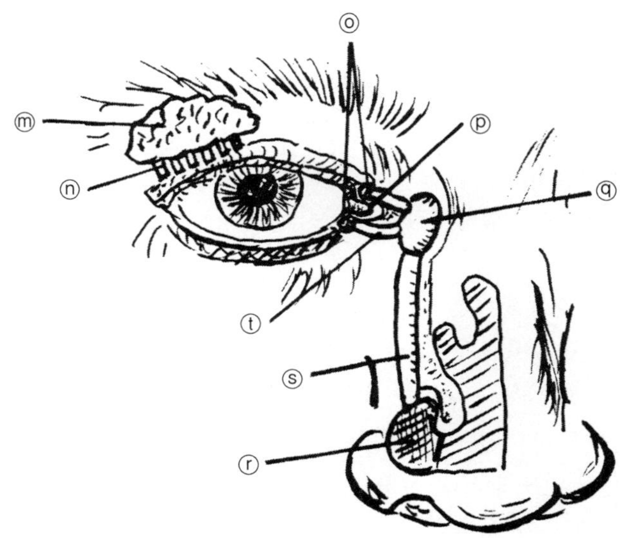

03 눈의 근육(Muscles of the eye)과 시각신경로(Visual pathways)

___ 1. Superior rectus(상직근→위곧은근)
___ 2. Inferior rectus(하직근→아래곧은근)
___ 3. Superior oblique(상사근→위빗근)
___ 4. Inferior oblique(하사근→아래빗근)
___ 5. Medial rectus(내측직근→안쪽곧은근)
___ 6. Lateral rectus(외측직근→가쪽곧은근)
___ 7. Optic nerve(시신경→시각신경)
___ 8. Sphincter pupillae(동공괄약근→동공조임근)
___ 9. Dilator pupillae(동공산대근→동공확대근)
___ 10. Visual object(시각대상)
___ 11. Light wave(광로)
___ 12. Visual cortex(시각겉질)
___ 13. Retina(망막)
___ 14. Optic chiasma(시교차→시각교차)
___ 15. Optic nerve(시신경→시각신경)
___ 16. Optic tract(시삭→시각로)
___ 17. Superior collicui(상구→위구역)
___ 18. Lateral geniculate body(외측슬상체→가쪽무릎체)
___ 19. Optic radiation(시방선→시각로부챗살)
___ 20. Levator palpebrae superioris(상안검거근→위눈꺼풀올림근)

안구근육(Muscles of eye)

a) Superior rectus m.(위곧은근)…눈확위벽을 따라 주행. 안구를 위로 당기고 눈돌림신경 지배.
b) Inferior rectus m.(아래곧은근)…눈확아래벽을 따라 주행. 안구를 밑으로 당기고, 눈돌림신경 지배.
c) Medialis rectus m.(안쪽곧은근)…눈가안쪽벽을 따라 주행. 안구의 안쪽회전. 눈돌림신경 지배.
d) Inferior oblique m.(아래빗근)…뒤가쪽으로 주행. 안구를 위로 당기고 갓돌림을 겸한다. 눈돌림신경 지배.
e) Superior oblique m.(위빗근)…위곧은근의 위를 따라 가다가 급히 가쪽으로 굽는다. 안구를 아래로 당기고 벌림을 겸하고 도르래신경 지배.
f) Lateralis rectus m.(가 곧은근)…눈확 가쪽벽을 따라 주행. 안구의 가쪽회전. 갓돌림신경 지배.

시각경로(Visual pathways)

망막의 신경절세포에서 시작하며 시신경섬유의 약 반수 정도는 교차하므로 시신경교차(optic chiasma)라 하고 교차 후 시각로(optic tract)라 하며 간뇌의 뒤에 있는 가쪽 무릎체 및 중간뇌의 위둔덕에 연결된다. 이곳에서 시각로부챗살을 지나 뒤통수엽의 뒤끝에 있는 시각로중추(visual center)에서 그친다.

※ 안구근육 중에서 아래빗근을 제외한 근들은 온힘줄고리에서 기시하여 각막-흰자위막 결합부의 흰자위막에 정지한다.

시신경흥분전도 : 외부광선→각막→방수→수정체→유리체→망막

a) 왼오른 코안쪽 신경섬유→시각신경교차→반대쪽 시각로→가쪽 무릎체
b) 왼오른 관자쪽 신경섬유→시각신경교차 없음→같은쪽 시각로→가쪽 무릎체
→시각로부챗살을 지나 시각영역에 투사

시각영역—망막에 맺어진 상이 시각신경 전도를 거쳐 전도된 후 양쪽 눈에 맺어진 상을 분석하여 물체 인식.
위눈꺼풀올림근—주체인 가로무늬근부분은 눈돌림신경 위쪽가지에 의해 지배.
일부 민무늬근은 위목교감신경절에서 오는 교감신경지배.

03

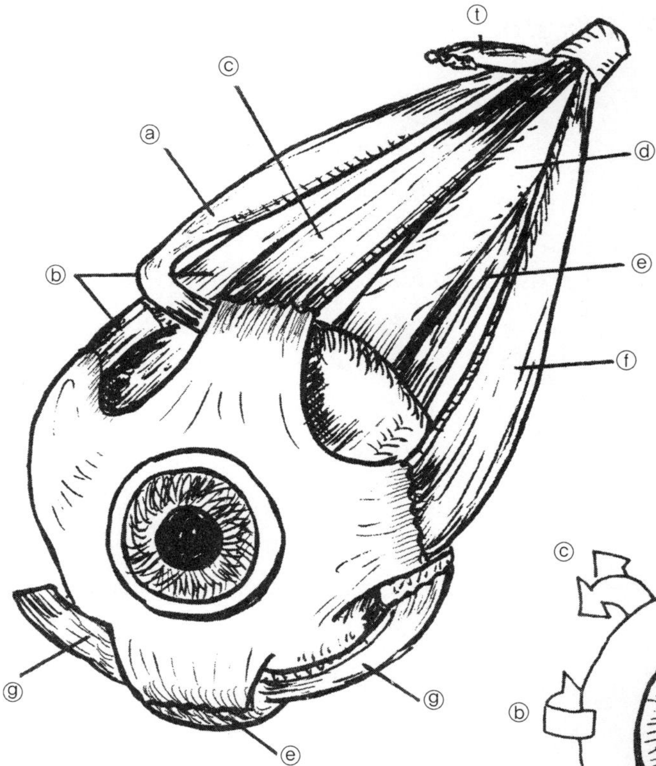

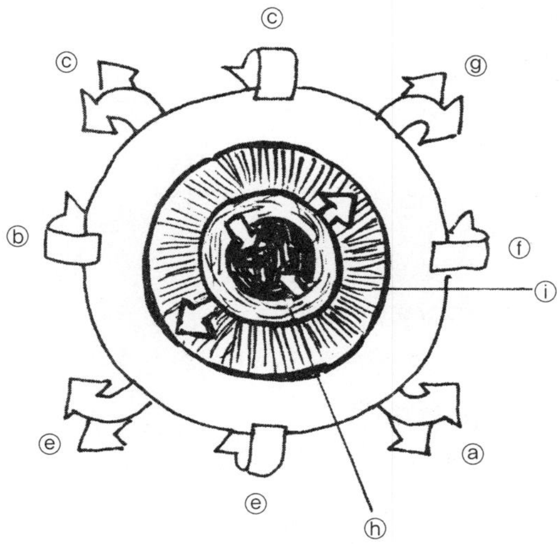

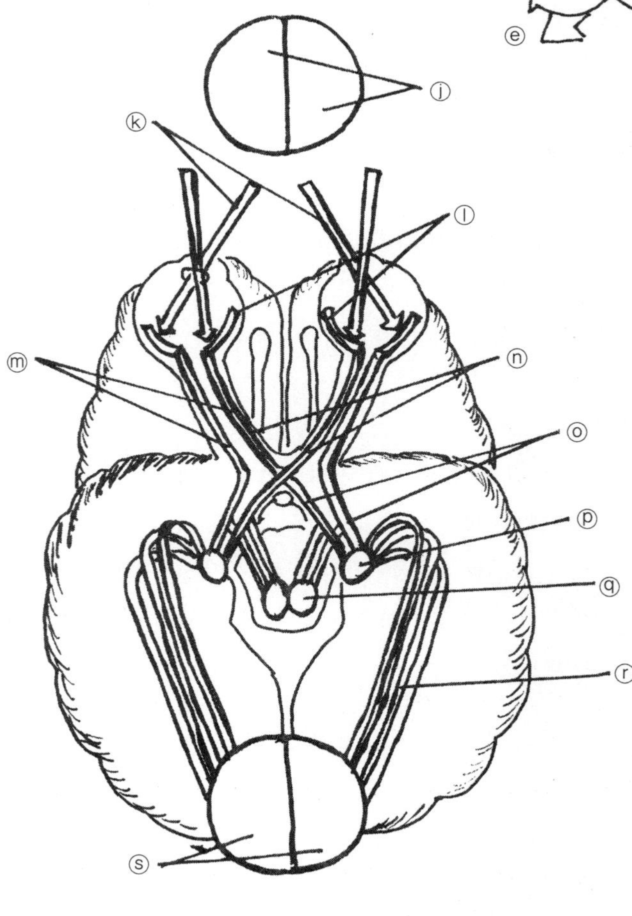

04 귀의 구조(Structure of the ear)

___ 1. Auricle(이개 → 귓바퀴)
___ 2. Lobule of auricle(귓볼)
___ 3. External acoustic meatus(외이도 → 바깥귀길)
___ 4. Middle ear(중이 → 가운데귀)
___ 5. External ear(외이 → 바깥귀)
___ 6. Internal ear(내이 → 속귀)
___ 7. Osseous semicircular canal(반고리관)
___ 8. Auditory tube(이관 → 귀관)
___ 9. Cochlea(와우관 → 달팽이관)
___ 10. Vestibulocochlear nerve(내이신경 → 속귀신경)
___ 11. Tympanic membrane(고막)
___ 12. Malleal head(추골두 → 망치뼈머리)
___ 13. Malleus(추골 → 망치골)
___ 14. Mallear manubrium(추골병 → 망치뼈자루)
___ 15. Incudal body(침골체 → 모루뼈몸통)
___ 16. Stapes(등골 → 등자뼈)
___ 17. Incudostapes articulation(침등관절 → 모루등자관절)
___ 18. Incus(침골 → 모루뼈)
___ 19. Anterior semicircular canal(전반규관 → 앞반고리관)
___ 20. Lateral semicircular canal(외측반규관 → 가쪽반고리관)
___ 21. Posterior semicircular canal(후반규관 → 뒤반고리관)
___ 22. Vestibular window(전정창 → 안뜰창)
___ 23. Cochlear window(와우창 → 달팽이창)
___ 24. Ampullae of semicircular canal(반고리관팽대)

청각계(Auditory system)

관자뼈 안에 수용된 소리의 감지와 체위의 변화를 감지하는 평형기관으로, 바깥귀, 가운데귀 및 속귀로 구성.

1) External ear(바깥귀)

a) Auricle(이개)…측두부에서 밖으로 튀어나와 외계의 음파를 모아 가운데귀에 전달하는 깔때기모양의 부분.

b) External acoustic meatus(바깥귀길)…바깥귀구멍에서 시작. 길이 2.5cm S자형으로 가쪽 1/3 연골성, 안쪽 2/3 골성부로 된다.

2) Middle ear(가운데귀)

가운데귀는 고막에 의해 바깥귀길로부터 분리되고 안뜰창(난원창)에 의해 속귀와 경계 짓고 있다.

a) Tympanic membrane(고막)

b) Tympanic cavity(고실)…귀관과 귀속뼈로 구성.

3) Internal ear(속귀)

a) 중앙부에 안뜰(vestibule)…위치감각.

b) 뒤쪽에 반고리관(semicircular canal)…앞, 뒤 및 가쪽 반고리관의 3개의 팽대부…회전감각.

c) 앞쪽에 달팽이관(cochlea)이 있어 소리 감지의 주역.

※ 나선신경절(spiral ganglion)…달팽이관축의 나선관 바닥을 따라 있는 감각신경절로써 쌍극성 세포를 가지고 있으며, 말초돌기는 신경작은구멍을 통해 나선기로, 중앙돌기는 소귀길을 통해 뇌줄기의 달팽이핵으로 간다.

고막…바깥귀에 대해 55°의 경사. 두께 0.1mm.

고막배꼽…망치뼈자루 맨끝에 있다. 여기서 고막은 안쪽방향으로 당긴다(오목한 중심부).

망치뼈자루…백색의 줄무늬로 망치뼈융기로 향한다.

광추면(cone of light)…고막배꼽 앞아래쪽. 반사경의 광선에 반사로 고막상태 판정(가운데귀염, 고막출혈 등). 이완부와 긴장부가 있다.

귀속뼈 = 망치뼈 → 모루뼈 → 등자뼈 : 3개의 뼈는 인대에 의해 고실위벽에 고정.

고막긴장근…고막의 긴장. 등자근…고막의 이완.

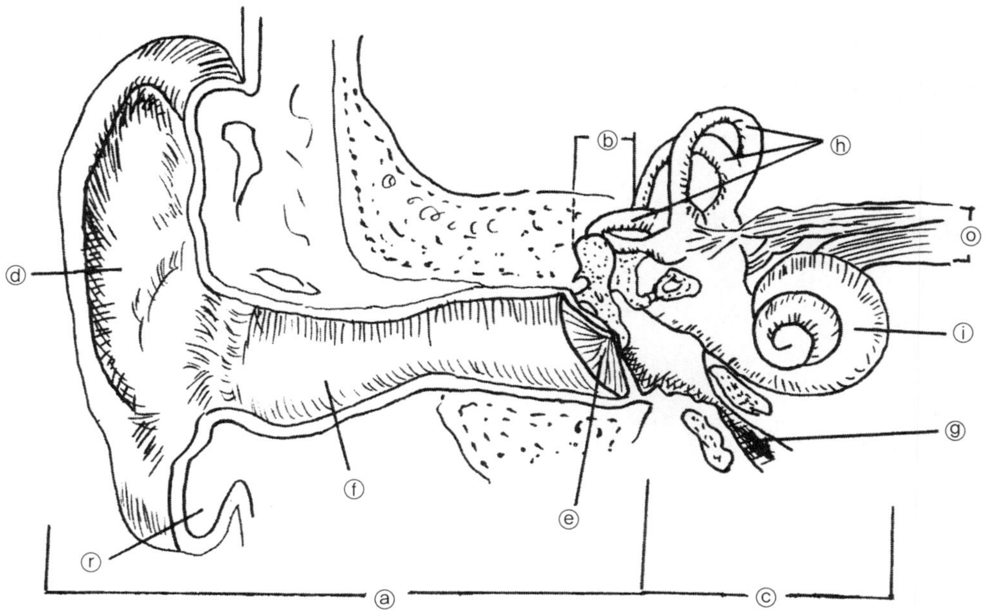

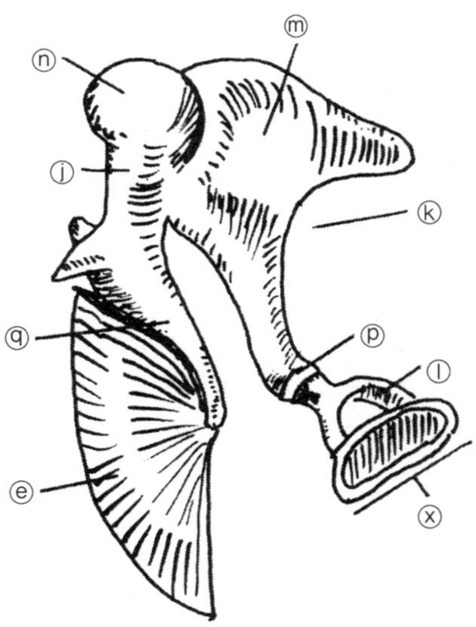

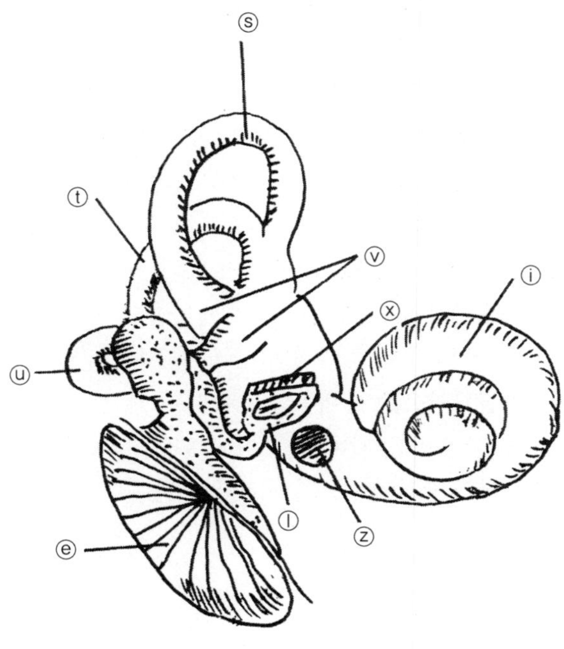

05 와우관(달팽이관, Cochlea)의 구조

___ 1. Scala vestibuli(전정계→안뜰계단)
___ 2. Cochlear duct(와우관→달팽이관)
___ 3. Basilar membrane(기저막→바닥막)
___ 4. Scala tympani(고실계→고실계단)
___ 5. Tectorial membrane(개막→덮개막)
___ 6. Vestibular membrane(전정막→안뜰막)
___ 7. Spiral ligament(나선인대)
___ 8. Organ of corti(코르티기관)
___ 9. Outer pillar cell(외지주세포)
___ 10. Inner sensory cell(내감각세포)
___ 11. Inner tunnel(내터널→속굴)
___ 12. Internal spiral tunnel(내나선터널→속나선굴)
___ 13. Spiral ganglion(나선신경절)
___ 14. Osseous spiral lamina(골나선판→뼈나선판)

달팽이관(Cochlear duct)

1) 막미로 앞쪽에 위치하는 달팽이나선관 안에 있고, 달팽이축(modiolus) 주위를 2.5바퀴 회전하는 막성관.

2) 3개의 관, 즉

a) Scala vestibuli(안뜰계단) … 윗부분이며 바깥림프가 있다.

b) Scala tympani(고실계단) … 아랫부분이며 바깥림프가 있다.

c) Cochlea duct(달팽이관) … 안뜰계단과 고실계단 사이에 있고 속림프가 채워져 있으며 달팽이관의 단면은 3각형 모습이고 안뜰계단 사이에 안뜰막(vestibular membrane), 고실계단 사이에 바닥막(basilar membrane)이 있다. 바닥막 위에는 청각감수기관인 나선기관(spiral organ of corti)이 있다.

※ 속귀는 청각 및 평형각을 담당하는 말단기관이 수용된 거죽을 이루는 뼈미로와 그 안에 있는 막미로로 구분. 둘사이에 바깥림프, 막미로 안에는 속림프로 채워진다.

뼈미로(bony labyrinth) … 안뜰, 반고리관, 달팽이로 구분.

안뜰 = 안뜰안 뒤 : 타원주머니 → 타원주머니반 ┐
앞 : 둥근주머니 → 둥근주머니반 ┘ 감각상피세포가 전정신경(평형각 감수)

반규관 = 타원주머니 뒤쪽에 3개의 막성반고리관 연결. 개구부 3개소 팽대.

달팽이관 = 골성 달팽이안에 있고 달팽이쪽 주위를 2와 1/2회전. 발성관, 속림프 내재. 가로면은 안뜰계단, 고실계단, 달팽이관.

막미로(membranous labyrinth) … 막미로는 골미도 안에 있는 막으로 구성된 관계통

평형반 … 특수감각세포집단주머니의 속안을 향해 비운동성 섬유가 있고 끝이 젤라틴에 의해 합쳐져 있다. 탄산석회 결정체인 평형사(신체위치 느끼는 지각부).

팽대능 … 반달모양으로 팽대부공간 속에 돌출된 능선. 감각상피로 덮여져 있고 안뜰신경과 연결하여 평형각에 관여. 머리가 정지해 있을 때 팽대능선의 팽대꼭대기는 위쪽으로 향하고 머리가 움질일 때 팽대 꼭대기는 구부러져 감각수용기능 자극을 받는다.

05

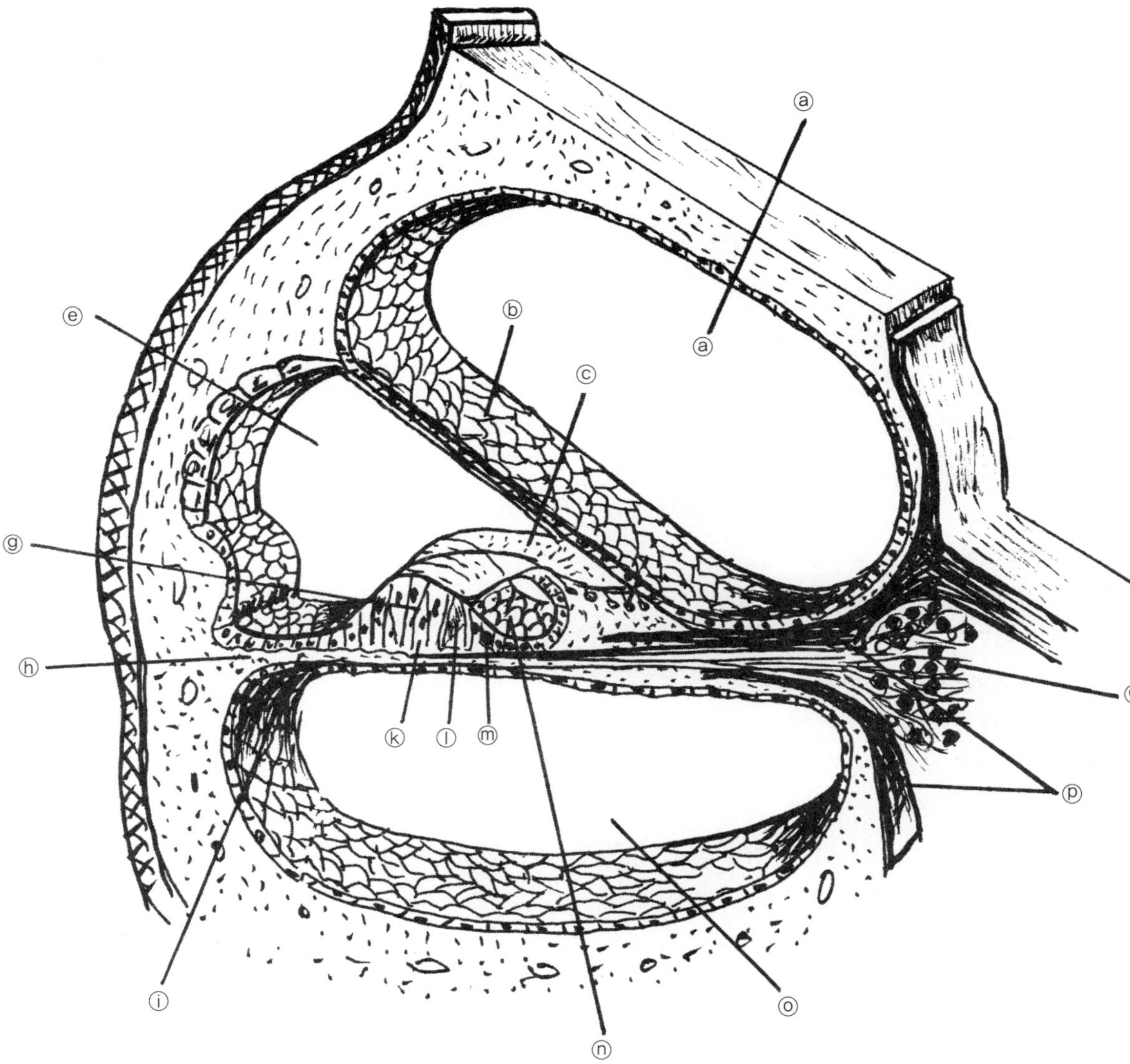

06 후각기관(Olfactory organs)

___ 1. Olfactory neuron(후각 뉴론)
___ 2. Olfactory tract(후삭→후각로)
___ 3. Cribriform plate(사판→체판)
___ 4. Olfactory bulb(후구→후각망울)
___ 5. Inferior nasal concha(하비갑개→아래코선반)
___ 6. Middle nasal concha(중비갑개→중간코선반)
___ 7. Olfactory nerve(후각신경)
___ 8. Olfactory epithelium(후각상피)
___ 9. Mucus layer(점액층)
___ 10. Olfactory vesicle(후각소포)
___ 11. Olfactory hairs(후각모→후각털)
___ 12. Olfactory cell(후각세포)
___ 13. Supporting(지지세포→버팀세포)
___ 14. Basal cell(기저세포→바닥세포)
___ 15. Connective tissue(결합조직)

후각기(Organ of smell)

1) 냄새를 맡는 곳은 코안 위쪽부위(코중격과 위콧길 사이).
2) 후각부위의 점막은 거짓중층섬모원주상피로 덮여있으며 3종의 세포가 있다.
   a) Olfactory cell(후각세포)
      ① 후각에 직접 관여.
      ② 세포체는 가늘고 길며 핵은 원형.
      ③ 버팀세포 사이에 있는 두극신경세포로 표면에 6~8개의 냄새털이 있고, 바닥부위에 후각신경이 있다.
   b) Supporting cell(버팀세포)
      ① 원주상, 황색과립, 핵은 타원형.
      ② 냄새털은 버팀세포를 관통하여 막위에 나와있다.
      ③ 후각세포와 버팀세포의 비율 3:2.
   c) Basal cell(바닥세포)
      ① 버팀세포의 바닥부위사이에 단층배열.
      ② 버팀세포의 보충 역할.
3) 후각신경(olfactory nerve)은 벌집뼈체판을 지나 후각망울(olfactory bulb)에 이른 후에 후각로(olfactory tract)를 통해 관자엽에 있는 후각중추에 이른다.

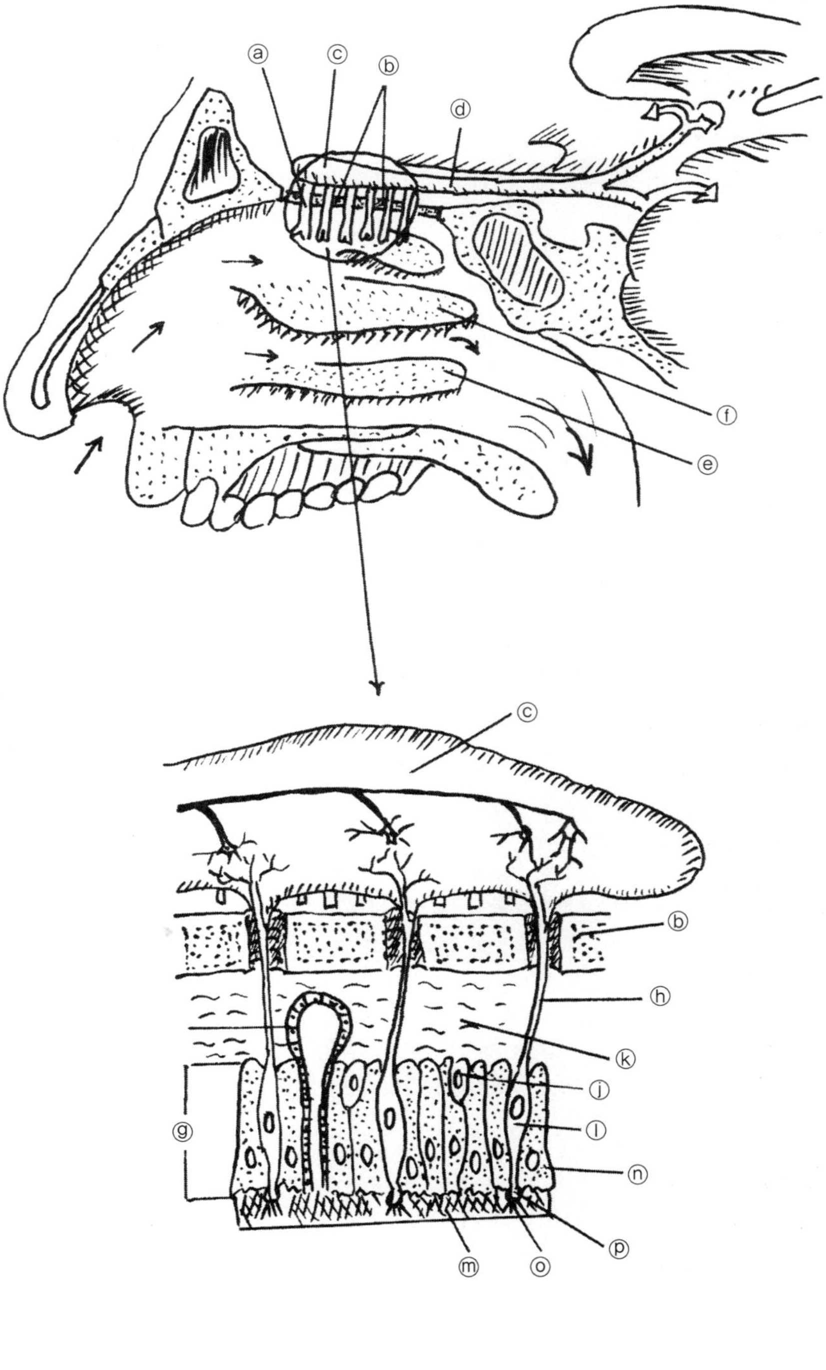

07 미각기관(Taste organs)

___ 1. Vagus nerve(미주신경)
___ 2. Trigeminal nerve(삼차신경)
___ 3. Facial nerve(안면신경)
___ 4. Glossopharyngeal nerve(설인신경)
___ 5. Epiglottis(후두덮개)
___ 6. Foramen cecum(맹공 → 막구멍)
___ 7. Palatine tonsil(구개편도 → 목구멍편도)
___ 8. Lingual tonsil(설편도 → 혀편도)
___ 9. Terminal sulcus(분계구 → 분계고랑)
___ 10. Circumvallate papilla(유곽유두 → 성곽유두)
___ 11. Fungiform papilla(심상유두 → 버섯유두)
___ 12. Filiform papilla(사상유두 → 실유두)
___ 13. Foliate papilla(엽상유두 → 잎새유두)
___ 14. Root of tongus(설근 → 혀뿌리)
___ 15. Taste bud(미뢰 → 맛봉오리)
___ 16. Taste pore(미공 → 맛구멍)
___ 17. Taste hairs(미모 → 미각털)
___ 18. Taste cell(미세포 → 미각세포)
___ 19. Supporting cell(버팀세포)

미각기(Organ of taste)

1) 맛의 감지는 성곽유두의 옆벽 맛봉우리(taste bud)에서 쉽게 관찰.

2) Taste bud의 구성.
Taste cell, supporting cell, basal cell로 된다.
각 미세포는 미각털(taste hair)이 돌출되어 있고 바닥부위의 신경섬유와 접촉.

3) 유두의 종류(혀유두 = lingual papillae)

a) Vallate Papillae(성곽유두)… 분계구 앞에 평행으로 8~12개의 가장 큰 유두(폭 1.0~2.0mm, 높이 0.5~10. mm 1개의 유두에 약 200여개의 맛봉우리가 발달).
b) Foliate papillae(잎새유두)… 성인은 감소, 어린이는 발달.
c) Fungiform papillae(버섯유두)… 버섯모양, 불규칙.
d) Filiform papillae(실유두)… 끝이 가늘고 중앙과 뒤부위에 많다(맛봉우리없음).

4) 혀의 지배신경

a) Hypoglossal nerve(혀밑신경)… 혀뿌리의 운동지배(혀의 운동지배).
b) Trigeminal nerve(삼차신경)의 혀신경(lingual nerve)… 혀의 앞 2/3 ┐
c) Glossopharyngeal nerve(혀인두신경)… 혀의 뒤 1/3 ┘ 일반감각
d) Facial nerve(얼굴신경)… 혀앞 2/3 ┐
e) Glossopharyngcal nerve(혀인두신경)… 혀의 뒤 1/3 ├ 특수감각(미각)
f) Vagus nerve(미주신경)… 혀뿌리부위 ┘

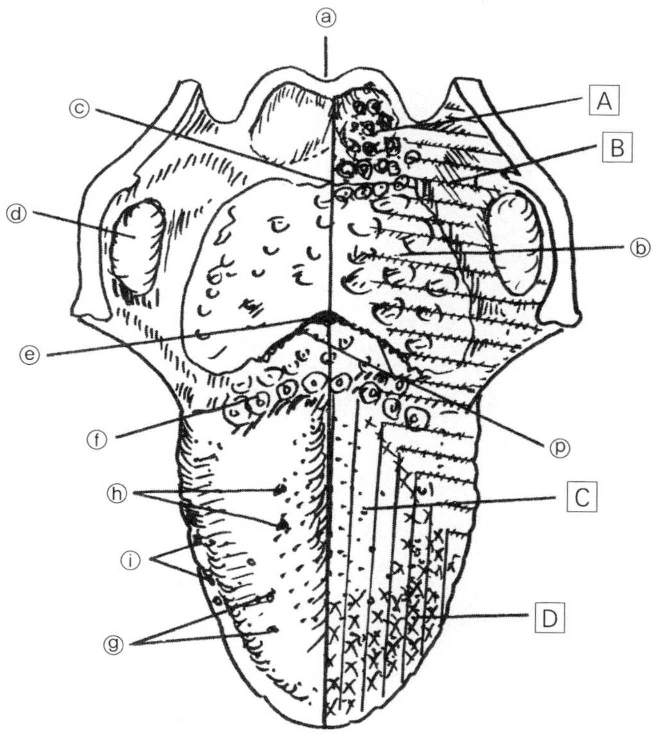
ⓐ
ⓒ
A
B
ⓓ
ⓑ
ⓔ
ⓕ
ⓟ
ⓗ
C
ⓘ
D
ⓖ

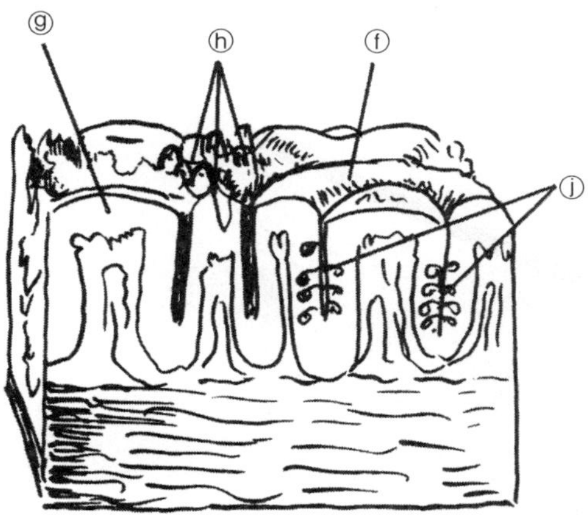
ⓖ
ⓗ
ⓕ
ⓙ

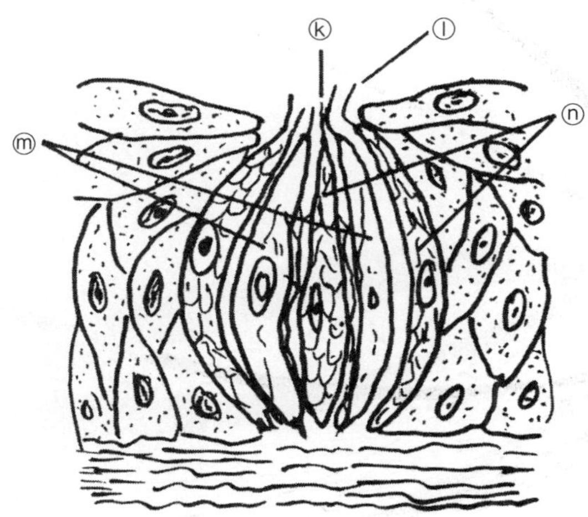
ⓚ
ⓛ
ⓜ
ⓝ

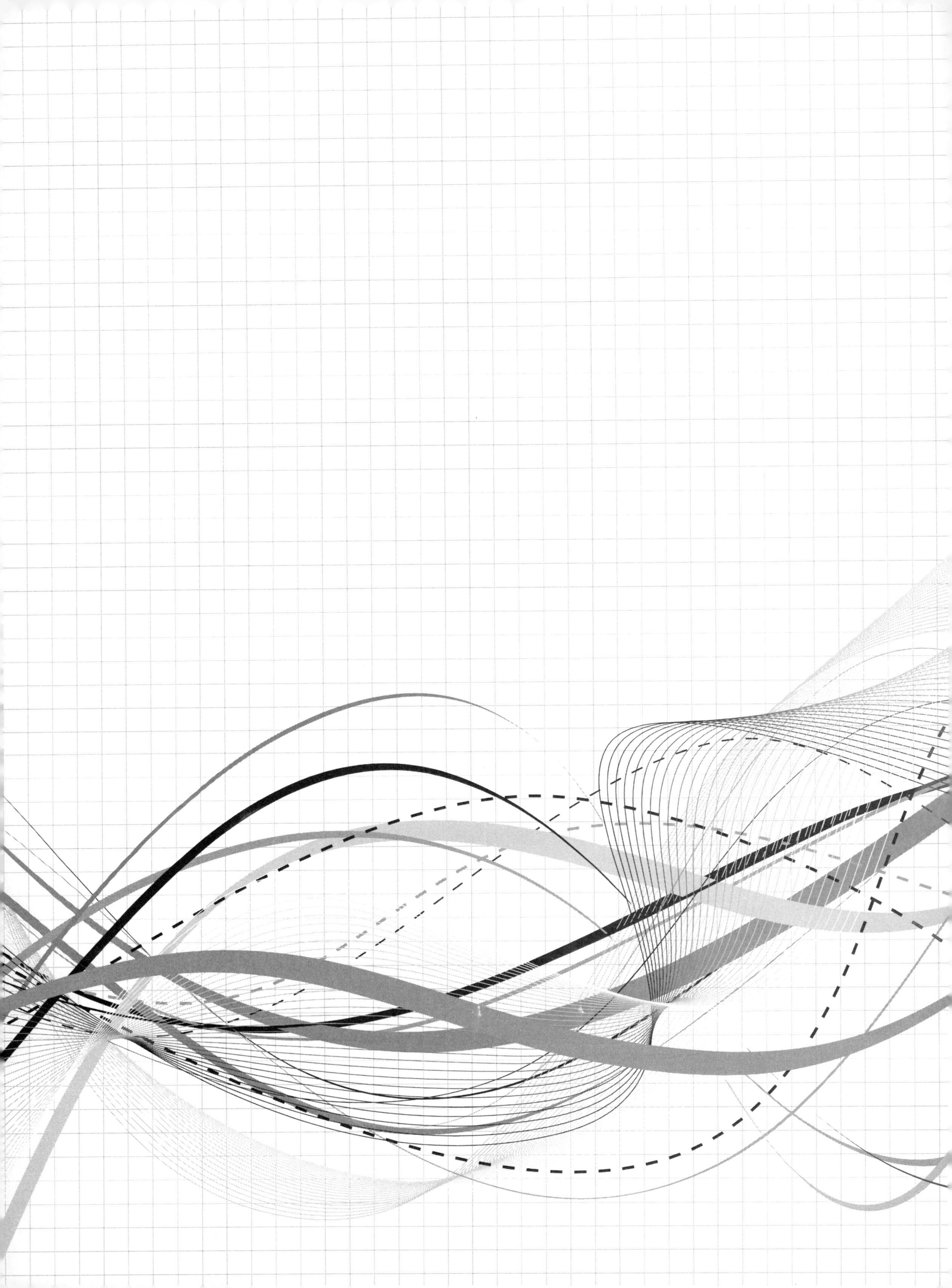

해 답 편

1장. 해부학의 개념

P. 10 1. 위치와 방향에 관한 용어

1 - ⓖ 2 - ⓗ 3 - ⓔ 4 - ⓕ 5 - ⓐ
6 - ⓓ 7 - ⓑ 8 - ⓒ

P. 12 2. 머리와 얼굴부위

1 - ⓐ 2 - ⓒ 3 - ⓑ 4 - ⓔ 5 - ⓓ
6 - ⓖ 7 - ⓕ 8 - ⓘ 9 - ⓗ 10 - ⓙ
11 - ⓜ 12 - ⓚ 13 - ⓛ 14 - ⓝ 15 - ⓟ
16 - ⓞ 17 - ⓠ 18 - ⓢ 19 - ⓡ 20 - ⓤ
21 - ⓣ

P. 14 3. 흉부와 배부(가슴부위와 등부위)

1 - ⓐ 2 - ⓑ 3 - ⓓ 4 - ⓒ 5 - ⓕ
6 - ⓘ 7 - ⓔ 8 - ⓖ 9 - ⓙ 10 - ⓗ
11 - ⓞ 12 - ⓛ 13 - ⓚ 14 - ⓝ 15 - ⓜ
16 - ⓟ

P. 16 4. 상지부(팔부위)

1 - ⓒ 2 - ⓑ 3 - ⓓ 4 - ⓐ 5 - ⓔ
6 - ⓡ 7 - ⓗ 8 - ⓛ 9 - ⓕ 10 - ⓖ
11 - ⓜ 12 - ⓙ 13 - ⓝ 14 - ⓚ 15 - ⓠ
16 - ⓟ 17 - ⓘ 18 - ⓞ

P. 18 5. 복부와 요부(배부위와 허리부위)

1 - ⓑ 2 - ⓐ 3 - ⓓ 4 - ⓔ 5 - ⓒ
6 - ⓖ 7 - ⓕ 8 - ⓗ 9 - ⓙ 10 - ⓛ
11 - ⓚ 12 - ⓘ

P. 20 6. 회음부(샅부위)

1 - ⓑ 2 - ⓒ 3 - ⓔ 4 - ⓐ 5 - ⓕ
6 - ⓓ

P. 22 7. 하지부(다리부위)

1 - ⓑ 2 - ⓒ 3 - ⓗ 4 - ⓐ 5 - ⓘ
6 - ⓓ 7 - ⓙ 8 - ⓔ 9 - ⓕ 10 - ⓜ
11 - ⓚ 12 - ⓖ 13 - ⓛ

P. 24 8. 상피조직

1 - A 2 - B 3 - C 4 - D 5 - E
6 - F

P. 26 9. 결합조직

1 - D 2 - A 3 - B 4 - C 5 - G
6 - E 7 - F 8 - ⓐ 9 - ⓗ 10 - ⓘ
11 - ⓙ 12 - ⓑ 13 - ⓔ 14 - ⓞ 15 - ⓛ
16 - ⓝ 17 - ⓕ 18 - ⓖ 19 - ⓒ 20 - ⓓ
21 - ⓟ 22 - ⓡ 23 - ⓠ 24 - ⓜ

P. 28 10. 근육조직

1 - C 2 - A 3 - B 4 - ⓐ 5 - ⓑ
6 - ⓓ 7 - ⓔ 8 - ⓒ 9 - ⓕ 10 - ⓕ

P. 30 11. 신경조직

1 - ⓑ 2 - ⓐ 3 - ⓒ 4 - ⓕ 5 - ⓗ
6 - ⓖ 7 - ⓔ 8 - ⓓ 9 - ⓘ

P. 32 12. 신경세포와 뉴론의 종류

1 - A 2 - B 3 - D 4 - C 5 - E
6 - ⓐ 7 - ⓕ 8 - ⓓ 9 - ⓔ 10 - ⓗ
11 - ⓖ 12 - ⓘ 13 - ⓙ 14 - ⓒ 15 - ⓑ

2장. 골격계통

P. 36 1. 뼈의 기본구조

1 - ⓘ 2 - ⓒ 3 - ⓓ 4 - ⓐ 5 - ⓖ
6 - ⓔ 7 - ⓕ 8 - ⓗ 9 - ⓙ 10 - ⓚ
11 - ⓑ 12 - ⓛ 13 - ⓜ

P. 38 2. 체강(몸통공간)

1 - ⓕ 2 - ⓐ 3 - ⓔ 4 - ⓑ 5 - ⓖ
6 - ⓗ 7 - ⓒ 8 - ⓘ 9 - ⓓ 10 - ⓙ
11 - ⓚ 12 - ⓛ 13 - ⓜ 14 - ⓝ 15 - ⓞ
16 - ⓟ

P. 40 3. 사람뼈대의 부위명

1 - ⓔ 2 - ⓞ 3 - ⓦ 4 - ⓛ 5 - ⓗ
6 - ⓟ 7 - ⓑ 8 - ⓝ 9 - ⓙ 10 - ⓜ
11 - ⓖ 12 - ⓠ 13 - ⓢ 14 - ⓚ 15 - ⓡ
16 - ⓘ 17 - ⓧ 18 - ⓕ 19 - ⓒ 20 - ⓨ
21 - ⓐ 22 - ⓓ 23 - ⓤ 24 - ⓥ

P. 42 4. 두개골(머리뼈)의 앞면

1 - ⓑ 2 - ⓐ 3 - ⓖ 4 - ⓙ 5 - ⓜ
6 - ⓗ 7 - ⓘ 8 - ⓓ 9 - ⓚ 10 - ⓕ

11 - ⓝ 12 - ⓞ

P. 44 **5. 두개골(머리뼈)의 바깥면**

1 - ⓐ 2 - ⓒ 3 - ⓙ 4 - ⓜ 5 - ⓞ
6 - ⓟ 7 - ⓠ 8 - ⓚ 9 - ⓛ 10 - ⓗ
11 - ⓘ 12 - ⓕ 13 - ⓔ 14 - ⓓ 15 - ⓑ
16 - ⓝ

P. 46 **6. 두개골(머리뼈)의 윗면**

1 - ⓐ 2 - ⓔ 3 - ⓕ 4 - ⓖ 5 - ⓙ
6 - ⓞ 7 - ⓗ 8 - ⓘ 9 - ⓝ 10 - ⓜ
11 - ⓓ 12 - ⓒ

P. 48 **7. 두개골(머리뼈)의 뒷면**

1 - ⓐ 2 - ⓑ 3 - ⓓ 4 - ⓘ 5 - ⓢ
6 - ⓡ 7 - ⓒ 8 - ⓜ 9 - ⓗ 10 - ⓙ
11 - ⓠ

P. 50 **8. 두개(머리뼈)바닥의 속면**

1 - ⓐ 2 - ⓓ 3 - ⓑ 4 - ⓒ 5 - ⓗ
6 - ⓔ 7 - ⓖ 8 - ⓛ 9 - ⓘ 10 - ⓚ
11 - ⓜ 12 - ⓙ 13 - ⓝ 14 - ⓞ 15 - ⓢ
16 - ⓡ 17 - ⓤ 18 - ⓟ 19 - ⓣ

P. 52 **9. 머리뼈의 아랫면**

1 - ⓐ 2 - ⓓ 3 - ⓑ 4 - ⓔ 5 - ⓒ
6 - ⓕ 7 - ⓛ 8 - ⓜ 9 - ⓝ 10 - ⓟ
11 - ⓙ 12 - ⓠ 13 - ⓢ 14 - ⓣ 15 - ⓧ
16 - ⓦ

P. 54 **10. 이마뼈의 바깥면과 뒤통수뼈의 속면**

1 - ⓑ 2 - ⓐ 3 - ⓒ 4 - ⓔ 5 - ⓓ
6 - ⓚ 7 - ⓘ 8 - ⓙ 9 - ⓖ 10 - ⓛ
11 - ⓜ 12 - ⓝ 13 - ⓞ 14 - ⓟ 15 - ⓢ
16 - ⓥ

P. 56 **11. 측두골(관자뼈)과 접형골(나비뼈)**

1 - A 2 - B 3 - C 4 - ⓒ 5 - ⓔ
6 - ⓑ 7 - ⓓ 8 - ⓚ 9 - ⓗ 10 - ⓖ
11 - ⓕ 12 - ⓘ 13 - ⓙ 14 - ⓞ 15 - ⓛ
16 - ⓟ 17 - ⓠ 18 - ⓡ 19 - ⓢ

P. 58 **12. 벌집뼈, 광대뼈, 입천장뼈, 보습뼈**

1 - A 2 - B 3 - C 4 - D 5 - E
6 - ⓒ 7 - ⓑ 8 - ⓐ 9 - ⓓ 10 - ⓔ
11 - ⓕ 12 - ⓙ 13 - ⓞ 14 - ⓗ 15 - ⓘ
16 - ⓚ 17 - ⓛ 18 - ⓜ 19 - ⓡ 20 - ⓠ
21 - ⓢ 22 - ⓦ

P. 60 **13. 위턱뼈와 아래턱뼈**

1 - A 2 - B 3 - C 4 - ⓐ 5 - ⓔ
6 - ⓒ 7 - ⓑ 8 - ⓓ 9 - ⓕ 10 - ⓗ
11 - ⓖ 12 - ⓙ 13 - ⓘ 14 - ⓛ 15 - ⓚ
16 - ⓜ 17 - ⓞ 18 - ⓠ 19 - ⓝ 20 - ⓟ
21 - ⓡ 22 - ⓢ 23 - ⓣ 24 - ⓤ 25 - ⓥ
26 - ⓦ

P. 62 **14. 목불뼈, 눈확, 코중격**

1 - A 2 - B 3 - C 4 - ⓒ 5 - ⓐ
6 - ⓑ 7 - ⓓ 8 - ⓔ 9 - ⓕ 10 - ⓖ
11 - ⓠ 12 - ⓡ 13 - ⓢ 14 - ⓙ 15 - ⓗ
16 - ⓣ 17 - ⓛ 18 - ⓜ 19 - ⓝ 20 - ⓞ
21 - ⓟ 22 - ⓤ 23 - ⓥ 24 - ③ 25 - ⑩
26 - ⑤ 27 - ④ 28 - ⑦ 29 - ② 30 - ⑥
31 - ⑧ 32 - ⓦ 33 - ⓧ 34 - ⓨ 35 - ⓩ
36 - ⑪

P. 64 **15. 두개골(머리뼈)의 봉합과 천문(숫구멍)**

1 - ⓐ 2 - ⓓ 3 - ⓔ 4 - ⓑ 5 - ⓒ
6 - ⓕ 7 - ⓘ 8 - ⓚ 9 - ⓙ 10 - ⓜ
11 - ⓛ 12 - ⓞ 13 - ⓖ

P. 66 **16. 척주**

1 - C 2 - E 3 - B 4 - A 5 - D
6 - ⓑ 7 - ⓐ 8 - ⓒ 9 - ⓔ 10 - ⓓ
11 - ⓕ 12 - F 13 - G 14 - H 15 - I

P. 68 **17. 척추뼈의 기본구조**

1 - ⓒ 2 - ⓐ 3 - ⓑ 4 - ⓕ 5 - ⓖ
6 - ⓓ 7 - ⓔ 8 - ⓗ 9 - ⓘ 10 - ⓚ
11 - ⓙ 12 - ⓜ 13 - ⓝ 14 - ⓛ

P. 70 **18. 경추(목뼈)**

1 - A 2 - C 3 - E 4 - B 5 - D
6 - F 7 - ⓒ 8 - ⓔ 9 - ⓖ 10 - ⓚ
11 - ⓜ 12 - ⓞ 13 - ⓑ 14 - ⓓ 15 - ⓕ
16 - ⓗ 17 - ⓛ 18 - ⓟ

P. 72 **19. 흉추(등뼈)와 요추(허리뼈)**

1 - A 2 - D 3 - B 4 - E 5 - C

6 - ⓐ	7 - ⓓ	8 - ⓖ	9 - ⓙ	10 - ⓑ
11 - ⓕ	12 - ⓒ	13 - ⓗ	14 - ⓔ	15 - ⓚ
16 - ⓘ	17 - ⓜ	18 - ⓛ	19 - ⓞ	

P. 74 **20. 천골(엉치뼈)과 미골(꼬리뼈)**

1 - A	2 - B	3 - D	4 - C	5 - E
6 - ⓓ	7 - ⓗ	8 - ⓚ	9 - ⓝ	10 - ⓞ
11 - ⓜ	12 - ⓑ	13 - ⓔ	14 - ⓘ	15 - ⓢ
16 - ⓟ	17 - ⓡ	18 - ⓛ	19 - ⓠ	20 - ⓒ
21 - ⓕ	22 - ⓖ			

P. 76 **21. 흉곽(가슴우리)과 흉골(복장뼈)**

1 - A	2 - C	3 - B	4 - D	5 - ⓐ
6 - ⓓ	7 - ⓗ	8 - ⓔ	9 - ⓕ	10 - ⓖ
11 - ⓒ	12 - ⓙ	13 - ⓚ	14 - ⓜ	15 - ⓝ
16 - ⓟ	17 - ⓞ	18 - ⓠ	19 - ⓡ	20 - ⓛ
21 - ⓑ				

P. 78 **22. 늑골(갈비뼈)**

1 - A	2 - C	3 - D	4 - B	5 - E
6 - ⓓ	7 - ⓕ	8 - ⓒ	9 - ⓑ	10 - ⓔ
11 - ⓖ	12 - ⓘ	13 - ⓗ		

P. 80 **23. 골반**

1 - ⓐ	2 - ⓒ	3 - ⓑ	4 - ⓓ	5 - ⓖ
6 - ⓕ	7 - ⓔ	8 - ⓘ	9 - ⓗ	10 - ⓚ
11 - ⓛ	12 - ⓜ	13 - ⓝ	14 - ⓞ	15 - ⓠ
16 - ⓟ	17 - ⓡ	18 - ⓢ	19 - ⓤ	20 - ⓧ

P. 82 **24. 상지골(팔뼈)**

1 - A	2 - B	3 - ⓐ	4 - ⓒ	5 - ⓔ
6 - ⓕ	7 - ⓑ	8 - ⓓ	9 - ⓖ	10 - ⓗ

P. 84 **25. 상지대(팔이음뼈)**

1 - ⓐ	2 - ⓒ	3 - ⓑ	4 - ⓓ	5 - ⓔ
6 - ⓗ	7 - ⓖ	8 - ⓙ	9 - ⓘ	10 - ⓚ
11 - ⓝ	12 - ⓛ	13 - ⓜ	14 - ⓞ	15 - ⓢ
16 - ⓟ	17 - ⓡ	18 - ⓣ	19 - ⓠ	

P. 86 **26. 상완골(위팔뼈)**

1 - ⓐ	2 - ⓟ	3 - ⓞ	4 - ⓕ	5 - ⓓ
6 - ⓒ	7 - ⓑ	8 - ⓔ	9 - ⓝ	10 - ⓖ
11 - ⓗ	12 - ⓚ	13 - ⓜ	14 - ⓛ	15 - ⓙ
16 - ⓘ	17 - ⓠ	18 - ⓡ		

P. 88 **27. 전완골(아래팔뼈)**

1 - ⓐ	2 - ⓑ	3 - ⓒ	4 - ⓔ	5 - ⓕ
6 - ⓓ	7 - ⓖ	8 - ⓗ	9 - ⓘ	10 - ⓛ
11 - ⓜ	12 - ⓝ	13 - ⓙ	14 - ⓟ	15 - ⓞ

P. 90 **28. 수근골(손뼈)**

1 - ⓐ	2 - ⓒ	3 - ⓓ	4 - ⓑ	5 - ⓕ
6 - ⓔ	7 - ⓖ	8 - ⓗ	9 - ⓘ	10 - ⓚ
11 - ⓙ	12 - ⓛ	13 - ⓜ		

P. 92 **29. 하지골(다리뼈)**

1 - ⓐ	2 - ⓒ	3 - ⓑ	4 - ⓓ	5 - ⓔ
6 - ⓗ	7 - ⓕ	8 - ⓖ	9 - ⓘ	10 - ⓙ
11 - ⓚ				

P. 94 **30. 우관골 외측면(오른볼기뼈 가쪽면)**

1 - ⓑ	2 - ⓐ	3 - ⓒ	4 - ⓓ	5 - ⓕ
6 - ⓔ	7 - ⓗ	8 - ⓖ	9 - ⓘ	10 - ⓛ
11 - ⓝ	12 - ⓞ	13 - ⓠ	14 - ⓜ	15 - ⓟ
16 - ⓡ	17 - ⓢ	18 - ⓣ		

P. 96 **31. 우관골내면(오른볼기뼈 속면)**

1 - ⓝ	2 - ⓞ	3 - ⓟ	4 - ⓐ	5 - ⓑ
6 - ⓛ	7 - ⓜ	8 - ⓓ	9 - ⓕ	10 - ⓠ
11 - ⓖ	12 - ⓚ	13 - ⓗ	14 - ⓘ	15 - ⓡ
16 - ⓢ	17 - ⓣ			

P. 98 **32. 대퇴골(넙다리뼈)**

1 - ⓐ	2 - ⓑ	3 - ⓖ	4 - ⓗ	5 - ⓚ
6 - ⓛ	7 - ⓔ	8 - ⓘ	9 - ⓙ	10 - ⓜ
11 - ⓕ	12 - ⓓ	13 - ⓒ	14 - ⓝ	

P. 100 **33. 슬개골(무릎뼈)**

1 - ⓐ	2 - ⓑ	3 - ⓒ	4 - ⓓ	5 - ⓔ
6 - ⓗ	7 - ⓕ	8 - ⓖ	9 - ⓘ	10 - ⓛ
11 - ⓙ	12 - ⓚ	13 - ⓜ		

P. 102 **34. 경골(정강뼈)**

1 - A	2 - B	3 - ⓑ	4 - ⓒ	5 - ⓐ
6 - ⓓ	7 - ⓔ	8 - ⓗ	9 - ⓘ	10 - ⓕ
11 - ⓙ				

P. 104 **35. 비골(종아리뼈)**

1 - ⓑ	2 - ⓐ	3 - ⓕ	4 - ⓓ	5 - ⓒ

6 - ⓔ　7 - ⓙ　8 - ⓘ　9 - ⓗ　10 - ⓖ

11 - ⓚ　12 - ⓛ

P. 106　36. 족근골(발뼈)

1 - A　2 - C　3 - B　4 - ⓑ　5 - ⓐ

6 - ⓕ　7 - ⓔ　8 - ⓖ　9 - ⓓ　10 - ⓒ

11 - ⓙ　12 - ⓘ　13 - ⓗ　14 - ⓜ　15 - ⓛ

3장. 관절계통

P. 110　1. 관절의 기본구조

1 - ⓐ　2 - ⓓ　3 - ⓒ　4 - ⓑ　5 - ⓔ

6 - ⓕ　7 - ⓖ　8 - ⓗ　9 - ⓘ　10 - ⓛ

11 - ⓜ　12 - ⓚ　13 - ⓙ　14 - ⓝ

P. 112　2. 윤활관절과 연골

1 - A　2 - C　3 - B　4 - D　5 - ⓑ

6 - ⓐ　7 - ⓓ　8 - ⓒ　9 - ⓕ　10 - ⓔ

11 - ⓖ　12 - ⓗ　13 - ⓘ　14 - ⓚ　15 - ⓙ

P. 114　3. 관절의 운동

1 - ⓐ　2 - ⓑ　3 - ⓒ　4 - ⓓ　5 - ⓔ

6 - ⓖ　7 - ⓕ　8 - ⓛ　9 - ⓜ　10 - ⓙ

11 - ⓚ　12 - ⓘ　13 - ⓗ　14 - ⓝ　15 - ⓞ

16 - ⓠ　17 - ⓟ

P. 116　4. 두개척추관절(머리뼈척추관절)

1 - ⓐ　2 - ⓑ　3 - ⓒ　4 - ⓘ　5 - ⓗ

6 - ⓧ　7 - ⓚ　8 - ⓙ　9 - ⓜ　10 - ⓛ

11 - ⓟ　12 - ⓠ　13 - ⓝ　14 - ⓨ　15 - ⓡ

16 - ⓢ　17 - ⓤ　18 - ⓥ　19 - ⓣ

P. 118　5. 흉골(복장뼈), 늑골(갈비뼈), 쇄골(빗장뼈), 그리고 골반관절

1 - ⓐ　2 - ⓑ　3 - ⓕ　4 - ⓔ　5 - ⓖ

6 - ⓜ　7 - ⓗ　8 - ⓛ　9 - ⓙ　10 - ⓚ

11 - ⓒ　12 - ⓨ　13 - ⓤ　14 - ⓓ　15 - ⓝ

16 - ⓠ　17 - ⓞ　18 - ⓟ　19 - ⓡ　20 - ⓥ

21 - ⓧ　22 - ⓣ　23 - ⓘ　24 - ⓩ

P. 120　6. 팔뼈의 관절

1 - ⓔ　2 - ⓓ　3 - ⓑ　4 - ⓒ　5 - ⓐ

6 - ⓗ　7 - ⓖ　8 - ⓘ　9 - ⓙ　10 - ⓚ

11 - ⓛ　12 - ⓕ　13 - ⓝ　14 - ⓞ　15 - ⓟ

16 - ⓠ　17 - ⓡ　18 - ⓢ　19 - ⓣ　20 - ⓤ

21 - ③　22 - ⓩ　23 - ⑧　24 - ⑩　25 - ⑦

26 - ⑤　27 - ④　28 - ⑬　29 - ⓨ　30 - ⓧ

31 - ⑫　32 - ⑥　33 - ⑭　34 - ⑮　35 - ⑯

P. 122　7. 대퇴관절

1 - ⓐ　2 - ⓑ　3 - ⓒ　4 - ⓓ　5 - ⓔ

6 - ⓕ　7 - ⓖ　8 - ⓗ　9 - ⓘ　10 - ⓜ

11 - ⓙ　12 - ⓚ　13 - ⓛ　14 - ⓞ　15 - ⓟ

16 - ⓢ　17 - ⓣ　18 - ⓤ

P. 124　8. 무릎관절

1 - ⓐ　2 - ⓑ　3 - ⓒ　4 - ⓓ　5 - ⓗ

6 - ⓘ　7 - ⓖ　8 - ⓔ　9 - ⓙ　10 - ⓕ

11 - ⓚ　12 - ⓜ　13 - ⓝ　14 - ⓞ　15 - ⓟ

16 - ⓠ　17 - ⓢ　18 - ⓥ　19 - ⓧ　20 - ⓣ

21 - ⓤ　22 - ⓛ　23 - ⓡ

P. 126　9. 발목관절

1 - ⓒ　2 - ⓓ　3 - ⓖ　4 - ⓔ　5 - ⓗ

6 - ⓘ　7 - ⓐ　8 - ⓑ　9 - ⓡ　10 - ⓚ

11 - ⓛ　12 - ⓜ　13 - ⓙ　14 - ⓝ　15 - ⓞ

16 - ⓩ　17 - ⓣ　18 - ⓥ　19 - ⓦ　20 - ⓨ

21 - ⓧ　22 - ⓤ　23 - ⓕ　24 - ⓢ　25 - ⓟ

26 - ⓠ

4장. 근육계통

P. 130　1. 근육조직

1 - B　2 - A　3 - C　4 - ⓐ　5 - ⓒ

6 - ⓑ　7 - ⓕ　8 - ⓔ　9 - ⓓ　10 - ⓞ

11 - ⓖ　12 - ⓗ　13 - ⓚ　14 - ⓙ　15 - ⓘ

16 - ⓛ　17 - ⓝ　18 - ⓜ

P. 132　2. 얼굴부위와 목부위의 근육

1 - ⓑ　2 - ⓐ　3 - ⓓ　4 - ⓔ　5 - ⓒ

6 - ⓗ　7 - ⓕ　8 - ⓛ　9 - ⓙ　10 - ⓜ

11 - ⓘ　12 - ⓚ　13 - ⓝ　14 - ⓟ　15 - ⓞ

16 - ⓠ　17 - ⓡ

P. 134　3. 저작(씹기)근육

1 - ⓑ　2 - ⓐ　3 - ⓒ　4 - ⓓ　5 - ⓔ

6 - ⓕ　7 - ⓖ

P. 136 4. 목부위 근육

1 - ⓚ 2 - ⓙ 3 - ⓘ 4 - ⓝ 5 - ⓓ
6 - ⓒ 7 - ⓔ 8 - ⓐ 9 - ⓑ 10 - ⓕ
11 - ⓗ 12 - ⓖ 13 - ⓜ 14 - ⓛ 15 - ⓞ

P. 138 5. 설골(목뿔뼈)을 중심으로 한 근육들

1 - A 2 - B 3 - ⓐ 4 - ⓑ 5 - ⓒ
6 - ⓓ 7 - ⓔ 8 - ⓕ 9 - ⓖ 10 - ⓗ
11 - ⓘ 12 - ⓙ 13 - ⓚ 14 - ⓛ 15 - ⓜ
16 - ⓞ

P. 140 6. 몸통의 근육, 앞면

1 - ⓐ 2 - ⓔ 3 - ⓖ 4 - ⓘ 5 - ⓚ
6 - ⓜ 7 - ⓞ 8 - ⓠ 9 - ⓗ 10 - ⓙ
11 - ⓛ 12 - ⓝ 13 - ⓟ 14 - ⓡ 15 - ⓢ
16 - ⓣ 17 - ⓥ

P. 142 7. 가슴부위의 근육

1 - ⓐ 2 - ⓑ 3 - ⓓ 4 - ⓔ 5 - ⓒ
6 - ⓘ 7 - ⓗ 8 - ⓛ 9 - ⓝ 10 - ⓞ
11 - ⓜ 12 - ⓙ 13 - ⓚ 14 - ⓟ 15 - ⓠ
16 - ⓡ

P. 144 8. 횡격막(가로막)

1 - ⓐ 2 - ⓕ 3 - ⓑ 4 - ⓓ 5 - ⓒ
6 - ⓚ 7 - ⓗ 8 - ⓘ 9 - ⓛ 10 - ⓤ
11 - ⓜ 12 - ⓞ 13 - ⓝ 14 - ⓠ 15 - ⓟ
16 - ⓣ 17 - ⓢ

P. 146 9. 복부(배부위)의 근육

1 - ⓐ 2 - ⓒ 3 - ⓓ 4 - ⓔ 5 - ⓖ
6 - ⓗ 7 - ⓝ 8 - ⓚ 9 - ⓘ 10 - ⓞ
11 - ⓡ

P. 148 10. 몸통의 근육, 뒷면

1 - ⓐ 2 - ⓑ 3 - ⓓ 4 - ⓢ 5 - ⓤ
6 - ⓔ 7 - ⓕ 8 - ⓖ 9 - ⓗ 10 - ⓠ
11 - ⓛ 12 - ⓝ 13 - ⓘ 14 - ⓜ 15 - ⓞ
16 - ⓟ 17 - ⓥ 18 - ⓩ 19 - ⓨ 20 - ⓒ
21 - ⓙ

P. 150 11. 척추기립근(척주세움근)

1 - ⓚ 2 - ⓜ 3 - ⓐ 4 - ⓑ 5 - ⓒ
6 - ⓓ 7 - ⓕ 8 - ⓗ 9 - ⓖ 10 - ⓔ
11 - ⓙ 12 - ⓘ

P. 152 12. 견갑골(어깨뼈)을 안정시키는 근육

1 - A 2 - B 3 - D 4 - E 5 - F
6 - G 7 - C 8 - ⓐ 9 - ⓔ 10 - ⓒ
11 - ⓓ 12 - ⓕ 13 - ⓘ 14 - ⓗ 15 - ⓙ
16 - ⓖ 17 - ⓜ

P. 154 13. 견관절(어깨관절)을 움직이는 근육

1 - ⓐ 2 - ⓑ 3 - ⓒ 4 - ⓓ 5 - ⓔ
6 - ⓕ 7 - ⓖ 8 - ⓘ 9 - ⓗ 10 - ⓙ
11 - ⓚ 12 - ⓛ 13 - ⓜ 14 - ⓝ 15 - ⓞ

P. 156 14. 상지(팔)의 근육

1 - A 2 - B 3 - ⓐ 4 - ⓑ 5 - ⓓ
6 - ⓒ 7 - ⓔ 8 - ⓗ 9 - ⓖ 10 - ⓕ
11 - ⓛ 12 - ⓚ 13 - ⓜ 14 - ⓙ 15 - ⓟ
16 - ⓣ 17 - ⓢ 18 - ⓞ

P. 158 15. 상완(위팔)의 근육

1 - ⓒ 2 - ⓑ 3 - ⓐ 4 - ⓓ 5 - ⓔ
6 - ⓖ 7 - ⓕ 8 - ⓙ 9 - ⓗ 10 - ⓛ
11 - ⓘ 12 - ⓚ 13 - ⓜ

P. 160 16. 전완(아래팔)의 근육

1 - ⓐ 2 - ⓒ 3 - ⓓ 4 - ⓕ 5 - ⓔ
6 - ⓑ 7 - ⓖ 8 - ⓗ 9 - ⓘ 10 - ⓙ
11 - ⓚ 12 - ⓛ 13 - ⓜ 14 - ⓝ

P. 162 17. 손의 근육

1 - A 2 - B 3 - ⓖ 4 - ⓕ 5 - ⓔ
6 - ⓗ 7 - ⓙ 8 - ⓘ 9 - ⓚ 10 - ⓛ
11 - ⓜ 12 - ⓟ 13 - ⓞ 14 - ⓝ

P. 164 18. 하지(다리)의 근육

1 - ⓐ 2 - ⓑ 3 - ⓒ 4 - ⓓ 5 - ⓚ
6 - ⓛ 7 - ⓜ 8 - ⓞ 9 - ⓙ 10 - ⓘ
11 - ⓗ 12 - ⓖ 13 - ⓔ 14 - ⓝ 15 - ⓥ
16 - ⓟ 17 - ⓠ 18 - ⓢ 19 - ⓣ 20 - ⓧ
21 - ⓨ 22 - ⓡ 23 - ⓦ 24 - ⓤ 25 - ⓩ
26 - ⓕ

P. 166 19. 둔부(볼기)의 근육

1 - ⓒ 2 - ⓑ 3 - ⓐ 4 - ⓔ 5 - ⓕ
6 - ⓖ 7 - ⓗ 8 - ⓓ 9 - ⓙ 10 - ⓘ
11 - ⓚ 12 - ⓜ 13 - ⓝ 14 - ⓞ

P. 168 **20. 앞넙다리근육**

1 - ⓒ 2 - ⓖ 3 - ⓔ 4 - ⓕ 5 - ⓓ
6 - ⓗ 7 - ⓐ 8 - ⓑ 9 - ⓘ 10 - ⓚ
11 - ⓝ 12 - ⓜ 13 - ⓛ 14 - ⓞ 15 - ⓟ
16 - ⓡ 17 - ⓠ

P. 170 **21. 내전근(모음근육)**

1 - A 2 - B 3 - ⓐ 4 - ⓒ 5 - ⓔ
6 - ⓖ 7 - ⓑ 8 - ⓓ

P. 172 **22. 후대퇴근(뒤넙다리근육)**

1 - ⓕ 2 - ⓐ 3 - ⓒ 4 - ⓑ 5 - ⓝ
6 - ⓘ 7 - ⓖ 8 - ⓚ 9 - ⓗ 10 - ⓓ
11 - ⓔ 12 - ⓙ 13 - ⓛ

P. 174 **23. 앞종아리근육과 종아리근육**

1 - A 2 - B 3 - ⓐ 4 - ⓑ 5 - ⓒ
6 - ⓔ 7 - ⓓ 8 - ⓕ 9 - ⓖ 10 - ⓚ
11 - ⓗ 12 - ⓛ 13 - ⓜ

P. 176 **24. 뒤종아리근육**

1 - ⓑ 2 - ⓐ 3 - ⓗ 4 - ⓘ 5 - ⓒ
6 - ⓔ 7 - ⓖ 8 - ⓙ 9 - ⓕ 10 - ⓚ
11 - ⓓ

P. 178 **25. 발의 근육**

1 - A 2 - B 3 - C 4 - D 5 - E
6 - ⓐ 7 - ⓒ 8 - ⓕ 9 - ⓑ 10 - ⓓ
11 - ⓔ 12 - ⓗ 13 - ⓖ 14 - ⓘ 15 - ⓚ
16 - ⓛ 17 - ⓞ 18 - ⓜ 19 - ⓝ 20 - ⓟ
21 - ⓡ 22 - ⓠ 23 - ⓢ

5장. 신경계통

P. 182 **1. 뉴론과 축삭 피복의 구조**

1 - ⓑ 2 - ⓐ 3 - ⓒ 4 - ⓕ 5 - ⓗ
6 - ⓖ 7 - ⓔ 8 - ⓓ 9 - ⓘ

P. 184 **2. 시납스의 해부**

1 - ⓐ 2 - ⓑ 3 - ⓔ 4 - ⓘ 5 - ⓕ
6 - ⓗ 7 - ⓖ 8 - ⓒ 9 - ⓓ 10 - ⓙ

P. 186 **3. 신경교(신경아교)세포**

1 - ⓒ 2 - ⓑ 3 - ⓐ 4 - ⓓ

P. 188 **4. 중추신경계의 발생**

1 - ⓒ 2 - ⓐ 3 - ⓑ 4 - ⓓ 5 - ⓗ
6 - ⓔ 7 - ⓕ 8 - ⓖ 9 - ⓙ 10 - ⓚ
11 - ⓘ 12 - ⓜ 13 - ⓞ 14 - ⓝ 15 - ⓠ
16 - ⓟ 17 - ⓡ 18 - ⓣ 19 - ⓢ

P. 190 **5. 대뇌반구의 바깥면과 속면**

1 - ⓐ 2 - ⓑ 3 - ⓒ 4 - ⓓ 5 - ⓔ
6 - ⓕ 7 - ⓖ 8 - ⓗ 9 - ⓘ 10 - ⓜ
11 - ⓝ 12 - ⓞ 13 - ⓢ 14 - ⓚ 15 - ⓙ
16 - ⓟ 17 - ⓠ 18 - ⓣ 19 - ⓥ 20 - ⓦ
21 - ⓧ 22 - ⓨ 23 - ⓩ 24 - A 25 - B
26 - C 27 - D

P. 192 **6. 소뇌와 소뇌핵**

1 - ⓐ 2 - ⓡ 3 - ⓑ 4 - ⓗ 5 - ⓙ
6 - ⓢ 7 - ⓒ 8 - ⓠ 9 - ⓖ 10 - ⓕ
11 - ⓓ 12 - ⓔ 13 - ⓚ 14 - ⓛ 15 - ⓜ
16 - ⓞ 17 - ⓟ 18 - ⓝ 19 - ⓘ 20 - ⓣ
21 - ⓤ 22 - ⓦ 23 - ⓥ 24 - ⓧ 25 - ⓩ
26 - ⓨ

P. 194 **7. 뇌간(뇌줄기)**

1 - ⓑ 2 - ⓛ 3 - ⓒ 4 - ⓚ 5 - ⓓ
6 - ⓙ 7 - ⓘ 8 - ⓔ 9 - ⓕ 10 - ⓗ
11 - ⓖ 12 - ⓜ 13 - ⓝ 14 - ⓟ 15 - ⓞ
16 - ⓡ 17 - ⓠ

P. 196 **8. 간뇌(사이뇌)와 대뇌핵**

1 - ⓒ 2 - ⓓ 3 - ⓑ 4 - ⓐ 5 - ⓔ
6 - ⓕ 7 - ⓣ 8 - ⓠ 9 - ⓡ 10 - ⓢ
11 - ⓖ 12 - ⓗ 13 - ⓞ 14 - ⓟ 15 - ⓘ
16 - ⓙ 17 - ⓛ 18 - ⓜ

P. 198 **9. 뇌척수막**

1 - ⓗ 2 - ⓓ 3 - ⓔ 4 - ⓐ 5 - ⓑ
6 - ⓒ 7 - ⓕ 8 - ⓖ 9 - ⓘ 10 - ⓙ
11 - ⓛ 12 - ⓜ 13 - ⓝ 14 - ⓞ 15 - ⓟ
16 - ⓚ 17 - ⓢ 18 - ⓡ

P. 200 10. 뇌척수액의 순환도

1 - ⓐ	2 - ⓒ	3 - ⓓ	4 - ⓔ	5 - ⓑ
6 - ⓕ	7 - ⓖ	8 - ⓘ	9 - ⓛ	10 - ⓙ
11 - ⓗ	12 - ⓚ	13 - ⓝ	14 - ⓞ	15 - ⓜ

P. 202 11. 척수와 척수신경

1 - ⓐ	2 - ⓑ	3 - ⓒ	4 - ⓓ	5 - ⓙ
6 - ⓛ	7 - ⓔ	8 - ⓕ	9 - ⓖ	10 - ⓜ
11 - ⓝ	12 - ⓗ	13 - ⓘ	14 - ⓚ	

P. 204 12. 척수의 구조

1 - ⓐ	2 - ⓒ	3 - ⓑ	4 - ⓔ	5 - ⓕ
6 - ⓓ	7 - ⓛ	8 - ⓚ	9 - ⓗ	10 - ⓘ
11 - ⓙ	12 - ⓜ	13 - ⓖ	14 - ⓞ	15 - ⓟ
16 - ⓡ	17 - ⓠ	18 - ⓢ	19 - ⓝ	

P. 206 13. 반사궁(반사활)

1 - ⓐ	2 - ⓒ	3 - ⓑ	4 - ⓔ	5 - ⓓ
6 - ⓚ	7 - ⓜ	8 - ⓗ	9 - ⓕ	10 - ⓖ
11 - ⓘ	12 - ⓙ	13 - ⓛ	14 - ⓝ	

P. 208 14. 뇌신경

1 - ⓑ	2 - ⓐ	3 - ⓓ	4 - ⓒ	5 - ⓕ
6 - ⓖ	7 - ⓗ	8 - ⓜ	9 - ⓘ	10 - ⓙ
11 - ⓡ	12 - ⓟ	13 - ⓠ	14 - ⓚ	15 - ⓛ
16 - ⓝ	17 - ⓞ	18 - ⓣ		

P. 210 15. 후각신경과 시각신경

1 - A	2 - B	3 - ⓐ	4 - ⓒ	5 - ⓣ
6 - ⓓ	7 - ⓑ	8 - ⓢ	9 - ⓖ	10 - ⓚ
11 - ⓗ	12 - ⓘ	13 - ⓙ	14 - ⓔ	15 - ⓕ
16 - ⓧ				

P. 212 16. 동안(눈돌림)신경, 활차(도르래)신경, 외전(갓돌림)신경

1 - ⓚ	2 - ⓒ	3 - ⓔ	4 - ⓓ	5 - ⓕ
6 - ⓙ	7 - ⓐ	8 - ⓘ	9 - ⓖ	10 - ⓗ
11 - ⓑ	12 - ⓛ			

P. 214 17. 삼차신경

1 - ⓐ	2 - ⓑ	3 - ⓒ	4 - ⓓ	5 - ⓔ
6 - ⓘ	7 - ⓙ	8 - ⓚ	9 - ⓕ	10 - ⓖ
11 - ⓗ				

P. 216 18. 안면(얼굴)신경

1 - ⓑ	2 - ⓒ	3 - ⓔ	4 - ⓓ	5 - ⓖ
6 - ⓘ	7 - ⓗ	8 - ⓕ	9 - ⓐ	10 - ⓙ
11 - ⓚ	12 - ⓛ	13 - ⓜ	14 - ⓝ	

P. 218 19. 속귀신경과 혀인두신경

1 - ⓐ	2 - ⓑ	3 - ⓙ	4 - ⓓ	5 - ⓔ
6 - ⓘ	7 - ⓚ	8 - ⓖ	9 - ⓛ	10 - ⓜ
11 - ⓟ	12 - ⓞ	13 - ⓡ	14 - ⓢ	15 - ⓧ
16 - ⓨ	17 - ⓒ	18 - ⓕ	19 - ⓗ	20 - ⓝ
21 - ⓠ	22 - ⓣ	23 - ⓤ	24 - ⓥ	

P. 220 20. 미주신경

1 - ⓕ	2 - ⓑ	3 - ⓒ	4 - ⓖ	5 - ⓔ
6 - ⓓ	7 - ⓘ	8 - ⓚ	9 - ⓙ	10 - ⓜ
11 - ⓛ	12 - ⓝ	13 - ⓞ	14 - ⓟ	15 - ⓡ
16 - ⓠ	17 - ⓢ	18 - ⓣ	19 - ⓤ	20 - ⓥ

P. 222 21. 부신경(더부신경)과 설하(혀밑)신경

1 - A	2 - B	3 - ⓐ	4 - ⓑ	5 - ⓖ
6 - ⓒ	7 - ⓨ	8 - ⓗ	9 - ⓘ	10 - ⓙ
11 - ⓧ	12 - ⓔ	13 - ⓕ	14 - ⓚ	15 - ⓛ
16 - ⓜ	17 - ⓦ	18 - ⓟ	19 - ⓠ	20 - ⓤ
21 - ⓣ	22 - ⓡ	23 - ⓢ		

P. 224 22. 목신경얼기)

1 - ⓐ	2 - ⓒ	3 - ⓑ	4 - ⓔ	5 - ⓓ
6 - ⓕ	7 - ⓖ	8 - ⓘ	9 - ⓗ	10 - ⓙ
11 - ⓛ	12 - ⓞ	13 - ⓜ	14 - ⓚ	

P. 226 23. 완신경총(팔신경얼기)

1 - ⓛ	2 - ⓚ	3 - ⓟ	4 - ⓓ	5 - ⓖ
6 - ⓔ	7 - ⓕ	8 - ⓗ	9 - ⓙ	10 - ⓘ
11 - ⓐ	12 - ⓞ	13 - ⓒ	14 - ⓑ	15 - ⓧ
16 - ⓨ				

P. 228 24. 하지(다리)신경

1 - ⓐ	2 - ⓒ	3 - ⓑ	4 - ⓓ	5 - ⓔ
6 - ⓕ	7 - ⓖ	8 - ⓙ	9 - ⓘ	10 - ⓚ
11 - ⓛ	12 - ⓗ	13 - ⓝ	14 - ⓞ	15 - ⓜ
16 - ⓟ	17 - ⓠ	18 - ⓡ	19 - ⓢ	20 - ⓣ

P. 230 25. 교감신경계의 해설도

1 - ⓐ	2 - ⓑ	3 - ⓓ	4 - ⓒ	5 - ⓕ

6 - ⓔ 7 - ⓖ 8 - ⓗ 9 - ⓘ 10 - ⓛ
11 - ⓚ 12 - ⓙ 13 - ⓜ 14 - ⓝ 15 - ⓠ
16 - ⓟ 17 - ⓞ 18 - ⓡ 19 - ⓢ 20 - ⓣ
21 - ⓤ 22 - ⓦ

P. 232 26. 부교감신경의 해설도

1 - ⓐ 2 - ⓑ 3 - ⓒ 4 - ⓓ 5 - ⓔ
6 - ⓘ 7 - ⓗ 8 - ⓖ 9 - ⓕ 10 - ⓙ
11 - ⓚ 12 - ⓜ 13 - ⓛ 14 - ⓝ 15 - ⓟ
16 - ⓞ

6장. 감각기관

P. 236 1. 눈의 층구조

1 - ⓐ 2 - ⓒ 3 - ⓖ 4 - ⓔ 5 - ⓑ
6 - ⓗ 7 - ⓘ 8 - ⓙ 9 - ⓚ 10 - ⓛ
11 - ⓜ 12 - ⓓ 13 - ⓕ 14 - ⓟ 15 - ⓢ
16 - ⓠ 17 - ⓡ 18 - ⓨ 19 - ⓧ 20 - ⓤ
21 - ⓦ 22 - ⓥ 23 - ⓣ 24 - ⓩ 25 - ⓝ
26 - ⓞ

P. 238 2. 안방수(안구방수)의 배출과 눈물기관

1 - ⓒ 2 - ⓐ 3 - ⓑ 4 - ⓓ 5 - ⓕ
6 - ⓔ 7 - ⓙ 8 - ⓚ 9 - ⓛ 10 - ⓜ
11 - ⓟ 12 - ⓠ 13 - ⓝ 14 - ⓞ 15 - ⓣ
16 - ⓡ 17 - ⓤ 18 - ⓢ 19 - ⓗ 20 - ⓖ
21 - ⓘ

P. 240 3. 눈의 근육과 시각신경로

1 - ⓒ 2 - ⓔ 3 - ⓐ 4 - ⓖ 5 - ⓑ
6 - ⓕ 7 - ⓓ 8 - ⓗ 9 - ⓘ 10 - ⓙ
11 - ⓚ 12 - ⓢ 13 - ⓛ 14 - ⓝ 15 - ⓜ
16 - ⓞ 17 - ⓠ 18 - ⓟ 19 - ⓡ 20 - ⓣ

P. 242 4. 귀의 구조

1 - ⓓ 2 - ⓡ 3 - ⓕ 4 - ⓑ 5 - ⓐ
6 - ⓒ 7 - ⓗ 8 - ⓖ 9 - ⓘ 10 - ⓞ
11 - ⓔ 12 - ⓝ 13 - ⓙ 14 - ⓠ 15 - ⓜ
16 - ⓛ 17 - ⓟ 18 - ⓚ 19 - ⓢ 20 - ⓤ
21 - ⓣ 22 - ⓧ 23 - ⓩ 24 - ⓥ

P. 244 5. 와우관(달팽이관)의 구조

1 - ⓐ 2 - ⓔ 3 - ⓘ 4 - ⓞ 5 - ⓒ
6 - ⓑ 7 - ⓗ 8 - ⓖ 9 - ⓚ 10 - ⓜ
11 - ⓛ 12 - ⓝ 13 - ⓠ 14 - ⓟ

P. 246 6. 후각기관

1 - ⓐ 2 - ⓓ 3 - ⓑ 4 - ⓒ 5 - ⓔ
6 - ⓕ 7 - ⓗ 8 - ⓖ 9 - ⓜ 10 - ⓟ
11 - ⓞ 12 - ⓛ 13 - ⓝ 14 - ⓙ 15 - ⓚ

P. 248 7. 미각기관

1 - A 2 - C 3 - D 4 - B 5 - ⓐ
6 - ⓔ 7 - ⓓ 8 - ⓑ 9 - ⓟ 10 - ⓕ
11 - ⓖ 12 - ⓗ 13 - ⓘ 14 - ⓒ 15 - ⓙ
16 - ⓚ 17 - ⓛ 18 - ⓜ 19 - ⓝ

참고문헌

한갑수 : 인체해부학, 고문사, 서울, 1985.
김동창외 8인 공저 : 칼라 인체해부도, 고문사, 서울, 1986.
정일천, 이명복, 한갑수 편저 : 도해 해부학사전, 고문사, 서울, 1976.
안의태, 고정식, 양남길 공저 : 인체해부학, 이구출판사, 서울, 1983.
권흥식 : 인체해부학, Ⅰ, Ⅱ : 수문사, 서울, 1985.
김종훈 : 인체구조학, 교학연구사, 서울, 1984.
정영태 : 인체해부학, 고문사, 서울, 1988.
전용혁, 서영석, 박선화 : 인체해부학 개정5판, 청구문화사, 서울, 2006.
정영태, 정경아 : 인체해부학, 청구문화사, 서울, 2004.
정영태, 정경아 : 인체해부학 개정2판, 청구문화사, 서울, 2008.
Basmajian, J. V. : Primary Anatomy, Willians and Wilkins Co., Baltimore, 1970.
Anderson, J. E. : Grant's Atlas of Anatomy, Williams and Wilkins Co., Baltimore, 1978.
Roberta Bruck-Kan : Introduction to Human Anatomy, Harper and Row, 1979.
Carmine D. Clemenle : Anatomy, Urban and Schwarzenberg, 1981.
山田女正 : 現代の解剖 , 金原出版株式會社 東京, 1981.
嶋井和世 : カラ-スケツチ解剖 , 廣川書店, 東京, 1983.
石川春律 : 局所解剖 アトラス, 文光堂, 東京, 1983.
대한해부학회 : 해부학용어 넷째판, 아카데미아 서울 1996.
대한해부학회 : 해부학용어 다섯째판, 아카데미아 서울 2005.
정인혁 : 해부학용어 그림사전, 아카데미아 서울 2006.
지제근 : 지제근 의학용어사전, 아카데미아 서울 2007.

사람해부학실습

2016년 4월 25일 초판인쇄
2016년 5월 2일 초판발행

지은이 : 정경아
펴낸이 : 이상태
펴낸곳 : 청구문화사
(03706)서울특별시 서대문구 성산로11길 15
전 화 : 02-332-0541(代) FAX : 02-337-9577
등 록 : 1990년 11월 2일 제9-247호

가격 25,000원

ISBN 978-89-5616-704-6 93510